Anna Augustin
Stronger than the Sea

Anna Augustin, 1988 im hohen Norden Deutschlands geboren, ist schon seit ihrer Kindheit hoffnungslos in Worte verliebt. Ihr Herz schlägt für Geschichten über starke Frauen und große Gefühle, für das Prickeln auf der Haut und intensive Blicke – eine Prise Drama inklusive. Gemeinsam mit ihrem Mann und ihrer Tochter wohnt sie inmitten der brandenburgischen Seenplatte und arbeitet dort als Psychologin. Im Jahr 2020 konnte sie einen Schreibwettbewerb für sich entscheiden und so ein halbes Jahr später ihren Debütroman veröffentlichen.

Anna Augustin

Stronger than the Sea

Roman

PIPER

Mehr über unsere Autoren und Bücher:
www.piper.de

Wenn Ihnen dieser Roman gefallen hat, schreiben Sie uns unter Nennung des Titels »Stronger than the Sea« an empfehlungen@piper.de, und wir empfehlen Ihnen gerne vergleichbare Bücher.

Wir produzieren nachhaltig
www.piper.de

ISBN 978-3-492-50735-6

Redaktion: Julia Feldbaum
Satz auf Grundlage eines CSS-Layouts
von digital publishing competence (München)
mit abavo vlow (Buchloe)
Covergestaltung: Traumstoff Buchdesign traumstoff.at
Covermotiv: Bilder unter Lizenzierung von
Shutterstock.com genutzt
Printed in the EU

Triggerwarnung

Liebe Leser:innen,

dieser Roman enthält potenzielle triggernde Inhalte. Aus diesem Grund befindet sich hier eine Triggerwarnung mit einer Auflistung der Themen:

Tod eines nahestehenden Familienmitglieds
Suizid
Posttraumatische Belastungsstörung und Bewältigung von Traumata
Panikattacken
Schuldgefühle
Alkoholmissbrauch
Depression

Für Gonzalo
Weil das Schreiben ohne dich
einfach nicht dasselbe wäre

Prolog

Lass los, Louisa. Nur für heute Abend. Nur für ein paar Stunden. Vergiss einmal Elliot und mich und konzentrier dich nur auf die Musik. Lass dich mitreißen. Spür die Gitarren und den Bass in deinem Bauch und sing verdammt noch mal, bis du heiser bist.

Dads Worte kreisten in meinem Kopf, als endlich alle Lichter ausgingen und die Menschenmassen um mich herum in Ekstase gerieten.

Es geht mir gut. Vertrau mir. Du kannst loslassen!

Und ich hatte losgelassen.

Als die Scheinwerfer angingen und James Hetfield die ersten Töne von *Enter Sandman* anstimmte, gab es kein Halten mehr. Ich jubelte, tanzte, sprang und grölte die Songtexte mit, bis mein Hals schmerzte, meine Füße brannten und mein Metallica-Shirt an meinem Körper klebte wie eine zweite Haut.

Pure Glückseligkeit. Anders konnte ich das Gefühl nicht beschreiben, das wie flüssiges Gold durch meine Adern strömte.

Ich dachte nicht mehr an die Anspannung in Dads Schultern, als wir uns zum Abschied umarmt hatten, schob die Gedanken an seinen glasigen Blick weg und ignorierte das Rumoren in meinem Bauch. Heute Abend war ich einfach nur ich. Eine junge Frau auf dem Konzert ihrer Lieblingsband. Eine junge Frau, die ihr Leben genoss. Die frei war. Sorglos. Schwerelos. Das erste Mal seit Ewigkeiten.

Ich rockte zu den Gitarrenriffs, genoss die Hitze der Feuershow auf meinem Gesicht und die Gänsehaut auf meinen Armen, als *Nothing Else Matters* seinen Höhepunkt erreichte.

Perfekter hätte es nur mit Dad neben mir sein können. Wir beide bei einem Metallica-Konzert. Hand in Hand, mit verschwitzten Gesichtern und übervollen Herzen. Wir beide, die aus jeder Note, jeder vertrauten Melodie neue Kraft schöpften, um die Dämonen zurückzudrängen und Platz für neue Erinnerungen zu schaffen, die heller strahlten als die Schatten auf Dads Seele.

Doch seine Angst war größer gewesen. Die Menschenmassen, das Feuerwerk und die blitzende Lightshow hatten ihn abgeschreckt. Dabei hatte er genau das einmal so sehr geliebt. Noch etwas, was der Krieg ihm genommen hatte – und diese verfluchte Krankheit. Aber ich hatte ihm versprochen, das Konzert trotzdem zu genießen, und das tat ich. Ich sog jede Sekunde auf, fühlte sie, zelebrierte sie. Und ließ los.

Für uns beide.

Mein Körper vibrierte immer noch vor Euphorie, als ich nach dem Konzert mit dem Fahrrad von der U-Bahn-Station nach Hause fuhr. Der Fahrtwind prickelte auf meinen erhitzten Wangen, zerzauste meine feuchten Locken und verwehte die Songs, die ich in die Nacht hinaussang. In meinem Rucksack steckten drei Bandshirts – eines für Dad, eines für meinen kleinen Bruder Elliot und eines für mich. Gleich morgen früh würden wir sie einweihen und zur laut aufgedrehten Musikanlage um den Küchentisch rocken, bis die Nachbarn klingelten und sich über den unsäglichen Krach beschwerten.

Ein überdrehtes Lachen perlte mir über die Lippen, als das Glücksgefühl in meiner Brust überschwappte. Ich lachte, bis ich in unsere Straße einbog und mein Leben mit einem Schlag vorbei war.

Blaulicht durchzuckte die Dunkelheit und brach sich in den Fensterscheiben der Häuser. Da waren Polizeiautos. Ein Krankenwagen. Und ein ...

Nein!

Ein Schrei zerriss die Nacht. Grell. Verzweifelt. Hysterisch.

Ich sprang vom Fahrrad, sprintete los, schrie. Immer und immer wieder.

Doch es war zu spät.

Ich war zu spät.

Warum hatte ich geglaubt, dass es ihm gut ging?

Warum hatte ich losgelassen?

1. Louisa

Mir blieben noch drei Minuten, um einen Caramel Latte, einen großen Cappuccino mit Hafermilch und einen Matcha Tea Latte zuzubereiten. Eigentlich ein Ding der Unmöglichkeit – selbst für erfahrene Baristas, zu denen ich nach gerade einmal sechs Wochen im Friendly Bean sicher nicht zählte. Versuchen musste ich es trotzdem, auch wenn das mit der uralten Siebträgermaschine und der langsamsten Kaffeemühle der Welt ein hoffnungsloses Unterfangen war. Aber ich hatte Elliot versprochen, mir seine Einstandsprobe als erste Geige anzuhören, und dafür musste ich pünktlich Feierabend machen. Allen Gesetzen der Physik zum Trotz!

»Louisa, wenn es Ihre überaus wertvolle Zeit erlaubt, seien Sie doch so gut und helfen Sie Tracy beim Abräumen der Tische, ja?« Mr. Jones, Inhaber des Friendly Bean und Meister der Schikane, war wieder einmal pünktlich zu meinem Feierabend aus seinem Büro gekrochen, um mir das Leben zur Hölle zu machen.

»Ich schaff das schon allein, Boss«, flötete Tracy aus der hinteren Ecke des Cafés, doch auf dem Ohr war Mr. Jones taub.

Stattdessen sah er mich lauernd an, wie eine Raubkatze, die nur darauf wartete, dass ihr Opfer den letzten, entscheidenden Fehler machte.

»Ich habe meinen Bruder schon die letzten Tage viel zu spät von der Schule abgeholt«, begann ich, doch da stemmte er auch schon die Hände in seine massigen Hüften und schüttelte missbilligend den Kopf.

»Wir müssen alle unsere Opfer bringen. Die Arbeit macht sich nicht von allein. Was glauben Sie, wofür ich Sie bezahle?«, zischte er, damit die wartenden Gäste vor der Theke nicht mitbekamen, was für ein Arschloch er war.

»Sie bezahlen mich für eine Acht-Stunden-Schicht, die in dieser Minute vorbei ist.« Ich reckte das Kinn vor und ignorierte das trommelnde Herz in meiner Brust. Normalerweise lehnte ich mich nicht so weit aus dem Fenster, denn ich konnte es mir nicht leisten, diesen Job zu verlieren. Aber heute ging es um Elliots Einstand. Den konnte und durfte ich nicht verpassen. Ich hatte es ihm versprochen.

»Wo wäre unser Land, wenn wir alle diese Einstellung hätten?« Mr. Jones schüttelte den Kopf und sprach dann den Satz aus, der mich jedes Mal einknicken ließ. »Ich bin nicht die Wohlfahrt, Louisa. Ich muss nur mit dem Finger schnippen und habe eine neue Aushilfe an der Hand.«

Was völlig übertrieben war. Trotzdem zog die Drohung jedes Mal, weil ich auf seine Lohnzahlung angewiesen war und mir die Alternativen fehlten. Der Job hinter der Theke brachte zwar nicht viel ein, aber zusammen mit dem Trinkgeld verdiente ich immer noch mehr als im Minimarkt die Straße runter oder in dem kleinen Lohnbüro in der Washington Road. Also musste ich die Zähne zusammenbeißen und den Kopf einziehen, damit mir meine wichtigste Einnahmequelle nicht wegbrach.

»Ist so gut wie erledigt, Boss«, erwiderte ich und betätigte den Knopf der Kaffeemühle. Ihr ohrenbetäubendes Kreischen schluckte seine selbstgefällige Antwort, die bei mir mit Sicherheit das Fass zum Überlaufen gebracht hätte.

Mr. Jones blieb noch so lange im Verkaufsraum, bis ich die drei Bestellungen abgearbeitet, das Geschirr eingesammelt und auch noch das Milchsystem der Siebträgermaschine gereinigt hatte. Als er schließlich mit einem zufriedenen Grunzen in seinem Büro verschwand, war ich schon über zwanzig Minuten zu spät dran. Wieder einmal.

Verdammt!

Ich rief Tracy nur noch einen schnellen Abschiedsgruß zu, griff mir die zwei Thermobecher, die sie für mich vorbereitet hatte, und sprintete zu meinem in die Jahre gekommenen Minivan. Wenn ich mich beeilte und der Verkehrsgott mir hold war, schaffte ich es vielleicht, mir die letzte Viertelstunde der Probe anzuhören.

Mit rasendem Puls trat ich das Gaspedal durch, fuhr jegliche Schleichwege, die ich kannte, und handelte mir mehr als ein empörtes Hupen ein. Doch gegen den Nachmittagsverkehr von Seattle war ich machtlos.

Als ich auf dem Schulparkplatz aus meinem Wagen sprang, waren kaum noch fünf Minuten von der Probenzeit übrig.

Verdammt, verdammt, verdammt!

Ich hetzte los. Schon von Weitem hörte ich die Musik, die in sanften Wellen durch das gekippte Fenster des Probenraums schwappte. Die erste Geige war ganz deutlich zu hören. Hell und klar stach sie zwischen all den anderen Instrumenten heraus und sang ihr bittersüßes Lied, als hätte sie noch nie etwas anderes getan. Gänsehaut überzog meine Unterarme und schoss bis zu meinen Schultern, als sich die Töne immer und immer höher schwangen. Was für ein begnadeter Geiger mein kleiner Bruder doch war.

Als ich völlig außer Atem vor dem Proberaum ankam, verklang gerade das letzte Crescendo, und das leise Klatschen des Orchesterleiters erklärte die Probe für beendet.

Zu spät. Ich bin zu spät.

Meine Kehle brannte. Weil ich gerannt war wie eine Irre. Weil ich wütend war, auf mich, auf Mr. Jones, auf dieses ganze unfaire Leben. Meine Kehle brannte, weil ich weinen wollte. Um die verpasste Probe. Um unsere Unbeschwertheit. Um die ganzen letzten Monate, die uns alles abverlangt hatten. Aber ich riss mich zusammen und schluckte die Tränen hinunter. Elliot sollte mich nicht schon wieder weinen sehen müssen.

Es dauerte keine fünf Minuten, bis die Tür des Proberaums aufschwang und die Schüler munter plappernd in den freien Nachmittag strömten. Elliot folgte als Letzter. Mit dem Geigenkasten in der Hand schlurfte er aus dem Raum. Er versank förmlich in dem Metallica-Hoodie unseres Dads und hatte sich noch dazu die Kapuze über den Kopf gezogen. Nichts an seiner Körperhaltung erinnerte an die Euphorie, die noch vor wenigen Minuten sein Geigenspiel bestimmt hatte.

»Du hast großartig gespielt«, sagte ich mit heiserer Stimme und erntete als Antwort gerade mal ein Schulterzucken.

»Das war ein Anfängerstück. Nichts Besonderes.« Elliot wich meinem Blick aus und ging seinen Mitschülern hinterher nach draußen.

Ich beeilte mich, ihm zu folgen. Am liebsten hätte ich nach seiner Hand gegriffen, doch seit er vor ein paar Wochen elf geworden war, wollte er das nicht mehr. »Es tut mir leid, Ell. Ich weiß, es ist keine Entschuldigung, aber ich habe alles versucht, um pünktlich zu kommen.«

»Nicht schlimm. Wirklich. War doch nur 'ne Probe.«

Das Verständnis in seiner Stimme brachte das Brennen in meiner Kehle mit aller Macht zurück. Wann war dieser kleine Junge mit dem rotzfrechen Grinsen und den verrückten Streichen im Kopf nur so erwachsen geworden? »Es war deine Einstandsprobe als erste Geige.« Jetzt griff ich doch nach seiner Hand.

Ein Lächeln huschte über seine Lippen. »Ich hab sie alle an die Wand gespielt, Lou. Du hättest den Blick von Justin sehen sollen. Dem sind fast die Augen rausgefallen.«

Mitten auf dem Schulhof zog ich ihn in meine Arme. »Ich bin so stolz auf dich!« *Und Dad wäre es auch gewesen.*

»Du weißt schon, dass du gerade meinen hart erkämpften Ruf als Teufelsgeiger zerstörst?« Elliots Lachen klang so hell wie die Melodie, die er gerade noch seinem Instrument entlockt hatte. »Dafür schuldest du mir heute Abend mindestens eine große Pizza und einen Serienmarathon.«

»Ist gebongt.« Zwar musste ich für meinen zweiten Nebenjob noch eine Abschlussarbeit Korrekturlesen und für den dritten mit der Buchhaltung des kleinen Gemüseladens weiterkommen, aber dafür konnte ich auch eine Nachtschicht einlegen. Das war ich Elliot schuldig.

»Hast du heute genug gegessen?«, fragte ich meine obligatorische Frage, als wir bei unserem Wagen angekommen waren.

Elliot seufzte und rollte mit den Augen, bevor er die Tür aufzog und sich auf den Beifahrersitz fallen ließ. »Ich habe gegessen. Und bevor du fragst, gespritzt hab ich mich auch. Nach Mathe und vor der Probe. Alles nach Plan.«

Genervter konnte seine Stimme kaum klingen, und trotzdem fühlte ich mich besser, wenn ich gefragt hatte. Elliot hatte seit seinem fünften Lebensjahr Diabetes Typ 1. Mit einer ausgewogenen Ernährung und seinem Insulin-Pen hatten wir die Krankheit gut im Griff, aber ich machte mir trotzdem ständig Sorgen um ihn. Zu oft vergaß er, rechtzeitig zu essen – vor allem, wenn er in sein Geigenspiel vertieft war.

»Können wir dann jetzt los? Mein Magen verlangt nach Pizza!«

»Noch nicht.« Ich zog die Fahrertür hinter mir zu und griff nach den beiden Thermobechern, die ich aus dem Friendly Bean mitgebracht hatte. »Herzlichen Glückwunsch zu deinem Einstand als erster Geiger!«

Elliot lachte erneut sein glockenhelles Lachen. »Du schenkst mir zwei Thermobecher? Das wäre doch nicht nötig gewesen.«

Ich stimmte in sein Lachen ein. »Ich will mit dir anstoßen, du Spinner. Und zwar ganz nach alter Familientradition.«

Elliot zog sich die Kapuze seines Hoodies vom Kopf und nahm mir einen der Becher aus der Hand. »Ist das Kakao?« Seine Stimme bebte, und ein feuchter Schimmer trat in seine Augen.

»Ist das eine ernst gemeinte Frage?« Ich grinste und schluckte gegen die Tränen an, die schon wieder in meiner Kehle brannten. »Mit Sahne und einer ordentlichen Portion Zimt. Ganz so, wie es sich gehört.«

Elliot stieß mit seinem Becher gegen meinen und dann nahmen wir jeder einen tiefen Schluck, genossen die Wärme des Kakaos und die Erinnerung an eine unbeschwerte Kindheit.

Erste Schneeflocken fielen auf die Windschutzscheibe, als ich mit dem Minivan in unsere Straße einbog. Schon von Weitem erkannte ich den kleinen roten Fiat, der in der Auffahrt zu unserem Haus parkte. Mein Herz rutschte mir in den Bauch.

»Was will die Hillard bei uns?« Elliots Hände schlossen sich unwillkürlich fester um seinen Thermobecher. »Heute ist doch erst Dienstag.«

»Sicher nichts Wichtiges. Sonst hätte sie mich vorher angerufen«, sagte ich schnell und war froh, dass meine Stimme zuversichtlicher klang, als ich mich fühlte.

Ms. Hillard war unsere Betreuerin beim Jugendamt. Sie kam jede Woche bei uns vorbei, seit ich die Vormundschaft für Elliot zugesprochen bekommen hatte. Normalerweise freute ich mich auf die Besuche der kleinen Frau mit den aufgetürmten blonden Locken und dem etwas zu knalligen Lippenstift. Sie hatte immer ein offenes Ohr für mich und half mir regelmäßig dabei, mich durch den Dokumenten-Dschungel für das Vormundschaftsgericht zu kämpfen. Doch ihre Besuche fanden immer am Donnerstag statt. Nie am Dienstag.

Kaum waren Elliot und ich ausgestiegen, schwang auch ihre Wagentür auf. Mit klackernden Schritten kam sie zu uns herum und streckte uns ihre Hand entgegen. »Louisa, Elliot, wie schön, euch zu sehen.«

Ihr kirschrotes Lächeln schaffte es nicht, die tiefen Sorgenfalten um ihre Augen zu übermalen, und mein Herz sackte von meinem Bauch noch eine Etage tiefer bis in meine Kniekehlen. »Wir haben heute gar nicht mit Ihnen gerechnet«, sagte ich mit viel zu schriller Stimme.

»Es haben sich kurzfristig neue Entwicklungen ergeben, die ich ungern am Telefon besprechen wollte.«

»Neue Entwicklungen, die nicht bis Donnerstag warten konnten?«

Sie warf einen Blick zum Himmel. Immer mehr Schneeflocken verfingen sich in ihren Locken. »Lassen Sie uns das lieber im Haus besprechen, ja?«

Ihr Tonfall ließ mein Herz einen Schlag aussetzen. »Natürlich«, krächzte ich und beeilte mich, die Haustür aufzuschließen. Im nächsten Moment fiel mir die Unordnung wieder ein. Normalerweise nutzte ich den Mittwochabend, um das gesamte Haus wenigstens einigermaßen aufzuräumen, damit Ms. Hillard nicht das Gefühl bekam, ich hätte unser Leben nicht im Griff. Da heute aber erst Dienstag war, lag im Wohnzimmer noch ungebügelte Wäsche, und in der Küche türmte sich Geschirr in der Spüle. Noch dazu lehnten zwei Müllsäcke neben der Eingangstür, die ich eigentlich vor meiner Schicht im Friendly Bean mit nach draußen hatte nehmen wollen. Mist! »Bitte entschuldigen Sie die Unordnung. Die letzten Tage waren etwas hektisch.«

»Schon gut, Louisa. Machen Sie sich keine Gedanken«, sagte sie und schenkte mir ein mitleidiges Lächeln, das sich viel mehr nach Versagen anfühlte, als sie es wahrscheinlich beabsichtigt hatte.

»Warum sind Sie hier?«, platzte es aus Elliot heraus, kaum dass ich die Eingangstür hinter uns geschlossen hatte. »Sie kommen sonst nur donnerstags. Was ist los?«

Aus jedem Wort sprach die allgegenwärtige Angst, die auch meinen Brustkorb zusammenpresste. Die Angst davor, dass sie mir Elliot wegnehmen würden. Dass irgendein Richter in irgendeinem stickigen Büro plötzlich auf die Idee kam, dass Elliot in einer betreuten Jugendgruppe besser aufgehoben war als bei seiner eigenen Schwester. In seinem eigenen Zuhause.

»Ich verstehe, dass du neugierig bist, Elliot. Trotzdem würde ich gern erst einmal allein mit deiner Schwester sprechen. Es ...«

»Auf keinen Fall!«, unterbrach Elliot sie. Er zitterte am ganzen Körper. »Hier geht es doch um mich, oder? Ich bin kein kleines Kind mehr. Ich will wissen, was los ist!«

Ms. Hillard sah zu mir, ihre kirschroten Lippen zu einer Linie zusammengepresst.

»Lassen Sie uns in die Küche gehen«, sagte ich und lenkte die Sozialarbeiterin und meinen Bruder zu unserem runden Esstisch. Dann füllte ich den Teekessel mit Wasser und kramte den Waldfrüchtetee hervor, den Ms. Hillard so gern trank.

Als der Tee aufgebrüht war und wir alle am Tisch saßen, sagte sie: »Sie können sich sicher denken, worum es geht.«

»Meine Schwester kümmert sich super um mich«, rief Elliot sofort. »Und um unser Zuhause. Es soll alles so bleiben, wie es ist!« Sein Gesicht hatte das fahle Grau der Küchenfronten angenommen. Unter dem Tisch griff ich nach seiner Hand und drückte sie fest.

»Das weiß ich, Elliot. Leider hat das keinen Einfluss auf die neusten Entwicklungen.« Sie blickte auf ihre ineinanderverschränkten Hände, holte tief Luft und ließ dann die Bombe platzen. »Ihre Großeltern haben bei Gericht die Vormundschaft für Elliot beantragt.«

»Unsere *Großeltern*?« Ihre Worte überraschten mich, weil sie überhaupt nicht zu dem passten, was ich erwartet hatte. »Das kann nicht sein. Wir hatten kaum Kontakt seit ...« Seit unsere Mutter in einer Nacht-und-Nebel-Aktion abgehauen ist und uns mit unserem kranken Dad allein gelassen hat.

»Ihre Mutter möchte auf lange Sicht das Sorgerecht für Elliot zurück. Da sie aktuell im Haus Ihrer Großeltern lebt, sieht das Jugendamt es als einen gangbaren Zwischenschritt an, die Verantwortung zunächst bei Ihren Großeltern zu verorten und die Eignung Ihrer Mutter unter diesen Umständen zu bewerten.«

Ms. Hillard sprach weiter, doch ihre Worte wurden durch ein Piepen in meinen Ohren übertönt. Ich griff nach der Tischkante, weil der Küchenboden unter mir schwankte. Bebte. Nachgab. Wie eine Ertrinkende grub ich meine Fingernägel in das grob gemaserte Holz, während Ms. Hillards Worte wie meterhohe Wellen über mir zusammenschlugen und sämtliche Luft aus meiner Lunge pressten.

Das musste ein Missverständnis sein. Ganz sicher. Die Frau, die sich unsere Mutter nannte, interessierte sich nur für sich selbst. Für sich selbst und ihre nächste Flasche Wein. Ihre Kinder kamen – wenn überhaupt – erst ganz am Ende ihrer Prioritätenliste.

Das Krachen von Holz auf Fliesen, gefolgt von Ms. Hillards erschrockenem Aufschrei, katapultierte mich zurück an die Oberfläche der Realität.

»Auf keinen Fall! Ich geh nicht nach Kodiak!« Mit geballten Fäusten stand Elliot vor dem Küchentisch, der Stuhl lag hinter ihm auf dem Boden. Seine Wangen leuchteten in einem dunklen Rot. »Ich gehe nicht auf diese Insel. Zu dieser Frau. Sie hat uns im Stich gelassen. Sie hat Dad im Stich gelassen!«

»Elliot, das Gericht …« Ms. Hillard streckte beschwichtigend eine Hand nach meinem Bruder aus.

»Nein, ich gehöre hierher. Nach Seattle. Zu Louisa!« Dann stürmte er davon und knallte Sekunden später seine Zimmertür hinter sich zu.

Eine Stille senkte sich über das Haus, die mich viel zu sehr an die Stille erinnerte, die Dad hinterlassen hatte. Eine Stille, gefüllt mit Ohnmacht, Leere und Hoffnungslosigkeit.

»Sie hat ihr Sorgerecht vor zwei Jahren abgegeben und ist zu unseren Großeltern nach Kodiak abgehauen«, presste ich schließlich hervor und griff nach meiner Teetasse. Ich umschloss sie mit beiden Händen, als wäre sie mein Rettungsanker inmitten eines tosenden Ozeans. »Das kann sie doch jetzt nicht einfach rückgängig machen.«

»Sie kann, Louisa.« Ms. Hillard beugte sich auf ihrem Stuhl nach vorn und legte mir eine Hand auf den Unterarm. »Es tut mir sehr leid.«

»Aber diese Frau hat ihr Leben nicht im Griff. Sie ist nur auf sich selbst fixiert und auf ... ihren Alkohol. Elliot ist ihr völlig egal.«

»Deswegen übernehmen Ihre Großeltern vorerst die Vormundschaft, bis wir sicher sein können, dass Ihre Mutter der Aufgabe gewachsen ist. Laut den Unterlagen ist sie seit einem knappen Jahr trocken. Und sie hat eine Therapie gemacht.«

»Ich nehme mir einen Anwalt!«, sagte ich trotzig, obwohl ich nicht wusste, wie ich diesen überhaupt bezahlen sollte. »Elliot gehört hierher. Zu mir. Das wird auch das Gericht einsehen.«

»Das ist Ihr gutes Recht. Nur wissen Sie selbst, wie knapp es war, dass Sie die Vormundschaft zunächst zugesprochen bekommen haben. Ihre Großeltern haben die besseren Karten.«

Ich entzog Ms. Hillard meinen Arm. »Elliot geht es gut bei mir!«

»Das will ich auch gar nicht leugnen. Aber Ihre Großeltern haben finanzielle Sicherheiten, ein Haus mit ausreichend Platz …«

»Ein Haus habe ich auch«, warf ich ein.

»Ein Haus, das mit Hypotheken belastet ist und seit dem Tod Ihres Vaters genau genommen Ihrer Mutter gehört.«

»Aber …«

»Louisa, es geht doch nicht nur um das Haus. Sie jonglieren mit drei bis vier Aushilfsjobs, um Ihren Bruder und sich durchzukriegen. Sie haben nicht nur Geldsorgen, sondern Ihnen bleibt auch kaum Zeit, sich richtig um Elliot zu kümmern.«

Ich dachte an Ells tapferes Lächeln, wann immer ich ihn zu spät von der Schule abholte, an das scheinbar beiläufige Achselzucken nach der verpassten Probe, und bekam keine Luft mehr.

»Ich habe Ihnen schon einmal ein Bewerbungstraining empfohlen.« Ms. Hillard sah mich an, als säßen wir heute nicht hier, hätte ich ihren Tipp nur früher beherzigt. »Immerhin haben Sie ein abgeschlossenes Psychologiestudium. Daraus hätte sich doch längst etwas machen lassen müssen. Wenn sich ein Profi Ihre Unterlagen einmal ansehen würde …«

»Es liegt nicht an meinem Bewerbungsschreiben, sondern an meinen Noten, okay?«, rief ich so laut, dass Ms. Hillard zusammenzuckte. »Die sind nicht gut genug. Nicht einmal annähernd. Weil es mir in den letzten Jahren wichtiger war, mich um meinen Bruder und meinen kranken Vater zu kümmern. Dafür soll ich jetzt bestraft werden … Und Sie glauben, meine Mutter könnte besser für Elliot sorgen? Ausgerechnet die Frau, die uns alle im

Stich gelassen hat? Wegen der ich kaum Zeit für mein Studium hatte?«

»Ich verstehe Ihren Unmut, Louisa. Doch Ihr Bruder ist erst elf Jahre alt. Auch wenn er schon recht erwachsen wirkt, so braucht er doch eine Bezugsperson, die für ihn da ist, die ihm zuhört und Zeit hat, sich um ihn zu kümmern. Das können Sie mit Ihrer Arbeitsauslastung gerade nicht leisten.«

»Aber ich bin doch für ihn da. Ich ...«

»Sie brauchen eine Pause, Liebes. Sie sind nach den dramatischen Ereignissen der letzten Monate ausgebrannt und brauchen Zeit, um sich auf sich selbst zu konzentrieren. Ihr Bruder braucht jetzt Nähe, Verständnis und vor allem Zeit und Aufmerksamkeit. Sehen Sie die Unterstützung Ihrer Großeltern doch als willkommene Entlastung an.«

Ich presste mir eine Faust gegen die Lippen, um ein Schluchzen zu unterdrücken, scheiterte jedoch kläglich. »Und wie soll diese Entlastung aussehen? Kodiak ist über dreitausend Meilen von Seattle entfernt.«

»Sie könnten die ersten Wochen Urlaub auf der Insel machen und nach all den schweren Monaten ein bisschen ausspannen. Danach können Sie Ihren Bruder regelmäßig besuchen. Ihre Großeltern haben angeboten, dass sie einen Teil der Flugkosten übernehmen.« Ms. Hillard lächelte, um ihre aufmunternden Worte zu unterstreichen. »Kodiak soll sehr schön sein. Elliot wird sich bestimmt freuen, die Insel mit Ihnen zu erkunden.«

Mein Blick huschte unwillkürlich zu der weißen Wand neben dem Kühlschrank. Dort hatte einmal eine Karte der Insel gehangen – ein Abschiedsgeschenk unserer Großeltern, als sie der Großstadt den Rücken gekehrt hatten, um ihren Lebensabend in Alaska zu verbringen. Mit der

Landkarte hatten wir unseren ersten Urlaub bei ihnen planen sollen, und das hatten wir getan. Zu viert hatten wir Fähnchen um Fähnchen in die grobe Leinwand gepinnt, um all die Orte zu markieren, die wir zusammen besuchen wollten. Doch dann war Dad nach Afghanistan einberufen worden, und als er zwölf Monate später zurückgekehrt war, hatte der Krieg ihm die Vorfreude auf Kodiak genommen. Und uns die Unbeschwertheit. Dunkle Flecken hatten sich auf unser Glück gelegt und es erstickt. Langsam und qualvoll. Die Karte war im Laufe der Zeit verblasst, bis ich ihren Anblick nicht länger ertragen hatte.

Ich blinzelte die Tränen fort, die die Erinnerungen in meine Augen trieben. »Wollen Sie Elliot das wirklich zumuten?«, fragte ich. »Wollen Sie ihm nach allem, was er die letzten Monate verloren hat, auch noch das Zuhause nehmen? Und seine letzte Bezugsperson?«

»Ihr Bruder wird dort nicht allein sein. Er hat seine Großeltern und seine Mutter. Außerdem wird ein Sachbearbeiter vor Ort intensiv in die Betreuung involviert sein. Bis sich alle Parteien aneinander gewöhnt haben.« Ms. Hillard strich mir noch einmal über den Rücken, bevor sie sich erhob. »Lassen Sie die Neuigkeiten erst einmal sacken, und nehmen Sie sich alle Zeit der Welt, um mit Ihrem Bruder zu sprechen. Der Umzug ist in den Schulferien in drei Wochen geplant. Rufen Sie mich an, wenn Sie mich brauchen.«

Wie betäubt verabschiedete ich Ms. Hillard. Ich stand noch lange im Türrahmen und sah die Straße hinunter – auch als ihr roter Fiat längst nicht mehr zu sehen war. Schneeflocken wehten in den Flur, und Kälte kroch über meine Beine bis in meine Schulterblätter, legte sich betäubend auf den brennenden Schmerz in meiner Brust. Doch die rasenden Gedanken blieben. Wie Pingpong-Bälle schossen sie durch meinen Kopf. Chaotisch. Unkontrolliert. Schwer zu fassen. Nur ein einziger stach glasklar zwischen all den anderen heraus: Auf keinen Fall würde ich meinen Bruder im Stich lassen. Nach allem, was wir zusammen durchgemacht hatten, hatten wir uns geschworen zusammenzuhalten. Niemand riss uns auseinander – schon gar nicht June, diese Frau, die sich als unsere Mutter bezeichnete. Wenn sie Elliot zwang, nach Kodiak zu ziehen, musste sie auch mit mir vorliebnehmen. Denn kampflos gab ich meinen kleinen Bruder nicht her.

2. Patrick

Das Rauschen der Wellen war Musik in meinen Ohren. Ihr klarer und beständiger Rhythmus passte zum Takt meines Atems und zu den ausgreifenden Schwimmzügen, mit denen ich durch das Wasser pflügte. Eiskalte Wassertropfen stachen auf meinen Wangen, doch in diesem Moment gab es für mich keinen besseren Ort. Ich liebte den Ozean. Seine Rauheit. Die unnachgiebigen Wellen und den schneidenden Wind. Das Salz auf meinen Lippen und das Brennen in meinen Armen, wenn die Wellen sich höher und höher türmten und mir weismachen wollten, dass ich keine Chance gegen sie hatte. Aber davon ließ ich mich nicht beeindrucken, denn ich hatte ein Ziel. Ein Ziel, das mir noch so viel mehr am Herzen lag als der Ozean. Und das war, Menschenleben zu retten.

»Nur noch ein paar Meter. An der Steuerbordseite gibt es eine Leiter. Da kommst du aufs Boot.«

Die Stimme meines besten Freundes und Teamkollegen Scott drang aus den eingebauten Lautsprechern in meinem Helm. Er befand sich mindestens dreißig Meter über mir in dem knallroten Rettungshubschrauber der U. S. Coast Guard, der uns für diese Übungsmission zugewiesen worden war. Wie immer beobachtete er das Geschehen aus der geöffneten Seitentür und hielt mich auf dem Laufenden.

Die Rotorblätter des Hubschraubers wirbelten das Wasser um mich herum auf, und feine Wassertropfen trübten mein Sichtfeld. Trotzdem konnte ich das Fischerboot mit den zwei montierten Kränen und den Schleppnetzen daran genau erkennen.

»Alles klar«, antwortete ich zwischen zwei Atemzügen. Der Name *Wavedancer* prangte in großen, aber schon recht verwaschenen Lettern auf dem Rumpf des Bootes. Direkt daneben erkannte ich die Leiter, von der Scott gesprochen hatte. Die Wellen wiegten das Schiff behutsam wie eine Mutter ihr Kind, sodass ich die Metallstreben greifen konnte, ohne Gefahr zu laufen, gegen die Bordwand geschleudert zu werden. Unter realen Bedingungen hätte die Situation höchstwahrscheinlich anders ausgesehen, denn wenn wir unsere richtigen Rettungsmissionen flogen, waren die Wellen um einiges rauer, unberechenbarer, grausamer. Doch das heute war nur eine Übung. Ein Training, das Coast-Guard-Teams aus ganz Alaska zweimal im Jahr gemeinsam absolvierten, um die Teamarbeit zu schulen und den Zusammenhalt zu stärken.

»Gib ein bisschen mehr Gas, Pat! Kyle ist direkt hinter dir!«, feuerte Scott mich an, und im selben Moment bemerkte ich die Person in meinem Rücken. Kyle war Rettungsschwimmer – genau wie ich – und noch dazu mein jüngerer Bruder. Er gehörte zu dem zweiten Team, das für den Coast-Guard-Standort Kodiak an dieser Übung teilnahm. Wir hatten seit jeher so ein Wettbewerbs-Ding zwischen uns laufen, das vor allem unser Vater immer wieder neu befeuerte.

Ich umschloss die Streben der Leiter mit beiden Händen und wuchtete mich nach oben. Sobald ich mich aus dem Wasser gezogen hatte, spürte ich das Gewicht des Lifesuits deutlich an meinem Körper. Der orange Ganzkörperanzug schützte mich vor der Eiseskälte des Wassers, doch er machte die Arbeit außerhalb auch um einiges mühseliger.

»Wir haben eine bewusstlose Person an Deck«, meldete ich Scott, kaum dass ich mich auf das Boot gezogen hatte. Der als Fischer verkleidete Coast Guard lag scheinbar ohne Bewusstsein genau zwischen den beiden Kränen, an denen noch die Schleppnetze hingen. An der Schläfe des vermeintlichen Fischers klebte künstliches Blut, das das Wasser auf dem Deck hellrot verfärbt hatte.

»Ich brauche die Trage hier unten!«

»Trage kommt!«, antwortete Scott sofort.

Ich beugte mich zu dem verletzten Mann und überprüfte seine Vitalfunktionen mit routinierten Handgriffen. So weit, so einfach. Diese Übung war bei Weitem keine Herausforderung für mich und meine Crew.

»Laut Auftragsmeldung haben wir mindestens drei Personen an Bord.« Kyles schneidende Stimme drang aus den Lautsprechern in meinem Helm. »Ich kümmere mich um die restlichen beiden.« Der Triumph in seiner Stimme war nicht zu überhören. Er rettete zwei, ich einen. Für ihn ein klares Zeichen dafür, wer hier der bessere Rettungsschwimmer war. Ich biss die Zähne zusammen und sah hinauf zum wolkenlosen Himmel.

»Wo bleibt die Trage, Scott? Uns läuft die Zeit davon!«

Das Wummern der Rotoren wurde lauter, als sich der Helikopter über das Fischerboot schob und langsam immer tiefer sank.

»Ist schon auf dem Weg. Die beiden Schleppnetzkräne sind nicht gerade ideal. Kannst du den Verletzten bewegen? Ich will nicht riskieren, dass sich die Trage in den Schleppnetzen verfängt.«

»Negativ. Der Mann hat eine Kopfverletzung. Ich kann nicht ausschließen, dass seine Wirbelsäule ebenfalls in Mitleidenschaft gezogen wurde.«

Scott schnaubte frustriert. Natürlich hatten wir solche Rettungen schon x-mal durchgeführt und das unter deutlich widrigeren Bedingungen. Aber auch ihn fuchste es, dass Kyle so die größere Chance auf zwei Rettungen hatte und wir nur auf eine. Ich schüttelte den Kopf, um diesen bescheuerten Gedanken loszuwerden. Bei unseren Missionen ging es darum, Menschenleben zu retten. Konkurrenzkampf hatte in unserem Job nichts zu suchen.

»Beeilt euch mal!«, hörte ich nun wieder Kyle. Er kam mit zwei Männern, die schon Lifesuits trugen, in unsere Richtung. Einer von beiden war noch sehr jung und schien unverletzt. Dafür waren seine Augen vor Panik weit aufgerissen, und er zitterte am ganzen Körper. Der zweite musste von Kyle gestützt werden und zog sein rechtes Bein nach. »Ich brauche den Korb hier unten.«

»Es geht nach dem Schweregrad der Verletzung«, erinnerte ich ihn. »Die beiden müssen warten, bis wir meinen Verletzten sicher in unserem Heli haben! Dann ist immer noch genug Zeit, die beiden mit dem Korb in euren Hubschrauber zu ziehen.«

»Es geht darum, eine Rettung so schnell wie möglich über die Bühne zu bringen. Die Bedingungen können sich hier unten jederzeit ändern. Das solltest du eigentlich wissen, Bruderherz!« Er spie den eigentlich liebevollen Kosenamen aus, als wäre er Säure auf seiner Zunge.

»Wir haben ruhige See, und Sicherheit geht vor! Das solltest du eigentlich wissen, *Bruderherz*!«, rief ich zurück, darum bemüht, den aufsteigenden Zorn in meiner Stimme in Zaum zu halten.

»Hey, ich unterbreche eure kleine Ehekrise ja nur ungern, aber ihr solltet euch beeilen da unten!« Scotts aufgebrachte Stimme versetzte mich sofort in Alarmbereitschaft.

»Was ist los? Was siehst du?«

»Am Bug steigt Rauch auf, aber ich kann nicht genau erkennen, was da los ist. Ihr müsst ...«

Scotts Worte wurden von dem Bersten zersplitternden Glases abgeschnitten, und erst da bemerkte ich, was mir niemals hätte entgehen dürfen. Rauch stieg in dichten Schwaden hinter dem Führerhaus auf. Flammen züngelten in hellem Rot und Orange an den Wänden empor und leckten durch das geborstene Fenster in das Innere des kleinen Führerhauses.

Ich hätte es wissen müssen, schoss es mir durch den Kopf. Die Übung ist viel zu einfach gewesen.

Der Helikopter über uns fachte die Flammen nur noch weiter an und blies uns die Hitze mitten ins Gesicht. Ich hörte, wie jemand etwas durch die Helm-Lautsprecher direkt in mein Ohr brüllte, doch ich konnte nicht einmal sagen, ob es Kyles oder Scotts Stimme war. Ich war erfüllt von der sengenden Hitze der Flammen. Flammen auf meiner Haut, in meiner Lunge. Überall Flammen.

Von einer Sekunde auf die andere brach mir kalter Schweiß aus. Mein Herz, das bei weitaus komplizierteren Rettungen stets ruhig und beständig in meiner Brust schlug, donnerte wie eine Gewehrsalve. Ein unkontrolliertes Zittern jagte durch meinen Körper und machte jede weitere Bewegung unmöglich.

»Verdammte Scheiße! Was ist los mit dir?«, hörte ich Kyle neben mir fluchen. Ein Rütteln an meiner Schulter schlug für einen Moment eine Schneise durch die lodernden Flammen in meinem Kopf. »Jetzt pack endlich mit an, Patrick! Uns läuft die Zeit davon!«

Ich blinzelte wegen des Rauchs, der meine Augen tränen ließ, und sah meinen Bruder an. Er hatte längst die Trage gepackt, die Scott heruntergelassen hatte, und versuchte, den verletzten Fischer draufzuwuchten. Ich streckte meine Hände nach der Trage aus, um ihm zu helfen, doch das Zittern machte es mir unmöglich, richtig zuzupacken.

Verdammt, konzentrier dich!

Ich blinzelte erneut, zwang mich, trotz des Rauchs tief einzuatmen, doch ich fand einfach nicht zurück in meinen Fokus.

»Zur Seite, Patrick!«, herrschte Kyle mich an. »Ich mach das hier. Kümmere du dich wenigstens um die anderen beiden!«

»Alles klar«, presste ich hervor, während mir mein Herzschlag nach wie vor in den Ohren dröhnte. Die beiden Männer, deren Gesichter vor wenigen Augenblicken noch voller Angst gewesen waren, sahen mich nun irritiert an. Ich konnte die gleiche Frage in ihren Gesichtern ablesen, die auch überlaut in meinem Kopf widerhallte: *Was, verdammt noch mal, ist los mit dir?*

»Wir müssen ins Wasser. Auf dem Boot ist es nicht mehr sicher!« Ich deutete auf die Leiter, über die ich an Bord geklettert war. Mein ganzer Arm bebte, als würde Starkstrom hindurchfließen.

»Pat? Wie sieht es bei euch da unten aus?« Scotts Stimme war ruhig und professionell, und doch schwang ein Hauch von Sorge darin mit. »Ich kann durch den Rauch kaum etwas sehen.«

»Trage ist bereit zum Hochziehen!«, antwortete Kyle an meiner Stelle. »Der Heli muss unbedingt an Ort und Stelle bleiben, damit sich die Trage nicht in den Kränen verfängt.«

»Verstanden«, antwortete Scott mit deutlicher Verwirrung in der Stimme.

»Und jetzt endlich runter vom Schiff!« Mit zusammengezogenen Augenbrauen schob Kyle mich und die beiden verbliebenen Fischer zur Leiter. »Kriegst du es gebacken, einen der Männer zu übernehmen?«

Ich nickte, obwohl mein Körper immer noch von dem Zittern geschüttelt wurde, das mit jedem weiteren Blick auf die Flammen nur noch unerbittlicher wurde.

»Dann los jetzt!«

Im nächsten Moment fanden wir uns in den eiskalten Wellen wieder, und mein Blick schärfte sich, als hätte eine gewaltige Windböe endlich den Nebel fortgeblasen. Das Zittern ließ nach, sobald ich das Salz auf meinen Lippen schmeckte und die Kühle der Wassertropfen meine brennenden Wangen benetzte. Ich griff mir einen der Fischer, hielt ihn in Rückenlage und mit jedem Schwimmzug, mit dem ich uns weiter von dem Boot fortbrachte, strömte neue Kraft durch meine Muskeln.

»Mann, Patrick! Was war da gerade los? Du hast dich benommen wie ein Anfänger!« Die Wut in Kyles Stimme spiegelte sich in seinen zusammengezogenen Augenbrauen wider.

»Wir müssen den Job zu Ende bringen«, erwiderte ich ausweichend und sah zum Himmel, während Tausende Gedanken durch meinen Kopf rasten.

Was zum Teufel ist da gerade passiert? Woher ist dieses Zittern gekommen? Diese Panik?

Das Donnern von Rotoren ertönte, als der Helikopter von Kyles Crew über uns auftauchte. Kyles Bordmechaniker ließ einen Rettungskorb herunter, in dem beide Fischer zusammen nach oben gezogen werden konnten.

Die Übung war vorbei – und ich hatte versagt.

»Lass dir wegen Kylie Minogue bloß keine grauen Haare wachsen! Keiner ist perfekt. Er genauso wenig wie du.«

Scott drehte sich vom Beifahrersitz des Mietwagens aus zu mir und brachte mich mit seinem typischen Grinsen genauso zielsicher zum Lachen wie mit seinen zahlreichen Spitznamen für meinen Bruder. Dabei hatte ich nach der verpatzten Übung alles andere als gute Laune.

»Kylie Minogue?« Mein kleinster Bruder Joey kicherte und sah von seinem Handybildschirm auf, an dem er klebte, seit wir uns vom Trainingsgelände aus auf den Weg zum Flughafen gemacht hatten.

Er hatte Kyle und mich dieses Mal zu der Übung nach Anchorage begleitet – auf Wunsch unseres Vaters. Damit er frühzeitig miterlebte, wie die Arbeit eines Rettungsschwimmers auszusehen hatte. Unser Vater hatte sogar drei Tage Sonderurlaub von der Schule erwirkt, damit Joey Kyle und mich in Aktion erleben konnte. Nur war ich bei Weitem nicht das Vorbild gewesen, das mein Vater sich für meinen jüngsten Bruder vorgestellt haben dürfte.

»Kann ich mir den Spitznamen mal ausleihen?«

»Aber nur, wenn du mir versprichst, Kyle zu sagen, dass er allein meine Idee war. Ich bestehe auf mein Urheberrecht.«

Joey stimmte in Scotts Lachen ein. Er klang gelöster, jetzt, wo die drei Tage in Anchorage vorbei waren und er in nächster Zeit nicht wieder in einen Helikopter steigen musste.

»Wie haben dir die Übungen gefallen, Joey?«, fragte Taya, die den Mietwagen fuhr. Im Gegensatz zu Scott und mir hatte sie ihre dunkelblaue Coast-Guard-Uniform gegen eine lässige Jeans und eine Lederjacke getauscht. Sie war die Copilotin in unserer Crew und besaß zu unserem Glück eine kleine Propellermaschine, mit der wir uns den überfüllten Linienflieger zurück nach Kodiak sparen konnten. Und die blöden Sprüche von Kyle und seiner Crew.

Joey zog die Nase kraus. »Ehrlich gesagt ist mir immer noch ziemlich flau im Magen. Keine Ahnung, wie ihr das jeden Tag aushaltet.«

»Du wirst dich dran gewöhnen, wenn du erst mal jeden Tag losziehst, um Leben zu retten«, erwiderte Scott, und das Lächeln auf Joeys Lippen erstarrte.

»Bestimmt.« Seine Hand schloss sich fester um sein Smartphone, während sein Blick zum Fenster huschte. Zwischen den vorbeifliegenden Gebäuden von Anchorage konnte man die schneebedeckten Gipfel des Bergmassivs erkennen, das Alaskas größte Stadt umschloss.

Ich boxte ihn liebevoll gegen den Oberarm. »Hey, alles okay?«, fragte ich mit leiser Stimme, damit nur Joey mich hören konnte.

Er nickte und lächelte mit den Lippen. Aber nicht mit den Augen.

»Das war nicht gerade überzeugend.« Ich boxte ihn ein zweites Mal, doch auch dieses Mal war sein Lächeln gezwungen.

Er schluckte, sah auf das dunkle Display seines Handys und dann zu mir. »Wann wusstest du, dass du Rettungsschwimmer werden willst?«

Die Frage traf mich unvorbereitet, sodass ich beinahe mit einem flapsigen *Schon immer!* geantwortet hätte. Dabei wäre das eine Lüge gewesen. Und eine ziemlich große noch dazu.

»Spät.«

»Was heißt *spät*?«

»Irgendwann, nachdem ich die Ausbildung an der A-School abgeschlossen hatte und meine ersten Einsätze für die Kodiak Coast Guard geflogen bin«, antwortete ich vage, obwohl ich den Zeitpunkt genau hätte benennen können. Doch die Erinnerungen an diesen Moment hatte ich tief in mir vergraben, und das war auch gut so.

»Und ich habe gedacht, Rettungsschwimmer zu sein, das wäre schon immer dein großer Traum gewesen.«

Ich lachte und zerzauste ihm das blonde Haar. »Als ich so alt war wie du und wir nach Kodiak gezogen sind, wollte ich Wildhüter werden, mir ein Baumhaus im Wald bauen und den ganzen Tag Bären beobachten.«

»Ernsthaft?« Joeys Lachen löste den Knoten, den seine vorherige Frage in meinem Magen hinterlassen hatte. »Das fand Dad sicherlich nicht so cool.«

»Allerdings nicht«, erwiderte ich. »Er hat alles darangesetzt, mich von diesem Hirngespinst abzubringen.«

Mein Vater und ich hatten lange Diskussionen über meine Karriere als Rettungsschwimmer geführt, weil er der Meinung war, dass seine Söhne in die Coast Guard gehörten – genauso wie er. Alles andere wäre für ihn Talentverschwendung gewesen. Ich hatte mich seinen Vorstellungen irgendwann gefügt, weil mir das Schwimmen lag und mir der lange Atem für weiteren Protest gefehlt hatte. Und weil ich Leben retten wollte. Mehr als alles andere.

»Am Ende hatte Dad das richtige Gespür«, sagte ich.

»Ich möchte lieber Musik machen.«

Schon seit dem Kindergarten war Joey quasi mit seiner Gitarre zusammengewachsen und verbrachte jede freie Minute mit dem Instrument. Sehr zum Missfallen unseres Vaters. Er seufzte. »Dad will, dass ich an dem Summer Swimming Camp in San Francisco teilnehme. Als Vorbereitung für das Coast Guard Bootcamp in ein paar Jahren.«

»Das hab ich mir schon gedacht.« Kyle und ich waren in einem ähnlichen Alter zu den Swimming Camps gefahren. Schwimmtrainings rund um die Uhr, Wettkämpfe, aber auch Abende am Lagerfeuer, gemeinsame Ausflüge, Spaß mit Freunden. Ich hatte die Camps geliebt. Drei Monate Freiheit. Ohne Diskussionen mit meinem Vater. Und ohne Streitereien mit Kyle.

»Ich will nicht hinfahren.«

»Vielleicht ist es gar nicht so schlimm, wie du denkst.«

»Aber ich will Musik machen, Pat. Singen und Gitarre spielen. Vielleicht eine Band gründen und eigene Songs schreiben.«

»Ich weiß.«

»Diesen Sommer gibt es ein Music Camp auf dem Festland. Es ist nicht weit weg von Anchorage, und ich hab genug gespart, damit ich alles selbst bezahlen kann.«

»Dad wird damit nicht einverstanden sein.«

Joey beugte sich zu mir rüber und griff nach meiner Hand. Überrascht von dieser intimen Geste zuckte ich zusammen.

»Vielleicht erlaubt er es ja, wenn du ihn fragst?«

Die Hoffnung in Joeys Stimme schnürte mir die Kehle zu. »Du weißt, dass Dad nicht viel von Musik hält.«

»Aber ich halte viel davon. Und es ist mein Leben, oder? Ich sollte bestimmen, was ich machen möchte und was nicht.«

»Natürlich.« Es war trotzdem leichter gesagt als getan. Unser Vater hatte Vorstellungen, in die Kyle und ich uns nahtlos eingefügt hatten. Wie er reagieren würde, wenn Joey dagegen rebellierte, wollte ich mir lieber nicht allzu bildhaft vorstellen.

»Also redest du mit ihm?« Joey drückte meine Hand fester. »Bitte, Pat. Auf dich wird er hören.«

Da war ich mir nicht so sicher. Schon gar nicht nach der verpatzten Übung. Trotzdem nickte ich und genoss die Erleichterung, die über Joeys Gesicht flackerte.

»Du bist der Beste!« Hätten wir nicht im Auto gesessen, wäre er mir wahrscheinlich um den Hals gefallen. Ich wollte noch etwas erwidern, um seine Hoffnungen zu relativieren, als mein Smartphone klingelte.

Wenn man vom Teufel sprach. Mit einem ordentlichen Knoten im Bauch hob ich das Handy an mein Ohr.

»Sobald du in Kodiak gelandet bist, erwarte ich dich in meinem Büro. Bis spätestens achtzehn Uhr. Wir haben zu reden«, diktierte mein Vater, ohne auch nur eine Begrüßung abzuwarten.

Die Worte fügten dem Knoten eine Portion Übelkeit hinzu. »Ich weiß, die Übung ist nicht optimal gelaufen. Es wird nicht wieder vorkommen. Ich …«

»Darum geht es nicht. Dieses Übungsdesaster wird Dr. Ortega mit dir aufarbeiten. Der Captain hat bereits eine Supervision für dich angeordnet.«

Ein Beben ging durch meinen Körper, das dem Zittern auf der *Wavedancer* viel zu nah kam.

Supervision?

Diese Gespräche mit Psychotherapeuten gehörten bei Rettungsschwimmern quasi zum Arbeitsalltag. Wann immer etwas nicht nach Plan lief, eine Rettungsaktion missglückte, Fehler passierten, mussten wir uns von einem dieser Seelenklempner ausquetschen lassen. Sie wühlten sich durch unsere Akten und meinten, sich eine Meinung über uns bilden zu können. Dabei hatten sie nicht die geringste Ahnung, was es bedeutete, raus auf den Ozean zu fliegen, alles zu geben, das eigene Leben zu riskieren und doch nicht alle retten zu können.

»Ich brauche keine Supervision.«

»Darüber diskutiere ich nicht. Eine Anordnung des Captains ist eine Anordnung des Captains.«

Ich schloss die Augen und zwang mich, durch die Nase zu atmen, um meinen rasenden Puls in den Griff zu bekommen.

»Dann will ich einen anderen Therapeuten!« Für Dr. Ortega käme das Zittern während der Übung einem gefundenen Fressen gleich. Sie hatte schon in der Vergangenheit immer wieder versucht, längst vergessene Geschichten aufzuwärmen und tiefer in alten Wunden zu graben, als es erträglich gewesen wäre.

»Die Klinik ist unterbesetzt. Du sprichst mit Dr. Ortega und machst keine große Sache draus. Wir sehen uns um achtzehn Uhr. In meinem Büro!«

Mein Vater legte auf, ohne sich zu verabschieden. Er verstand nicht, dass nicht ich eine große Sache aus der Supervision machen würde, sondern Dr. Ortega.

3. Louisa

»Können Sie bitte noch einmal nachschauen? Wir brauchen nur zwei Plätze. Nur zwei, hören Sie?« Ich fuchtelte wie eine Verrückte mit zwei ausgestreckten Fingern vor dem Mann in Uniform herum, der mich mit einem mitleidigen Blick bedachte.

»Bedaure Ma'am, wie ich Ihnen bereits mitteilte, sind alle Flüge Richtung Kodiak ausgebucht.«

»Aber wir brauchen doch nur zwei Plätze. In irgendeinem dieser Flieger muss es doch zwei Plätze geben!« Ich beugte mich über den Check-in-Schalter, um einen Blick auf den Monitor des Flughafenangestellten zu erhaschen.

Wegen eines bescheuerten Zahlendrehers hatte ich von Anchorage aus den falschen Anschlussflug nach Kodiak gebucht. Dabei hatte ich die Buchung hundertmal, ach was, tausendmal kontrolliert, bevor ich sie abgeschickt hatte. Blöd nur, dass ich viel zu übermüdet gewesen war, um meinen Fehler zu bemerken.

Um mir mein Flugticket leisten zu können, musste ich Doppelschichten im Friendly Bean schieben, nebenbei unseren vorübergehenden Umzug organisieren, mir einen Schlachtplan überlegen, wie ich in Kodiak Geld verdienen konnte, und Elliot immer wieder Mut zusprechen, von dem ich selbst nicht wusste, woher ich ihn nehmen sollte. Eigentlich logisch, dass irgendetwas schiefgehen musste. Mir war es allerdings erst aufgefallen, als wir schon mit

Sack und Pack in Anchorage gelandet waren und unser Flug nach Kodiak auf keiner Anzeigetafel aufgetaucht war.

Der Mann am Schalter atmete hörbar aus. Ich konnte ihm ansehen, dass er seine Mundwinkel nur noch mit Mühe oben halten konnte. »Es tut mir wirklich leid. Es fliegen täglich drei Flieger Richtung Kodiak, und die sind leider für die nächsten fünf Tage ausgebucht.«

»Für die nächsten ... fünf Tage? Aber ...« Vor meinen Augen explodierten schwarze Punkte. »Aber das geht nicht. Wir haben morgen Mittag einen Termin mit unserem neuen Betreuer, und der muss unbedingt einen guten Eindruck von mir bekommen, verstehen Sie?«

Der Mann zuckte nur hilflos mit den Schultern.

»Gibt es denn keine Last-Minute-Plätze? Oder eine Warteliste?«

»Wir stehen kurz vor der Whale-Watching-Saison, Ma'am. Die Flieger sind voll mit Touristen. Zu der Zeit spontan einen Platz zu bekommen, das grenzt an ein Wunder.«

Und von denen sind wir ja bekanntlich ausgeschlossen.

»Verdammter Mist!« Ich fuhr mir mit einer Hand durch die Haare und brachte das dunkelbraune Chaos auf meinem Kopf noch mehr durcheinander.

»Sie könnten Ihr Glück bei den Lufttaxis versuchen. Die fliegen regelmäßiger Richtung Kodiak als die großen Maschinen. Vielleicht sind dort noch Plätze frei.« Er deutete auf zwei Schalter weiter den Gang hinunter. Dort hatte sich eine Menschentraube versammelt, die mich an den letzten Black Friday im Westlake Center erinnerte. Ohne Kampfausrüstung würde ich es nicht mal in die Nähe der beiden Angestellten schaffen, die die Tickets verkauften.

»Vielen Dank für Ihre Mühe«, presste ich hervor und schluckte gegen den beträchtlichen Kloß in meiner Kehle an. Am liebsten hätte ich mich jetzt in irgendeiner Ecke zusammengerollt und geheult. Und zwar so richtig. Mit übertriebenem Schluchzen, verquollenem Gesicht und hysterischer Schnappatmung. Ich wollte meiner Mutter die Schuld für das ganze Chaos geben, dem Jugendamt oder dem verdammten Schicksal. Aber nein, ich hatte es verbockt. Mit nur einem banalen Fehler hatte ich den ersten Eindruck bei unserem neuen Sozialarbeiter gegen die Wand gefahren. Der Stempel für den ungeeignetsten Vormund war mir nach dieser Aktion sicher.

Mit einer ordentlichen Portion Verzweiflung im Bauch bahnte ich mir einen Weg durch das Chaos aus Touristen, Koffern und nervigen Lautsprecherdurchsagen zurück zu Elliot. Der saß auf unseren Taschen in einer Ecke der Abflughalle und starrte auf ein kleines Notizbuch, dessen Anblick ein Ziehen in meiner Brust hinterließ. Es gehörte zu der Karte von Kodiak, die in unserer Küche gehangen hatte. Dad und er hatten darin alle wichtigen Informationen zu den Orten gesammelt, die wir auf der Karte markiert hatten. Als Elliot mich bemerkte, schlug er das Büchlein sofort zu und verstaute es wieder in seinem Rucksack.

»Ich hatte leider keinen Erfolg. Aber ich werd's gleich noch bei den Lufttaxis versuchen.« Der Enthusiasmus in meiner Stimme klang selbst in meinen Ohren hohl und falsch.

»Meinst du, das bringt was bei diesen Menschenmassen?«

»Versuchen muss ich es wenigstens.«

»Vielleicht sollten wir einfach zurück nach Hause fliegen.« Elliot ließ seinen Kopf gegen die Wand in seinem

Rücken sinken. »Soll unsere tolle Familie doch selber umziehen, wenn sie einen auf heile Welt machen wollen. Warum muss ich dafür von zu Hause weg? Das ist doch unfair!«

Fair wäre gewesen, wenn sie sich nie wieder in unser Leben eingemischt hätten. Aber das Leben war nun einmal nicht fair. Schon gar nicht zu uns.

Ich ließ mich vor Elliot auf den Boden sinken. »Wir kommen wieder zurück nach Hause. Bald schon. Dafür werde ich sorgen.«

»Versprochen?«

Meine Hand fand seine. »Versprochen.« Zwar wusste ich noch nicht, wie ich das anstellen sollte – vor allem ohne Möglichkeit, um heute noch nach Kodiak zu kommen –, aber ich würde schon einen Weg für uns finden.

»Und wie lange müssen wir noch auf den nächsten Flieger warten?«

Ich seufzte. »Der nächste mit freien Plätzen geht in sechs Tagen.«

Elliots Hand krampfte sich fester um meine. »Aber der Termin mit dem Jugendamtsfutzi ist schon morgen!«

»Ich schlage mich gleich zu den Lufttaxis durch. Wenn das nichts wird, rufe ich Mr. Ambler an. Er wird sicher Verständnis für unsere Situation haben.«

Elliot riss die Augen auf. »Das kannst du nicht machen. Er wird denken, dass alles deine Schuld ist, und dich gar nicht als Vormund in Betracht ziehen – und dann hänge ich auf Kodiak fest, bis ich volljährig bin.«

»Das werde ich nicht zulassen«, versprach ich. »Mir wird schon eine Lösung einfallen.«

»Das hast du nach Ms. Hillards Besuch auch gesagt. Und trotzdem sitzen wir jetzt hier auf dem Flughafen.« Er beugte sich vor, zog mein Smartphone aus meiner Manteltasche und hielt es mir unter die Nase. »Frag sie.«

»Wen?«

»Mom natürlich. Vielleicht hat sie eine Idee, wie wir ohne überfüllte Flugzeuge auf die Insel kommen.«

Ich verzog das Gesicht. »Und was soll das bringen? Sie ruft doch sofort bei Mr. Ambler an und beschwert sich über mich.«

»Was sie sowieso tun wird, wenn ich weitere sechs Tage in Anchorage festsitze und deswegen meinen ersten Schultag verpasse.«

Ich boxte Elliot gegen den Oberarm und griff nach dem Smartphone. »Manchmal verhältst du dich viel zu erwachsen für meinen Geschmack.«

Mit einem Knoten im Bauch öffnete ich die Chat-App und suchte den Nachrichtenverlauf mit June. Da unsere Großeltern weder ein Smartphone noch einen E-Mail-Account besaßen, hatten die Abstimmungen für den Umzug über sie laufen müssen. Wir hatten ein paar Mal hin- und hergeschrieben, Ankunftszeiten und Daten für Elliots Schulanmeldung ausgetauscht. Telefoniert hatten wir nicht, denn ich war noch nicht bereit gewesen, ihre Stimme zu hören, geschweige denn ihre Vorwürfe und Lügen.

Mit zittrigen Fingern tippte ich eine Nachricht zu unserer aktuellen Situation.

»Da, sie antwortet schon«, rief Elliot, kaum, dass ich die Nachricht abgeschickt hatte. Tatsächlich dauerte es nur wenige Sekunden, bis Junes Antwort auf meinem Display aufleuchtete.

Macht euch keine Sorgen, da findet sich eine Lösung. Gebt mir ein paar Minuten. Gruß, Ma.

Ich schnaubte. Ihr *Gruß, Ma* konnte sie sich sonst wohin schieben.

»Siehst du, war doch eine gute Idee, sie zu fragen«, sagte Elliot und klatschte zufrieden in die Hände.

»Noch hat sie nichts gemacht, außer ein leeres Versprechen abzugeben.«

Doch schon zehn Minuten später vibrierte mein Smartphone erneut.

»Eine Telefonnummer?« Elliot zog die Stirn kraus. »Vielleicht kennt sie einen der Lufttaxi-Betreiber?«

»Möglich. Aber warte, sie tippt noch weiter.«

Das ist Patricks Nummer. Er ist der Sohn einer Bekannten und gerade mit Kollegen in Anchorage. Sie fliegen heute mit einer kleinen Propellermaschine zurück nach Kodiak. In der Maschine sind noch zwei Plätze frei. Gebt mir Bescheid, wenn ihr startet. Wir sehen uns in Kodiak. Ich freu mich auf euch.

»Haha, Gefahr erkannt, Gefahr gebannt! Der Jugendamtsfutzi wird von deiner Problemlösefähigkeit begeistert sein!« Elliot reckte triumphierend eine Faust in die Höhe, während mein Blick immer noch an der Nachricht hing.

Ich freu mich auf euch.

Wie Pfeilspitzen bohrten sich die fünf Worte in meinen so hart erkämpften Panzer, trieben feine Risse hinein, oberflächlich erst und dann immer tiefer. Die Worte klangen so ehrlich, so selbstverständlich, als wäre nie etwas passiert. Als hätte sie uns nie im Stich gelassen.

Glühender Schmerz quetschte sich durch die Risse und brannte all die hässlichen Emotionen frei, die ich vor Jahren tief in meinem Herzen verschlossen hatte. Lähmende Angst, weil ich nicht wusste, wie ich allein für einen kleinen Jungen und meinen kranken Vater sorgen sollte. Wut. So viel Wut, weil meine Mutter einfach abgehauen war, als unsere Familie am Abgrund stand. Doch am lautesten war die Traurigkeit. Eine verzweifelte Traurigkeit mit messerscharfen Klauen, die mit aller Macht an den vernarbten Wunden riss und mir zurief, dass June uns nie geliebt hatte. Das erschien mir nur logisch. Denn wenn man jemanden liebte, ließ man ihn nicht einfach zurück. Man hielt ihn fest, man war stark für ihn, auch wenn der eigene Schmerz noch so groß war.

»Soll ich anrufen?«

Elliots Hand auf meinem Arm ließ mich nach Luft schnappen. Ich atmete. Für mich und gegen die Emotionen. Ich kämpfte sie zurück, bis sie wieder hinter dem Panzer waren. Da, wo sie hingehörten.

»Ich mach das schon«, erklärte ich und stand viel zu schwungvoll vom Fußboden auf. Ein Kribbeln schoss in meine Beine, und die Telefonnummer auf dem Display verschwamm kurz vor meinen Augen, sodass ich zwei Versuche brauchte, um sie mit meinem Daumen zu erwischen.

Das Freizeichen war kaum ertönt, da wurde mein Anruf auch schon entgegengenommen.

»Patrick Bradshaw?«

Die Stimme klang tief und ruhig. Ein scharfer Kontrast zu dem ohrenbetäubenden Chaos in mir und um mich herum.

Ich räusperte mich. »Hier ist Louisa Richards.«

»Junes Tochter, richtig?«

Eine einfache Frage, die mir trotzdem für einen Moment den Atem verschlug. Mehr als ein Nicken brachte ich nicht zustande. Erst als ein Räuspern am anderen Ende ertönte, bemerkte ich, dass dieser Patrick meine Geste gar nicht sehen konnte.

»Ihr seid also in Anchorage gestrandet und braucht ein Lufttaxi?«

»Ja«, antwortete ich, weil mir nicht mehr einfiel.

»Wo seid ihr gerade? Dann kommen wir zu euch.«

Ich sah mich um, suchte nach einem markanten Punkt. »Wir sind in der Nähe der Alaskan-Airlines-Schalter. Zwischen einem Pulk aus Männern in voller Anglermontur und einer kilometerlangen Schlange vor einem Kaffeeautomaten.«

»Siehst du irgendwo ein Schild mit einem tanzenden Hotdog?«

»Ein tanzender Hotdog?« Ich verbiss mir ein Lachen.

»Mit Cowboyhut und Stiefeln, versteht sich.«

Patricks Lachen war so ansteckend, dass ich meines nicht länger unterdrücken konnte. Mein ganzer Körper vibrierte und schüttelte die letzten Reste von Wut und Traurigkeit ab.

»Ich kann keinen erkennen«, erwiderte ich, stellte mich auf die Zehenspitzen und dreht mich einmal um die eigene Achse. »Obwohl ich jetzt schon neugierig bin, wie ein tanzender Hotdog mit Cowboyhut und Stiefeln aussieht.«

Eine Hand legte sich auf meine Schulter. »Da hinten neben der Leuchtanzeige ist er.«

Erschrocken wirbelte ich herum und verlor dabei das Gleichgewicht. Wie ein sterbender Schwan versuchte ich, meine Balance zurückzugewinnen, und griff in meiner Panik nach dem festen dunkelblauen Stoff vor mir. Unter meinen Fingern spürte ich arbeitende Muskeln und dann zwei Hände, die meine Oberarme umfingen.

»Das wäre fast schiefgegangen«, hörte ich Patricks Stimme ganz nah neben meinem Ohr.

Sein raues Lachen hinterließ ein seltsames Prickeln zwischen meinen Schulterblättern, auf meinen Armen, in meinen Fingerspitzen.

»Entschuldige, das war keine Absicht!« Mein Blick schoss nach oben und traf auf ein graues Augenpaar und volle Lippen, die zu einem amüsierten Grinsen verzogen waren. Patrick hatte aschblondes Haar, das im Nacken militärisch kurz geschnitten war. Er trug einen dunkelblauen Overall mit goldenen Stickereien am Kragen und einem Schriftzug auf der linken Brusttasche: *U. S. Coast Guard.*

»Louisa nehme ich an?« Seine Augen huschten prüfend über mein Gesicht, als stünde mein Name mitten auf meiner Stirn.

Ich nickte und ließ endlich den Overall los. Mit glühenden Wangen trat ich einen Schritt zurück und streckte ihm eine Hand entgegen. »Genau, freut mich, dich kennenzulernen.«

»Das Vergnügen ist ganz auf meiner Seite.« Seine Hand war angenehm warm, als sie sich um meine schloss. Schnell entzog ich sie ihm wieder und drehte mich zu Elliot um, der nun ebenfalls aufgesprungen war. »Das hier ist mein Bruder Elliot.«

»Das ist nicht zu übersehen. Ihr seid eurer Mutter ja wie aus dem Gesicht geschnitten.« Was wahrscheinlich netter Small Talk sein sollte, versackte wie ein Wackerstein in meinem Magen.

»Ich finde, wir kommen eher nach unserem Vater«, erklärte Elliot mit vorgerecktem Kinn. Als er Patrick die Hand gab, fiel mir ein leichtes Zittern in seinen Fingern auf. Sofort flog mein Blick zu seinem Gesicht, und der Wackerstein in meinem Magen explodierte.

Elliot war kreidebleich. Feine Schweißperlen saßen auf seiner Stirn und säumten seine Oberlippe. Adrenalin schoss durch meinen Körper, während mein Kopf in Lichtgeschwindigkeit berechnete, wann wir das letzte Mal etwas gegessen hatten. Wann Elliot sich das letzte Mal gespritzt hatte.

O Gott! Ich war so sehr mit den Flügen und meinem Selbstmitleid beschäftigt gewesen, dass ich überhaupt nicht realisiert hatte, dass Elliot Gefahr lief zu unterzuckern.

»Setz dich hin«, sagte ich sofort und griff nach seinen Armen, um zu verhindern, dass er stolperte und womöglich fiel.

»Was ist los?«, hörte ich Patrick noch fragen, doch dann blendete ich alles um mich herum aus.

Mein Fokus lag einzig und allein auf meinem Bruder. Sein Blick war glasig und seltsam entrückt. »Elliot!« Ich tätschelte seine feuchte Wange. »Wo hast du dein Glukose-Gel?« Ich tastete seine Hosentaschen und den Hoodie ab.

»Da drin«, flüsterte Elliot und deutete auf den kleinen Rucksack, den er immer bei sich hatte.

Natürlich. Mit bebenden Händen zog ich den Reißverschluss auf und den kleinen Quetschbeutel hervor.

»Komm, mach den Mund auf! Gleich geht es dir besser.« Ich wollte Elliot das Gel in den Mund drücken, doch er kippte zur Seite weg. Seine Augen flackerten, und Panik brandete in mir auf.

»Ich helfe dir.« Patrick tauchte neben mir auf und hielt mir seine Hand hin, damit ich ihm das Gel gab. Instinktiv hielt ich es außerhalb seiner Reichweite. Elliot war *mein* Bruder. Ich musste ihm helfen. Das war meine Pflicht.

»Ich habe eine medizinische Ausbildung, Louisa. Du musst keine Angst haben, ich weiß, was ich tue.« Patricks tiefe Stimme legte sich wie eine beruhigende Hand auf mein vor Panik flatterndes Herz. Ich überließ ihm das Gel.

»Setz dich hinter ihn und halte seinen Oberkörper aufrecht«, wies Patrick mich an.

Für einen Moment starrte ich ihn mit weit aufgerissenen Augen an. Als er mir noch einmal bestärkend zunickte, kam endlich Bewegung in meine Muskeln. Ich schob mich hinter meinen zitternden Bruder und schlang beide Arme um seinen Brustkorb.

Mein Gott, sein Atem ging viel zu schnell.

»Elliot, ich gebe dir jetzt dein Glukose-Gel. Versuche, es langsam und in kleinen Portionen zu schlucken, okay?«

Noch immer flackerten Elliots Augen, dann nickte er kaum merklich. Als ich spürte, wie er schluckte, fiel mir ein ganzes Gebirge vom Herzen. Ich schloss meinen Arm fester um seine bebenden Schultern und vergrub meine Nase in seinen Locken. Vor Erleichterung rollten mir Tränen über die Wangen.

»Wir sollten ihn für einen Moment hinlegen, bis sich sein Kreislauf wieder stabilisiert hat.«

»Okay«, erwiderte ich, aber ich konnte mich nicht bewegen. Ich wollte mich nicht bewegen, weil ich Elliot nicht loslassen wollte. Ich war seine große Schwester. Er brauchte mich. Noch immer ging sein Atem viel zu schnell. Sein Herz donnerte gegen meinen Brustkorb. Oder war das mein eigenes?

Patrick legte nun mir eine Hand auf die Schulter und lenkte meine Aufmerksamkeit sanft auf sich. »Hey, schau mich an!«

Mein Blick flog zu den grauen Augen, während ich die Luft immer hastiger in meine Lunge sog.

»Louisa.« Er sprach meinen Namen leise aus. Als wollte er ihn nur für sich wiederholen. »Du musst keine Angst mehr um deinen Bruder haben. Du kannst ganz ruhig weiteratmen.« Seine Augen richteten sich fest auf mich. »Mach es genauso wie ich, okay? Atme tief ein.«

Ich hörte, wie er die Luft einsog.

»Und dann langsam wieder aus.«

Das Rauschen seines ausströmenden Atems hallte in meinen Ohren wider, schob sich ruhig und beständig über die schreiende Panik in meinem Kopf. Für ein paar Atemzüge atmeten wir zusammen, fanden einen gemeinsamen Rhythmus. Tief und langsam, bis mein rasendes Herz wieder zur Ruhe kam.

Patrick lächelte. »Das machst du großartig, und jetzt gib mir deine Hand. Meine Kollegen kümmern sich um deinen Bruder.«

Eiskalte Haut traf auf wohlige Wärme, als sich Patricks Hand erneut um meine schloss und mich nach oben zog. Eine junge Frau mit schwarzen Locken tauchte neben ihm auf und kniete sich zu Elliot. Sie schob ihm eine zusammengefaltete Lederjacke unter den Kopf und tastete nach seinem Puls. Ein zweiter Mann in Coast-Guard-Uniform ging neben ihr auf die Knie. Er warf mir ein aufmunterndes Grinsen zu, bevor er Elliots Beine nahm, und sie hochhielt, um seinen Kreislauf weiter zu stabilisieren.

»Wird er wieder gesund?«, fragte ein blonder Junge, der plötzlich neben Patrick auftauchte und ihm wie aus dem Gesicht geschnitten war.

»Auf jeden Fall.« Patricks Hand ruhte nach wie vor auf meinem Rücken. »Sobald es ihm wieder besser geht, machen wir uns auf den Weg nach Hause.«

Nach Hause.

Ich wünschte, ich hätte bei dem Gedanken an Kodiak auch nur einen Hauch von der Sehnsucht verspürt, die in Patricks Stimme mitschwang.

4. Louisa

Elliot war schon kurz nach dem Start vor Erschöpfung eingeschlafen, und ich beneidete ihn darum. Ich hatte zwar auch die Augen zugemacht, doch an Schlaf war bei dem Geschaukel nicht zu denken. Die Ausläufer einer Schlechtwetterfront peitschten Sturmböen über den Nordpazifik, die die Propellermaschine wie einen Spielball von links nach rechts warfen. Noch dazu sackte das kleine Flugzeug immer wieder in Luftlöcher, sodass sich mir der Magen umdrehte. Es hätte sicherlich geholfen, die Augen zu öffnen und einen festen Punkt im Innenraum der Maschine zu fixieren, damit mein Gehirn dieses ganze Auf und Ab besser einordnen konnte. Aber dann hätten meine Mitreisenden mitbekommen, dass ich wach war, und wenn ich auf eine Sache absolut keine Lust hatte, dann war es Small Talk. Ich wollte keine neugierigen Fragen beantworten, nicht über den Grund unserer Reise reden und erst recht nicht über die Menschen, die sich unsere Familie nannten. Nach diesem chaotischen Tag fehlte mir einfach die Kraft, auch nur ein weiteres Lächeln aufrechtzuerhalten.

»Die beiden müssen völlig erledigt sein, wenn sie bei dem Lärm und Gerüttel schlafen können«, hörte ich Taya über das Headset sagen, das sie Elliot und mir gegeben hatte, um unsere Ohren vor dem Kreischen der Propeller zu schützen.

»Nicht nur die beiden. Joey hat sich auch ins Land der Träume verabschiedet. Ich muss sagen, ich bin ein bisschen neidisch.« Scott, ein weiterer Arbeitskollege von Patrick, gähnte herzhaft. Er saß mit Patrick und dessen jüngerem Bruder Joey direkt vor Elliot und mir.

Ich wagte es, meine Augen einen Spaltbreit zu öffnen und die drei zu beobachten. Patrick sah aus dem Seitenfenster hinunter zu den wogenden Wellen, die vom Sturm hin- und hergepeitscht wurden, während der Kopf seines Bruders an seiner Schulter ruhte. Scotts Blick lag nachdenklich auf Patrick.

»Du siehst immer noch ziemlich blass aus«, sagte er schließlich, seine Stimme schwer vor Sorge. »Ist alles okay? Spürst du noch irgendwelche Nachwirkungen von diesem Zittern?«

»Es geht mir gut«, erwiderte Patrick. Er wandte sich vom Fenster ab und setzte dieses zuversichtliche Lächeln auf, das mich vorhin am Flughafen davor bewahrt hatte, völlig in Panik zu geraten.

»Wirklich?« Scott klang nicht überzeugt.

»Wirklich! Mein Körper hat mir während der Übung einen Streich gespielt. Nichts weiter.«

»Du solltest dich trotzdem durchchecken lassen.«

»Und mal wieder Urlaub machen«, ergänzte Taya.

»Ich brauche keinen Urlaub. Eine Mütze voll Schlaf vielleicht, mehr nicht. Die Übungstage waren anstrengend.«

Zu gern hätte ich Patricks Gesicht in diesem Moment gesehen. Seine Stimme klang bewusst beschwichtigend, doch ich hörte eine feine Nuance Unsicherheit heraus, die Neugier in mir weckte. Was war bei diesen Übungstagen vorgefallen? Und was meinte Scott mit Zittern? Bevor meine Gedanken weiterwandern konnten, kniff ich meine

Augen zusammen. Meine Güte, das ging mich doch überhaupt nichts an! Ich sollte den dreien noch nicht einmal zuhören.

»Aber du machst dir Gedanken wegen des Gesprächs mit deinem Vater«, sagte Scott nach einer Weile, was Patrick ein Schnauben entlockte.

»Er wird mir vorwerfen, dass ich seinen hart erarbeiteten Ruf wieder mal mit Füßen getreten habe. Damit werde ich fertig.«

»Und die Supervision?«

Bei dem Wort *Supervision* konnte ich meine Neugier nicht länger zügeln. Erneut öffnete ich die Augen und sah gerade noch, wie sich Patricks perfekt ausrasierter Nacken versteifte.

»Was soll damit sein?«

»Du wirst doch hingehen?«

»Der Captain hat sie angeordnet«, sagte Patrick mit deutlich distanziertem Unterton. »Auch wenn ich keine Ahnung habe, was diese Verhöre bringen sollen. Das Psycho-Blabla von Dr. Ortega macht die versaute Übung auch nicht ungeschehen.«

»Sie macht nur ihren Job, Pat«, versuchte Scott, seinen Kollegen zu beschwichtigen. »Und vielleicht tut es dir mal ganz gut, ein bisschen zu reden.«

Patrick schnaubte. »Sie stellt viel zu persönliche Fragen und erwartet, dass man lächelnd Danke sagt, wenn sie einem ihr abschließendes Urteil um die Ohren haut. Sorry, aber für mich sind diese Gespräche reine Zeitverschwendung. Ich hab echt Besseres zu tun, als jede Kleinigkeit von dieser Psychotante zerreden zu lassen. Menschenleben retten zum Beispiel!«

Psychotante.

Das Wort und die Abscheu, mit der Patrick es aussprach, weckten Erinnerungen, für die ich gerade viel zu dünnhäutig war. Erinnerungen an meinen Dad, der seine Therapeutin auch stets als Psychotante bezeichnet und gegen jeden ihrer Ratschläge gewettert hatte. Weil sie zu übertrieben, zu albern, zu anmaßend gewesen waren. Dabei waren sie vor allem eins gewesen: schmerzhaft. Und ihm hatte die Kraft gefehlt, diesen Schmerz noch länger zu ertragen.

»Haben wir dich geweckt?«

Patricks überraschte Stimme riss mich aus meinen Gedanken. Er hatte sich zu mir umgedreht und sah mich mit wachsamen Augen an. Ich brauchte keine Psychologin sein, um ihm anzusehen, dass er sich fragte, wie viel ich von seinem Gespräch mit Scott mitbekommen hatte.

»Wie weit ist es noch?« Ich rieb mir mit meiner freien Hand über das Gesicht und hoffte, so vertuschen zu können, dass ich gelauscht hatte.

Patrick lächelte. »Wir werden in wenigen Minuten landen. Da hinten kannst du Kodiak schon erahnen.«

Er deutete an Taya vorbei durch die Frontscheibe und tatsächlich: Am Horizont zeichnete sich eine Küstenlinie ab, die rasch näher kam. Hinter majestätischen Berggipfeln schob sich gerade die Sonne durch die Wolkendecke, als wollte sie uns willkommen heißen. Ihr Licht ließ den Schnee auf den zerklüfteten Hängen glitzern wie eine Schale voll Silber. Entlang der Küstenlinie schmetterten Wellen gegen schroffe Felsen und zerbarsten zu feiner Gischt, die sich als Nebel an den Abbruchkanten verfing. Hier und da rissen Buchten Lücken in den Dunst und gruben sich in dunkelblauen Bahnen tief in das Landesinnere. Dahinter explodierte das Grün. Dichte Wälder aus Nadelbäumen, wilde Wiesen und sanfte Hügel breiteten sich wie ein Teppich unter uns aus.

Die Smaragd-Insel.

So hatte Dad Kodiak während unserer Urlaubsplanung genannt. Zusammen hatten wir uns ausgemalt, wie wir auf Abenteuertour durch die Buchten und Wälder streifen würden, die Lunge voller Seeluft und die Kehlen voll von übermütigem Gelächter. Die Insel hatte unser Zufluchtsort werden sollen, unser Ruhepol nach seinem Auslandseinsatz, märchenhaft schön und weit weg von der brutalen Realität des Krieges. Und dann hatte eben dieser verhindert, dass wir es als Familie auf die Insel schafften.

Mein Herz wurde schwer, und doch schlich sich ein leiser Funke Vorfreude in meine Brust. Elliot und ich würden die einzigartige Natur und die Magie der unberührten Wildnis genießen. Nur ein bisschen und trotz allem – für Dad.

»Wunderschön, nicht wahr?«

Durch das Headset ertönte Patricks sehnsuchtsvolle Stimme ganz nah an meinem Ohr. Als hätte er seine Frage direkt hineingeflüstert. Ein wohliger Schauer wanderte über meinen Rücken, der jegliche Worte mit sich fortwusch. Deshalb nickte ich nur, ohne den Blick von dem grünen Wunder abzuwenden.

»So, alle fertig machen zur Landung.« Taya unterbrach mein Staunen, als die Landebahn vor uns auftauchte. Ihre Worte brachten die Übelkeit mit aller Macht zurück. »Ihr solltet jetzt Elliot und Joey wecken«, sagte sie an Patrick und mich gewandt. »Die Landung wird leider etwas holpriger, als man es von Linienflügen gewohnt ist.«

Der Flughafen von Kodiak war menschenleer, als wir kurz nach siebzehn Uhr aus der Propellermaschine stiegen. Als Erstes fiel mir auf, wie vollkommen anders es hier roch. Zwar konnte man an manchen Orten in Seattle auch das Meer wahrnehmen, den salzigen Wind und das Seegras, doch der Duft von Kodiak war hundertmal frischer, wilder, irgendwie echter. Eine Note von Regen mischte sich mit dem Geruch nach Salz und Moos und würzigen Kiefernnadeln. Es roch nicht wie das Gefängnis, das die Insel für uns war, sondern nach unbeschwerten Tagen, nach Sorglosigkeit und Freiheit.

»Willkommen in Kodiak.« Patrick machte eine ausschweifende Geste rüber zu den schneebedeckten Gipfeln, die sich mächtig und doch irgendwie einsam hinter der blau gestrichenen Wellblechwand des Flughafengebäudes erhoben. Eine tiefe Zuneigung schwang in seinen Worten mit, die in keinem schärferen Kontrast zu dem beklemmenden Ziehen in meiner Brust stehen konnte.

»Ich will zurück nach Seattle.« Elliot trat neben mich, seine Stimme noch schwer vom Schlaf, und schob seine kalte Hand in meine.

Ich drückte sie sanft. »Bald. Wir müssen nur ein bisschen durchhalten!«

»Taxen und Busse fahren hier nur, wenn Linienflieger starten und landen«, erklärte Patrick. Er hatte eine unserer Reisetaschen geschultert. »Aber wenn ihr möchtet, kann ich euch mit meinem Wagen zu June bringen.«

Natürlich ging er davon aus, dass wir sofort zu unserer Mutter wollten. Der Gedanke der lange herbeigesehnten Familienzusammenführung kam einem ja auch schneller in den Sinn als eine richterliche Anordnung, die uns dazu zwang, auf eine Insel ans andere Ende der Welt zu ziehen.

Bevor ich ihm erklären konnte, dass wir lieber in unsere gebuchte Pension wollten, ertönte eine vertraute Stimme aus Richtung des Flughafengebäudes und fügte dem

Ziehen in meiner Brust eine brennende Sehnsucht hinzu, die ich nicht für möglich gehalten hätte.

»Elliot! Louisa!«

Elliot klammerte sich an meine Hand, als Granny enthusiastisch winkend auf uns zugeeilt kam. Vielleicht klammerte auch ich mich an Elliot. Ich wusste nur, dass wir uns festhielten. Dass wir zusammenhielten, während ein Sturm aus Emotionen über uns hinwegraste.

»Kannst du auf uns warten?«, fragte ich Patrick, der irritiert die Augenbrauen hob. »Ich spreche nur kurz mit meiner Großmutter, und dann können wir uns auf den Weg machen.«

Ich konnte ihm ansehen, dass ihm Tausende Fragen durch den Kopf gingen, doch trotz seiner offensichtlichen Verwirrung nickte er. »Joey und ich warten an der Maschine auf euch.«

Ich ertappte mich bei dem Wunsch, er würde mir noch einmal eine Hand auf die Schulter legen. Wie vorhin am Flughafen. Um die wachsende Panik in mir noch einmal mit seiner sanften Berührung zum Schweigen zu bringen.

»Danke. Es wird nicht lang dauern.« Ein Lächeln huschte über meine Lippen, bevor ich sie fest zusammenpresste und mit trommelndem Herzen und einem zitternden Elliot an meiner Hand auf meine Grandma zuging.

»Wie schön, euch zu sehen!« Granny strahlte wie die Frühlingssonne am Ende eines langen Winters. Sie sah noch genauso aus, wie ich sie in Erinnerung hatte. Klein und schmal, mit einem geraden Rücken, blitzenden Augen und einem Lächeln, so voller Liebe, dass ich direkt in Tränen ausbrechen wollte.

Ich hatte sie vermisst. Ihr positives Wesen, ihre Umarmungen und ihr verschwörerisches Zwinkern, wenn sie mir hinter Junes Rücken einen Zwanzigdollarschein zugesteckt hatte. Erst für Süßigkeiten und sinnloses Spielzeug und später für Partys, abgerissene Jeans und Konzertkarten. Mir fehlten unsere Abende auf der Veranda, eingekuschelt in eine ihrer selbst gehäkelten Decken, mit einer Tasse heißen Kakao in der Hand. Geduldig hatte sie sich all meine kitschigen Teenagersorgen angehört, die mir heute so lächerlich vorkamen. Aber sie hatte mich ernst genommen. Sie war immer da gewesen. Selbst als sie und Grandpa längst nach Kodiak gezogen waren, hatte sie mich mindestens einmal die Woche angerufen, um den neuesten Klatsch und Tratsch aus der Uni zu hören. Doch dann war unsere Mutter in einer Nacht-und-Nebel-Aktion abgehauen. Egoistisch hatte sie sich aus der Verantwortung gezogen, und meine Großeltern hatten das hingenommen. Als wäre es das Normalste der Welt, den kranken Ehemann und die beiden Kinder im Stich zu lassen. Von da an hatte ich Grannys Anrufe ignoriert, genauso wie ihre Briefe, und ich wünschte, es hätte etwas gebracht.

»Ich hoffe, der Flug mit der Propellermaschine hat euch nicht allzu sehr durchgeschüttelt.« Granny hatte Tränen auf den faltigen Wangen und zog Elliot in eine Umarmung. Völlig überrumpelt versteifte er sich. »Du bist so groß geworden. Lass dich ansehen!« Sie schob Elliot auf Armeslänge von sich weg und begutachtete sein Gesicht, das mehr und mehr die kindlichen Züge verlor. Sie strich über seine dunklen Locken, und ihr strahlendes Lächeln wackelte, als ihr die Ähnlichkeit zu Dad auffiel. Die ausgeprägten Wangenknochen. Das Grübchen im Kinn. Die vereinzelten Sommersprossen, die jetzt am Ende des Winters nur blasse Tupfen auf seiner Nase waren.

Ihr Blick glitt zu mir, und ich verschränkte instinktiv die Arme vor der Brust. Eine Umarmung hätte ich jetzt nicht ertragen.

»Hallo, Louisa«, sagte sie mit deutlich verhaltener Stimme. Ich konnte ihr ansehen, dass sie das Lächeln Kraft kostete, aber sie hielt es dennoch aufrecht. »Danke, dass du Elliot auf der Reise begleitet hast. Es war ein beruhigendes Gefühl zu wissen, dass er nicht von jemand Fremdem zu uns gebracht werden würde.«

»Ich lasse Elliot nicht im Stich. Das solltest du eigentlich wissen.«

Meine Spitze verfehlte ihre Wirkung nicht. Das Lächeln verschwand zwar nur für einen Sekundenbruchteil aus ihrem Gesicht, aber es fühlte sich trotzdem wie ein kleiner Sieg an.

Sie räusperte sich. »Eure Mutter hätte euch gern mit abgeholt, aber sie wollte euch erst einmal in Ruhe ankommen lassen. Die letzten Wochen waren sicher nicht einfach.«

Ich schnaubte.

Wochen? Die letzten Jahre waren ein nicht enden wollender Albtraum gewesen, und wir hatten ihn allein durchstehen müssen.

»Ich will zurück nach Seattle!«, sagte Elliot, dieses Mal mit deutlich mehr Nachdruck.

Grandma strich ihm erneut durchs Haar, als wäre er noch immer der Sechsjährige von damals. »Das kann ich verstehen, mein Schatz. Du musst dich erst einmal in Kodiak einleben. Das geht nicht von heute auf morgen, aber ich bin mir sicher, du wirst dich bald wohlfühlen.«

»Ich würde Elliot gern mit zu mir nehmen. Für die ersten Nächte. Ich habe uns ein Pensionszimmer im Stadtzentrum gebucht.«

»Ein Pensionszimmer? Ich bin davon ausgegangen, dass ihr beide bei uns unterkommen würdet.«

»Das kommt nicht infrage.« Als könnte ich es auch nur mehr als ein paar Minuten mit diesen Menschen unter einem Dach aushalten.

Überraschung grub tiefe Falten in Grannys Stirn. »Ich habe euch zwei Zimmer hergerichtet. Mit Blick auf den Garten.«

»Ich wohne in einer Pension.«

»Und ich möchte bei Louisa bleiben!« Elliot machte einen Schritt weg von unserer Grandma und rückte wieder näher an mich heran, bis sich unsere Arme berührten.

»Aber was ist mit eurer Mutter? Und mit Grandpa? Die beiden möchten euch auch begrüßen.«

»Die Reise war anstrengend. Lass uns doch erst einmal ankommen. Das hier ist alles fremd für uns.«

»Aber wir sind doch nicht fremd. Wir sind eure Familie.« Neue Tränen benetzten ihre Wangen, die mir mehr wehtaten, als sie sollten.

»Wir haben Grandpa und dich fünf Jahre lang nicht gesehen. June weit über zwei Jahre nicht. Wie würdest du es nennen, wenn nicht *fremd*?«

Grandma straffte die Schultern und wischte sich die Tränen aus dem Gesicht. »Du bist nicht länger Elliots Vormund, Louisa! Du entscheidest nicht für ihn, sondern Grandpa und ich.«

Die Worte trafen mich wie der Hieb einer Neunschwänzigen Katze. Sie schnitten tief in meinen Panzer, der in den letzten Tagen viel zu dünnwandig geworden war. »Das weiß ich«, presste ich hervor. »Trotzdem möchte ich das Beste für meinen Bruder.«

»Das Beste ist sein neues Zuhause. Je eher er sich einlebt, desto schneller wird es ihm gut gehen!«

Nun trat Elliot vor und griff nach der knochigen Hand unserer Grandma. »Bitte, Granny! Lass mich bei Louisa bleiben. Wenigstens ein paar Tage noch.«

Eine gefühlte Ewigkeit sah er sie flehend an, bevor ihre Schultern sanken. Als sie hörbar ausatmete, durchflutete mich Erleichterung.

»Danke, Granny!« Als Elliot ihr um den Hals fiel und sie ihn mit einem Schluchzen an ihre Brust drückte, konnte auch ich die Tränen nicht mehr zurückhalten.

5. Patrick

Es war schon kurz vor sechs Uhr abends, als wir vom Flughafen aufbrachen. Ich hatte meinem Vater eine schnelle Nachricht geschrieben, dass ich mich verspäten würde, obwohl ich wusste, dass er in solchen Fällen einen Anruf erwartete – mit einer nachvollziehbaren Erklärung für mein Zuspätkommen. Doch ich hatte keine, die er auch nur ansatzweise akzeptiert hätte. Einen Notruf aus der Zentrale hätte er gelten lassen oder einen spontanen Termin beim Captain. Niemals aber hätte er Verständnis dafür gehabt, dass ich ihn wegen einer jungen Frau warten ließ, die ich eigentlich gar nicht kannte. Nur weil ihre Bitte, auf sie zu warten, etwas in mir bewegt hatte.

Nun saß sie auf meinem Beifahrersitz und schirmte ihre Augen gegen die tief stehende Sonne ab. Und vielleicht auch gegen meine Blicke.

Louisa hatte nach dem Gespräch mit ihrer Großmutter kaum etwas gesagt. Das musste sie auch nicht. Die Gesichtsausdrücke aller Beteiligten hatten Bände gesprochen. Bei den Geschichten, die vor zwei Jahren über ihre Mutter die Runde gemacht hatten, hatte ich keine überschwängliche Familienzusammenführung erwartet. Trotzdem hatte ich mit ein bisschen mehr Herzlichkeit gerechnet.

In Kodiak war es ein offenes Geheimnis, dass June keinen Kontakt zu ihren Kindern gepflegt hatte. Es gab verschiedene Gerüchte, warum das so gewesen war. Einige schoben es auf ihre damalige Alkoholsucht. Andere machten ihren Ehemann dafür verantwortlich, der seiner Frau die Kinder aus Angst oder Rache oder verletztem Stolz vorenthalten hatte. Da gab es mehrere Versionen, doch ich hatte mich nie dafür interessiert, welche davon der Wahrheit am nächsten kam. Das ging nur June und ihre Familie etwas an.

»Würde es dir etwas ausmachen, wenn wir statt zur Pension in die Klinik fahren?«, fragte Louisa in die Stille hinein, die nur durch das leise Gedudel des Radios unterbrochen wurde. »Ich würde Elliot nach seinem Zusammenbruch gern durchchecken lassen. Nur zur Sicherheit.«

»Natürlich, gar kein Problem.«

»Ich brauch keinen Doc! Nur ein Bett und hunderttausend Stunden Schlaf«, rief Elliot von der Rückbank, auf der er es sich mit meinem Bruder Joey bequem gemacht hatte. Beide hatten jeweils einen Ohrenstöpsel von Joeys Kopfhörern im Ohr und hörten sich wahrscheinlich eine seiner Kompositionen an. Elliots Geigenkasten hatte sofort Joeys Interesse geweckt, und so hatte es nach dem Abschied von Elliots Grandma keine fünf Minuten gedauert, bis die beiden in eine angeregte Diskussion über Musik versunken waren.

Louisa drehte sich im Sitz zu ihrem Bruder um. Dunkle Locken fielen ihr ins Gesicht, die sie sich mit einer raschen Geste zurück hinter die Ohren strich. »Wir fahren trotzdem hin. Deine Gesundheit geht vor. Schlafen kannst du morgen den ganzen Tag.«

»Und wer hilft dir dann dabei, einen Job zu finden? Und eine Wohnung?«

»Das schaffe ich auch allein. Keine Sorge.«

»Aber vier Augen sehen mehr als zwei, und je schneller du eine Arbeit und eine Wohnung hast, desto eher hast du die Vormundschaft zurück. Und ich muss nicht zu diesen Leuten ziehen.«

Louisas Blick huschte zu mir, als wollte sie meine Reaktion auf Elliots Worte überprüfen. Ich bemühte mich um einen neutralen Gesichtsausdruck, weil mich ihre Familienangelegenheiten nichts angingen. Um die unangenehme Pause zu überbrücken, fragte ich stattdessen: »Du suchst einen Job?«

Louisa nickte. »Das Jugendamt erwartet eine gut bezahlte Stelle, wenn ich überhaupt eine Chance haben will, die Vormundschaft für Elliot zurückzubekommen.«

»Ich dachte, eure Großeltern ...«, begann ich, biss mir aber gleich auf die Zunge. »Entschuldige, das geht mich nichts an.«

»Schon in Ordnung. Ich mache kein Geheimnis daraus, dass Elliot und ich nicht hier sein wollen. Aber das Gericht hat unseren Großeltern die Vormundschaft zugesprochen. Damit müssen wir erst mal leben, aber akzeptieren werden wir es nicht.« Ein kämpferischer Ausdruck trat in ihr Gesicht.

»Und euer Vater?«

»Ist gestorben«, sagte sie sofort mit tonloser Stimme, und ich hätte mir am liebsten zum zweiten Mal auf die Zunge gebissen.

»Das tut mir leid.«

Sie nickte nur und sah wieder aus dem Fenster. Der traurige Zug um ihre Lippen hatte sich vertieft, und ich hätte so gern etwas Tröstendes oder Aufmunterndes gesagt, doch mir fehlten die Worte, die dem Schmerz in ihrem Gesicht angemessen gewesen wären.

»An was für eine Art von Job hattest du denn gedacht?«, fragte ich, als das Schweigen schon viel zu lange dauerte. »Ich kenne viele Leute hier in Kodiak. Vielleicht kann ich dir ja helfen.«

»Das wäre großartig!« Ihre Miene erhellte sich zum ersten Mal, seit wir aus dem Flieger gestiegen waren, und ich konnte nicht anders, als ihr Lächeln zu erwidern. »Ich suche auch nichts Besonderes. Vielleicht braucht eines der Restaurants am Hafen eine Kellnerin. Ich bin auch gut in Buchhaltung und Rechnungsstellung oder kann die Betreuung von Kindern übernehmen.«

»Und sie ist Psychologin!«, rief Elliot von hinten.

»Psychologin?«, fragte ich überrascht, woraufhin Louisa abwehrend die Hände hob.

»In Ausbildung. Ich habe ein abgeschlossenes Psychologiestudium, aber mir fehlt noch das praktische Jahr für eine Lizenz als Therapeutin.«

»Habt ihr so was hier auf Kodiak?«, fragte Elliot.

»Gute Frage, was genau ist denn ein praktisches Jahr?«

»Vor allem ein Vorwand, um Absolventen auszubeuten, bevor sie ihre Lizenz bekommen. Man übernimmt bereits die Mehrzahl an Aufgaben eines Therapeuten, hat aber noch eine Mentorperson an der Seite, die einen anleitet. Mal mehr und mal weniger.«

Ihre Erklärung brachte mich auf eine Idee, die meinen Puls in die Höhe schnellen ließ. »Wenn du ›Mehrzahl an Aufgaben‹ sagst, heißt das, du machst auch Therapiesitzungen und so etwas?«

»Therapiesitzungen, Diagnostik, Supervisionen, Coachings. Alles in die Richtung.«

Supervisionen. Auf diese Antwort hatte ich gehofft.

Ich bremste ab, als eine Ampel vor uns auf Rot sprang. »In der Rockmore-King Clinic werden aktuell Psychologen gesucht, soweit ich weiß. Die Klinik gehört zu den

Institutionen der Coast Guard. Wenn du willst, kann ich mich mal für dich umhören.«

Louisa schüttelte den Kopf. »Die Mühe musst du dir nicht machen. Im Internet hab ich gelesen, dass es in der Klinik mal ein Stellenangebot für ein praktisches Jahr gab, das aber die letzten beiden Jahre nicht erneuert wurde. Und selbst wenn ...« Sie ließ das Ende des Satzes offen und zog die Schultern hoch. »Aber danke für das Angebot.«

»Wer weiß, wie aktuell die Informationen im Internet sind.«

»Genau, Patrick kann es doch versuchen«, rief Elliot von der Rückbank, während Louisa weiterhin skeptisch aussah. »Louisa bei der Coast Guard. Da wird dieser Futzi vom Jugendamt Augen machen!«

»Meine Noten sind nicht gerade die besten«, sagte sie an ihren Bruder gewandt. »Ich kann mir nicht vorstellen, dass die für die Coast Guard reichen.«

»Es kommt auf einen Versuch an. Wie gesagt, sie suchen händeringend Leute. Hier auf der Insel findet man nicht alle Tage Psychologen. Außerdem ist mein Vater ganz gut mit der leitenden Therapeutin bekannt. Vielleicht finden sie zusammen eine Möglichkeit, dieses Jahr eine Stelle anzubieten.«

Was eine perfekte Win-win-Situation ergeben würde – für Louisa und für mich. Sie hätte eine Stelle, um beim Jugendamt besser dazustehen, und ich eine unerfahrene Therapeutin, die aus einer Supervision sicherlich kein Kreuzverhör machen würde.

»Ist das dein Ernst?«, fragte Louisa, und die leise Hoffnung in ihrer Stimme ließ mich lächeln. »Du meinst, da gäbe es tatsächlich Möglichkeiten?«

»Ich treffe mich nachher mit meinem Vater. Wenn du möchtest, kann ich gleich mit ihm darüber sprechen.«

»Auf jeden Fall«, jubelte Elliot und klopfte seiner Schwester von hinten auf die Schulter.

Die untergehende Sonne unterstrich das Strahlen in ihren Augen. Goldene Sprenkel wanderten über ihre Nase und setzten sich auf ihren lächelnden Mund. Fasziniert beobachtete ich das Lichtspiel und hätte darüber beinahe die Straße vergessen.

»Danke, Patrick. Damit hättest du uns heute dann schon das zweite Mal gerettet.«

»Keine Ursache, Retten ist quasi mein Job.« Mit einem Grinsen deutete ich auf meine Uniform. »Ich freu mich, wenn ich euch dabei helfen kann, in Kodiak Fuß zu fassen.«

Wir bogen in die Straße zur Klinik ein, die durch einen kleinen Kiefernwald führte. Die Bäume schluckten das goldene Licht, und mit den Schatten auf ihrem Gesicht sanken auch Louisas Mundwinkel.

»Ich glaube, Fuß fassen werde ich hier nie so richtig. Klar, die Insel ist wunderschön, und es ist bestimmt toll, inmitten dieser einzigartigen Natur zu leben. Aber ...«

»Aber Kodiak fühlt sich an wie ein Gefängnis?« Aus dem Augenwinkel sah ich, wie Louisa überrascht die Augenbrauen hob. »Irgendwann überwindet man dieses Gefühl und kommt sich trotzdem noch vor wie ein Außerirdischer, weil man niemanden kennt und keine Ahnung von der Wildnis hat oder vom Fischen oder vom Ozean. Die Insel fühlt sich zu groß an und gleichzeitig zu klein. Sie passt nicht. Oder man selbst passt nicht.«

»Du bist nicht hier geboren?«

»Ich war dreizehn, als mein Vater von San Francisco hierher versetzt wurde. Von heute auf morgen musste ich meine Freunde zurücklassen, den Sommer und den Trubel der Großstadt.« Ich konzentrierte mich auf die Straße, weil mir die Erinnerungen für einen Moment das Atmen erschwerten. »Ich habe Kodiak am Anfang gehasst. Alles hier. Die Abgeschiedenheit und die Kälte. Die Nadelbäume und das allgegenwärtige Wellenrauschen. Meine Mitschüler hatten Hobbys, mit denen ich nichts anfangen konnte. Fischen, Kajak fahren, Wandertouren. Jeder kannte jeden. Schon immer, weil alle zusammen aufgewachsen waren. Sie waren eine eingeschworene Gemeinschaft, in die ein Junge aus der Großstadt nicht reinpasste.«

Ich hatte bisher kaum jemandem von meiner ersten Zeit in Kodiak erzählt. Außer Scott hatte mich bisher auch nie jemand danach gefragt. Warum ich gerade eine völlig Fremde daran teilhaben ließ, konnte ich nicht sagen. Aber es fühlte sich irgendwie richtig an. Vielleicht weil sie und ihr Bruder in einer ähnlichen Situation waren wie ich damals. Vielleicht weil ich hoffte, ihren Schmerz mit meiner Geschichte zu lindern.

»Ich habe meine Eltern für den Umzug nach Kodiak verflucht. Ich war so wütend, dass sie einfach über meinen Kopf hinweg entschieden hatten, dass ich gar keinen Blick für die Schönheit dieser Insel hatte. Für die Warmherzigkeit der Leute. Für den Frieden, den das Rauschen der Wellen mit sich bringen kann.«

Als Louisa abwehrend die Arme vor der Brust verschränkte, schwappte eine kalte Welle aus Unsicherheit über mich weg. Hatte ich mich mit meiner Geschichte zu weit aus dem Fenster gelehnt? Kamen meine Worte anmaßend rüber? Schließlich wusste ich kaum etwas über ihre und Elliots Situation. Wer war ich, dass ich sie da einfach mit meiner verglich? »Entschuldige, ich wollte gar nicht so ins Detail gehen.«

»Schon gut.« Sie schluckte mehrfach, während ihre Finger mit den Fransen ihres Schals spielten. »Warum hast du deine Meinung über Kodiak geändert?«

»Ich habe Scott kennengelernt und seine beste Freundin Yuna.«

»Deine beiden Kollegen?«

»Scott ist mein Kollege. Yuna …« Ich räusperte mich, weil da plötzlich diese Enge in meiner Kehle war. »Yuna wohnt nicht mehr auf Kodiak. Die beiden haben den Jungen aus der Großstadt in ihrer kleinen Clique aufgenommen und mich Kodiak ganz neu erleben lassen. Wir haben kleine Campingtouren gemacht, im Meer geangelt und mit den Fahrrädern Touren in die Berge unternommen. All so 'n Zeug. Ich hab gar nicht gemerkt, wie sich Kodiak in mein Herz geschlichen hat. Am Ende wollte ich jedenfalls nirgendwo anders mehr leben.«

»Eine schöne Geschichte.« Sie lächelte mich an, doch die Traurigkeit blieb in ihren Augen haften. »Aber Elliot und ich, wir gehören nach Seattle. Da ist unsere Heimat.«

»Und das wird Seattle auch immer bleiben.« Nur vielleicht konnte Kodiak mit etwas Geduld und Zeit und offenen Herzen ein zweites Zuhause werden.

Wir schwiegen die letzten Minuten, bis wir auf den Parkplatz der Klinik einbogen. Die Beleuchtung vor dem einstöckigen weißen Gebäude war bereits eingeschaltet und tauchte den Schriftzug *Rockmore-King Clinic* in ein warmes Licht.

»Da wären wir«, sagte ich, dieses Mal mit lauterer Stimme und mit einem Blick in den Rückspiegel, damit Elliot und Joey wieder aus ihrer Welt auftauchen konnten. »Zeit, sich zu verabschieden.«

»Wir sind gerade mitten in einer Song-Besprechung«, protestierte Joey sofort. »Elliot wollte mir gerade erzählen, wie er mein neues Gitarrensolo findet!«

Beide hatten rosige Wangen und strahlende Augen. Vielleicht war diese kurze Autofahrt schon ein erster

Schritt gewesen, um zumindest Elliot den Start in Kodiak zu erleichtern.

»Vielleicht hast du ja Lust, Elliot morgen in unserer Pension zu besuchen, während ich mich nach Jobs und Wohnungen umhöre?«, meinte Louisa an Joey gewandt, der sofort begeistert nickte.

»Ich bring meine Gitarre mit, und wir probieren mal aus, wie sie zusammen mit deiner Geige klingt, okay?«

Die Jungs gaben sich ein High Five, und Louisa und ich waren wieder abgemeldet. Lachend stiegen wir aus und gingen um den Wagen herum zum Kofferraum.

»Ich kann euch auch wieder abholen, wenn ihr mit dem Arzt gesprochen habt. Dann müsst ihr nicht mit eurem ganzen Gepäck auf dem Klinikflur warten.«

»Das ist lieb gemeint.« Louisa zog eine der Reisetaschen zu sich heran und schwang sie sich über die Schulter. »Aber wir haben deine Hilfe schon viel zu sehr strapaziert. Ich werde uns nachher einfach ein Taxi rufen.«

»Alles klar.« Ich versuchte, nicht allzu enttäuscht zu klingen. »Hat mich gefreut, euch kennenzulernen.« Der Gedanke an den Abschied hinterließ ein dumpfes Gefühl in meiner Brust.

»Ebenso. Jetzt, wo Elliot und Joey ihre gemeinsame Leidenschaft für Musik entdeckt haben, werden sie bestimmt dafür sorgen, dass wir uns öfter über den Weg laufen.«

Das hoffe ich, dachte ich. »Ganz bestimmt«, sagte ich und erwiderte ihr Lächeln. Ich streckte ihr zum Abschied meine Hand entgegen. »Habt eine gute erste Nacht hier in Kodiak.«

»Danke, Patrick. Für alles.« Sie ignorierte meine Hand. Stattdessen stellte sie sich einfach auf die Zehenspitzen und zog mich in eine Umarmung, die mein Herz aus dem Takt brachte.

6. Patrick

Ich hatte noch immer den Duft ihres Haares in der Nase, obwohl ich längst vor dem Administrationsgebäude der Coast Guard parkte, in dem mein Vater sein Büro hatte. Louisas Umarmung hatte mich überrascht, ebenso wie meine Reaktion darauf. Dieser Duft nach Jasmin mit einem Hauch von Vanille hatte mein Herz zum Stolpern gebracht, und bis jetzt hatte es seinen gewohnten Takt nicht wiedergefunden.

»Meinst du, du kannst Dad schon heute wegen des Musikcamps fragen?«

Joey rutschte tief in den Beifahrersitz, auf dem vor einer halben Stunde noch Louisa gesessen hatte, und sah mich mit großen Augen an.

»Kommt auf seine Stimmung an.« Ich zog den Autoschlüssel aus dem Zündschloss. »Ich schaue, was ich machen kann, okay?«

Joey nickte. »Ich warte hier. Ruf mich an, wenn du Unterstützung brauchst.«

»Das mach ich, Maestro. Bis gleich. Ich beeil mich.« Ich wuschelte durch sein blondes Haar, bevor ich ausstieg und tief durchatmete. Viele Fenster des Administrationsgebäudes waren dunkel, weil die meisten Mitarbeiter um diese Uhrzeit bereits im wohlverdienten Feierabend waren. Ich konnte mir auch Besseres vorstellen, als mir jetzt noch von meinem Vater den Kopf waschen zu lassen. Für ein Gespräch mit ihm fühlte ich mich längst nicht so gewappnet, wie ich es sein müsste. Der Tag hatte mich ausgelaugt. Die verpatzte Übung, der Schlagabtausch mit Kyle, die kreisenden Gedanken um die anstehende Supervision. Aber das Treffen auf morgen zu verschieben, kam nicht infrage. Dazu fehlte mir nach wie vor ein plausibler Grund.

Als ich den hell erleuchteten Flur betrat, schwitzten meine Handflächen. Verdammte Nervosität! Ich hasste es, dass mein Körper jedes Mal vibrierte, wenn ein Gespräch mit meinem Vater anstand. Normalerweise bekam ich das gut in den Griff – zumindest nach außen hin. Aber seit der Übung lagen meine Nervenenden frei. Es genügte ein Lufthauch, und mein Herzschlag spielte verrückt.

Schritte nährten sich aus der Richtung, in der das Büro meines Vaters lag.

»Was hast du ihm erzählt?«, polterte Kyle los, kaum dass er um die Ecke gebogen war und mich bemerkt hatte. »Welche Lügen hast du ihm dieses Mal aufgetischt?«

»Was für Lügen? Wovon redest du?« Völlig überrumpelt hob ich die Hände, doch das hinderte Kyle nicht daran, erst wenige Zentimeter vor mir stehen zu bleiben und mich wutentbrannt anzustarren.

»Wovon ich rede?« Sein heißer Atem schlug mir ins Gesicht. »Du willst mir erzählen, du weißt nichts von der Chief-Stelle, für die er natürlich dich vorgesehen hat? Den Goldjungen, der mehr Verfehlungen vorzuweisen hat, als der Ozean tief ist? Aber wen interessiert das schon, wenn er der Lieblingssohn des Commanders ist.«

»Ich weiß nichts von einer Chief-Stelle.«

»Hör auf zu lügen, Patrick!« Der Stoß gegen meine Brust kam unerwartet, sodass ich zurücktaumelte. »Dieses Mal werde ich dich nicht damit durchkommen lassen, hörst du? Ich werde nicht wieder am Rand stehen und dabei zusehen, wie du die Lorbeeren einheimst, die mir zustehen. Obwohl du einen Fehler nach dem anderen machst und deine verdammten Nerven nicht im Griff hast. Dieses Mal nicht!«

»Kyle, ich weiß wirklich nicht ...« Doch da war mein Bruder schon an mir vorbeigestürmt und warf die Tür des Administrationsgebäudes mit einem lauten Krachen hinter sich ins Schloss. Schon seit unserer Kindheit stand Kyles Eifersucht zwischen uns. Er hasste es, dass unser Vater mir mehr Aufmerksamkeit zuteilwerden ließ. Genau wie ich. Ich hatte gehofft, dass wir das ständige Tauziehen irgendwann würden beilegen können. Wenn wir erwachsen waren und erkennen würden, dass es Wichtigeres gab, als unserem Vater zu gefallen. Doch bisher hatte sich das Konkurrenzdenken zwischen uns eher zugespitzt als entspannt, und ich hatte keine Ahnung, was ich dagegen tun konnte.

Vor der Bürotür meines Vaters hielt ich inne.

Commander H. Bradshaw – die schwarzen Buchstaben hoben sich deutlich von dem goldenen Schild ab, das auf Augenhöhe an der Tür angebracht war. Ich atmete noch einmal aus, bevor ich die Hand hob, um anzuklopfen. Die Tür wurde im gleichen Moment aufgerissen.

»Geht deine Uhr anders als meine? Oder habe ich mich undeutlich ausgedrückt? Wenn ich sage, ich erwarte dich um achtzehn Uhr, dann meine ich achtzehn Uhr!«

Ich nahm sofort Haltung an, während mir das Blut in den Ohren rauschte. Wie immer trug mein Vater ein weißes Hemd mit Schulterklappen, das perfekt an seinem breiten Oberkörper saß. Selbst nach einem langen Arbeitstag war kaum eine Falte in dem gestärkten Stoff zu erkennen.

»Ich bitte um Entschuldigung für meine Verspätung, Sir. Ein unvorhergesehener Notfall kam dazwischen«, erklärte ich schnell und hoffte, dass er nicht weiter nachfragen würde.

Mein Vater musterte mich einen Moment lang prüfend, bevor er mir mit einem Nicken befahl, mich zu rühren und ihm in sein Büro zu folgen.

Sein Schreibtisch war wie immer vorbildlich organisiert. Nur sein Laptop, ein zusätzlicher Bildschirm und ein Foto von mir mit meinen Brüdern Kyle und Joey standen darauf. Keine Papierstapel, keine Stifte. Nicht mal eine benutzte Kaffeetasse war zu sehen. Alles war fein säuberlich in die entsprechenden Schubladen und Aktenschränke sortiert.

»Setz dich.« Mein Vater deutete auf den Stuhl vor seinem Schreibtisch und nahm selbst dahinter Platz. Die Situation erinnerte mich an meine Zeit auf der Highschool, wenn Kyle und ich mal wieder zum Rektor gerufen wurden, weil wir uns geprügelt hatten.

»Wegen der Übung«, begann ich sofort, doch er unterbrach mich mit einer Handbewegung, als wollte er eine lästige Fliege verscheuchen.

»Die Übung ist jetzt zweitrangig.« Er legte die Fingerspitzen aneinander. »Wir wissen beide, dass dir dieser Fehler nicht hätte passieren dürfen. Das nächste Mal hast du dieses Zittern im Griff und lässt nicht deinen Bruder die ganze Arbeit machen!«

Natürlich hatte Kyle es so dargestellt. Typisch. »Eine Sache würde ich trotzdem gern bezüglich der Übung besprechen.«

Eine Ader an seiner Schläfe trat hervor. »Die da wäre?«

Ich schluckte und widerstand dem Drang, meine feuchten Hände an meinem Overall abzuwischen. »Ich kann die Supervision nicht mit Dr. Ortega durchführen.«

»Die Supervision wurde vom Captain angeordnet!«

»Ich weiß, aber du kennst Dr. Ortega. Sie wird Fragen stellen. Wegen des Zitterns.«

»Dann ist es an dir, die richtigen Antworten parat zu haben.«

»Und wenn die nicht reichen? Wenn sie weiter nachbohrt?«

Die Miene meines Vaters verfinsterte sich, und er lehnte sich in seinem Stuhl nach vorn. Endlich hatte ich seine volle Aufmerksamkeit. »Wie sieht dein Lösungsvorschlag aus?«

»Ich habe heute June Richards Tochter kennengelernt. Sie ist gerade mit ihrem Psychologiestudium fertig und auf der Suche nach einem Job. Sie braucht eine Stelle für ein praktisches Jahr.« Wie erwartet weiteten sich die Augen meines Vaters vor Überraschung. »Ich dachte, da die Klinik gerade Therapeutenmangel hat ...«

»Eine Berufseinsteigerin ohne Routine, die sich eng an das Standardprozedere hält.« Sein abfälliger Tonfall weckte den Drang in mir, Louisa zu verteidigen, dabei hatte ich vorhin doch genau denselben Gedanken gehabt. »Gut, lass mir ihre Kontaktdaten zukommen. Ich kümmere mich darum, dass sie zeitnah eingestellt wird.«

»Danke, Sir«, sagte ich und holte Luft, als hätte ich die letzten Stunden den Atem angehalten. Unter Wasser. Ohne Chance, auftauchen zu können.

»Dann kommen wir nun zu den wichtigen Themen. Chief Taylor wechselt zum Ende des Sommers zum Standort Sitka. Das bedeutet, seine Stelle wird frei.« Mein Vater zog eine Schublade auf und warf einen Hefter über den Schreibtisch zu mir. »Darin findest du die Stellenbeschreibung sowie sämtliche Weiterbildungsinhalte, mit denen du dich in den nächsten Wochen auseinandersetzen wirst.«

Wie ferngesteuert griff ich nach dem Hefter und blätterte die mindestens fünfzig eng bedruckten Seiten durch. Wirklich lesen musste ich sie nicht. Ich wusste längst, dass diese Stelle nichts für mich war. Als Chief war man zwar für die Ausbildung neuer Rettungsschwimmer zuständig und übernahm einen Großteil der Trainingseinheiten, doch die Hälfte der Arbeitszeit verbrachte man mit Verwaltungsaufgaben. Eigene Einsätze waren nur noch eine Ausnahme. Doch ich brauchte den Ozean, die Wellen, das Adrenalin. Ich war nicht geschaffen für ein eigenes Büro, für stickige Luft und unnötige Meetings.

»Die Position wird dich ein ordentliches Stück nach vorn bringen!« Mit einem selbstzufriedenen Grinsen auf den Lippen lehnte sich mein Vater in seinem Schreibtischstuhl zurück. »Sie ist wie für dich geschaffen.«

»Meinst du nicht, die Aufgaben eines Chiefs würden besser zu Kyle passen?«

Die Augen meines Vaters verengten sich zu Schlitzen. »Kyle ist ein Hitzkopf. Ihm fehlt die nötige Ruhe, die Autorität, das Charisma, die Erfahrung.« Mit anderen Worten, er würde unseren Familiennamen nicht so vertreten, wie unser Vater es sich vorstellte.

»Aber er kann an sich arbeiten«, wandte ich ein. »Wenn er ein Ziel vor Augen hat ...«

»Unsinn, die Position ist dir wie auf den Leib geschneidert. Deine Mutter und ich haben dir nicht so viel Talent in die Wiege gelegt, damit du es in den Wellen des Nordpazifiks verschwendest!«

»Menschenleben zu retten ist keine Verschwendung!«

»Jetzt werd nicht melodramatisch.« Die Ader an seiner Schläfe trat deutlicher hervor. Um seine Geduld war es nicht mehr allzu gut bestellt.

Ich beugte mich auf meinem Stuhl nach vorn. »Ich versuche nur, dir klarzumachen, dass ich in einen Helikopter gehöre. Ich brauche die Einsätze. Den Ozean. Ein Bürojob könnte mir niemals die gleiche Erfüllung geben wie meine Arbeit als Rettungsschwimmer.«

»Ich habe die Entscheidung nicht zur Diskussion gestellt, Sohn. Ich habe dich lediglich darüber in Kenntnis gesetzt, dass du diese Position bekleiden wirst. Nicht dein Bruder. Nicht einer deiner Kollegen. Du!«

»Du kannst mich nicht zwingen!«, rief ich.

»Vergiss ja nicht, mit wem du sprichst, Junge!« Mein Vater baute sich hinter seinem Schreibtisch auf, sein grauer Bürstenschnitt ein harter Kontrast zu seiner roten Gesichtsfarbe. »Ich bin nicht nur dein Vater, sondern auch Commander der U. S. Coast Guard. Ich bestimme sehr wohl, welcher Job zu dir passt und welcher nicht.«

»Ich bin gespannt, ob Captain Reynolds das genauso sieht, wenn ich mich gar nicht erst um die Position bewerbe!« Die Worte kamen mir über die Lippen, bevor ich mir ihre Tragweite bewusst gemacht hatte. Dabei hatte ich Joey versprochen, unseren Vater davon zu überzeugen, die Zügel bei ihm lockerer zu lassen. Stattdessen hatte ich nichts Besseres zu tun, als um meine Zukunft zu feilschen, statt um die meines kleinen Bruders zu kämpfen.

Mein Vater schnaubte wie ein Drache, kurz bevor er Feuer spuckte. »Wenn das so ist, muss ich mir das mit der Einstellung dieses Psychologenmädchens noch einmal durch den Kopf gehen lassen.«

Ein Konter. Natürlich. Damit hätte ich rechnen müssen. Er ließ nicht locker, bis er seinen Willen hatte. So war es schon immer gewesen. Er kannte meine Schwachstellen und hatte keine Skrupel, sie gegen mich einzusetzen. Doch dieses Mal hatte ich etwas, das ich mit in die Waagschale werfen konnte, um wenigstens einen kleinen Sieg davonzutragen.

Ich stand auf, damit ich meinem Vater auf Augenhöhe begegnen konnte. »Ich mache dir einen Vorschlag«, sagte ich.

»Du machst *mir* einen Vorschlag?«

Ich ließ mich von der Belustigung in seiner Stimme nicht beirren. »Ich bewerbe mich um die Position und gebe mein Bestes, um sie zu bekommen – genau so, wie du es willst. Aber ich habe eine Bedingung.«

»Eine Bedingung?«

»Du erlaubst Joey, diesen Sommer an einem Musikcamp teilzunehmen.«

Seine Augenbrauen fuhren zusammen. »Joseph fährt in das Swimming Camp nach San Francisco!«

»Nur, wenn du willst, dass irgendjemand anderes die Chief-Stelle übernimmt.«

Seine Augen blitzten. »Das ist ein erbärmlicher Versuch, deinen alten Herrn zu erpressen.«

»Ich mache dir einen Vorschlag. Das hat nichts mit Erpressen zu tun.«

Ein Grinsen zog die Mundwinkel meines Vaters auseinander. Er kam um den Schreibtisch herum.

»So viel Schneid hätte ich dir gar nicht zugetraut, mein Junge.« Ich zuckte zusammen, als er mir kräftig auf die Schulter klopfte. »Die Prüfung zum Chief wird zwischen Mitte und Ende Mai stattfinden. Bis dahin solltest du optimal vorbereitet sein. Kriegst du das hin?«

»Ja, Sir!«, erwiderte ich sofort, während gemischte Gefühle in meinem Bauch rumorten. Triumph, weil es nun in meinen Händen lag, den Traum meines Bruders zu erfüllen. Und Resignation, weil ein Job auf mich wartete, der nicht zu mir passte.

»Gut, dann sind wir uns einig.« Er ging wieder um seinen Schreibtisch herum, nahm Platz und klappte seinen Laptop auf. »Sobald du die Stelle hast, kann Joseph meinetwegen in jedes Camp fahren, das ihm lieb ist.«

Ich nahm noch einmal Haltung an. »Vielen Dank für dein Entgegenkommen.«

»Ich gehe davon aus, dass du mich nicht enttäuschen wirst.« Mit einer unwirschen Handbewegung entließ er mich aus seinem Büro.

Vor dem Administrationsgebäude wich die Anspannung so unvermittelt aus meinem Körper, dass mir der Weg bis zu meinem Auto vorkam wie ein verdammter *Iron Man.* Als ich mich endlich auf meinen Sitz fallen ließ, sprang Joey vor Aufregung fast gegen die Decke.

»Und wie war's? Hat Dad dich sehr in die Mangel genommen?«

»Ich bin noch in einem Stück. Also alles halb so wild, würde ich sagen.«

»Und das Camp? Hast du ihn deswegen gefragt?«

Ich stieß ein lang gezogenes Seufzen aus, was Joey dazu brachte, noch mehr auf seinem Sitz auf- und abzuwippen.

»Jetzt mach es nicht so spannend, Pat! Was hat er gesagt?«

»Es sieht ganz gut aus«, sagte ich und konnte das Grinsen nicht länger zurückhalten. »Aber ich kann es dir noch nicht zu einhundert Prozent versprechen, okay?«

»Ich wusste, dass du es schaffst!«

Joey fiel mir so unvermittelt um den Hals, dass ich kurz keine Luft bekam. Doch das machte dem warmen Funken in meiner Brust nichts aus. Mit einer Hand wuschelte ich

Joey durch das blonde Haar und genoss sein befreites Lachen in meinen Ohren. Ein bitterer Nachgeschmack haftete trotzdem auf meiner Zunge und würde sich wahrscheinlich auch nicht so schnell vertreiben lassen.

7. Louisa

Ich bekam keinen Bissen herunter, und Elliot ging es nicht anders. Wir saßen in dem mit Holz getäfelten Frühstücksraum unserer Pension und starrten in das Müsli, das sich von Minute zu Minute mehr in einen matschigen Brei verwandelte. Dabei hatte die Ärztin uns gestern mehr als deutlich gesagt, dass er darauf achten musste, regelmäßig zu essen, damit er nicht wieder so schnell unterzuckerte und das nächste Mal vielleicht nicht mehr glimpflich davonkam.

»Ich bin mir sicher, dieser Mr. Ambler wird sich mindestens genauso gut für uns einsetzen wie Ms. Hillard. Wir müssen ihn nur davon überzeugen, dass wir beide ein unzertrennbares Team sind.« Voller Optimismus stieß ich mit meiner Kaffeetasse gegen Elliots Kakao, doch das Klirren klang eher entmutigend als zuversichtlich. Elliot schob die Schultern nach vorn und ließ seinen Löffel ins Müsli platschen, sodass Milchtropfen auf die Plastiktischdecke unseres Zweiertisches spritzten.

»Und wenn die anderen ihn längst um den Finger gewickelt haben? Hier kennt doch jeder jeden, und mindestens die halbe Stadt weiß über unsere Geschichte Bescheid. Oder besser gesagt, über die Version, die unsere Mutter ihnen untergejubelt hat.«

Er deutete hinüber zu unserer Wirtin Ms. Thomas, die sich angeregt mit einem jungen Mann unterhielt, der vor ein paar Minuten fangfrischen Fisch für die Küche gebracht hatte. Beide sahen immer wieder auffällig unauffällig in unsere Richtung und steckten dann tuschelnd die Köpfe zusammen.

»Deshalb hasse ich so kleine Käffer wie Kodiak! In Seattle kümmert sich wenigstens jeder um seinen eigenen Kram.«

Das stimmte. Die Anonymität der Großstadt machte es leicht, sich zu verstecken und einfach sein Ding durchzuziehen, ohne bewertet, verurteilt oder belächelt zu werden. Doch dafür durfte man auch nicht auf helfende Hände hoffen oder auf offene Ohren oder Schultern zum Anlehnen. Man war auf sich gestellt. Im positiven wie im negativen Sinne.

Die Tür zum Frühstücksraum schwang auf, und Joey erschien breit grinsend und mit geschulterter Gitarrentasche im Türrahmen.

»Guten Morgen«, trällerte er und begrüßte Elliot mit einer Ghettofaust. Innerhalb von Sekunden hatte sich die finstere Miene meines Bruders in ein Strahlen verwandelt. »Bist du bereit für unsere erste Probe?«

»Aber so was von!« Elliot sah mich fragend an, und ich warf ihm den Zimmerschlüssel zu.

»Aber achtet auf die Lautstärke, okay? Und vergiss nicht, zwischendurch genug zu essen!«, rief ich ihnen noch hinterher, doch da waren beide schon lachend im Flur verschwunden.

»Da haben sich zwei gesucht und gefunden.« Patrick trat zu mir an den Tisch und nickte Ms. Thomas zu, bevor er sich auf Elliot Stuhl sinken ließ. Wie gestern trug er den dunkelblauen Overall der Coast Guard. Doch weder der noch sein perfekt nach hinten gekämmtes Haar konnten über die Müdigkeit in seinem Blick hinwegtäuschen.

Seine Augen waren klein und rot gerändert, als hätte er kaum geschlafen.

»Ich bin Joey sehr dankbar, dass er Elliot wenigstens ein bisschen ablenkt.«

Patrick schwieg, während Ms. Thomas zu uns herüberkam, um ihm eine Tasse Kaffee hinzustellen. Er dankte ihr und nahm einen tiefen Schluck.

»Wie war eure erste Nacht in Kodiak?«

Ich griff ebenfalls nach meiner Kaffeetasse, drehte sie ein paar Mal auf dem Tisch hin und her und trank dann doch nicht. »Bescheiden wäre noch übertrieben.«

»Heute steht euer Termin beim Jugendamt an, oder?«

»Am frühen Nachmittag, ja.«

»Bist du nervös?«

Ich wollte ausweichend antworten, etwas Banales daher sagen wie *Quatsch, ist ja nur ein kurzes Gespräch*, aber Patricks durchdringender Blick erstickte die Worte, bevor ich sie über die Lippen bringen konnte. »Wenn ich ehrlich bin, muss ich mich gerade sehr zusammenreißen, um ruhig auf diesem Stuhl sitzen zu bleiben.«

»Kann ich verstehen.« Patrick beugte sich vor und senkte die Stimme, damit Ms. Thomas keine Chance hatte zu lauschen. »Dann kommen meine Neuigkeiten wahrscheinlich gerade recht.«

»Deine Neuigkeiten?« Mein Puls schnellte von null auf hundertfünfzig in unter einer Sekunde.

»Ich habe gestern noch mit meinem Vater gesprochen.«

»Wegen der Stelle?«

Feine Grübchen zeichneten sich auf seinen Wangen ab, als sich seine Mundwinkel hoben. »Er hat heute Morgen schon mit dem Captain und Dr. Ortega telefoniert. Wenn du willst, kannst du direkt loslegen.«

Genauso schnell wie mein Puls in die Höhe geschnellt war, raste er nun in die Tiefe. »Loslegen? Du meinst, ich kann meine Unterlagen einreichen, und sie ziehen es in Betracht, eine Stelle für ein praktisches Jahr zu schaffen?«

Patricks Grinsen vertiefte sich. »Sie ziehen es nicht in Betracht. Sie geben dir die Stelle.«

Seine Worte stoben in meinem Kopf auseinander wie die Schirmchen einer Pusteblume. Ich versuchte sie zu greifen, und doch entglitten zu viele meinen Fingern, als dass ich sie noch zu einem logischen Bild hätte zusammensetzen können.

»Aber ich habe doch noch gar keine Zeugnisse eingereicht, und mir fehlt ein Anschreiben und …«

»Dr. Ortega möchte sich heute mit dir treffen, um dich kennenzulernen und erste organisatorische Themen zu besprechen. Dann kannst du ihr die Zeugnisse mitbringen.«

»Sie will sich mit mir treffen? Heute noch?«

»Um elf Uhr.«

»Das ist in weniger als zwei Stunden!« Ich griff nach der Tischkante, weil ich glaubte, jeden Moment vom Stuhl zu rutschen. »Wann soll ich mich da auf das Gespräch vorbereiten? Meine einzige Bluse hat der Koffer in ein Faltengebirge verwandelt und überhaupt geht mir das alles viel zu schnell!«

»Entschuldige.« Patrick legte mir eine Hand auf den Arm und schaltete das Chaos in meinem Kopf damit einfach stumm. »Ich wollte dich nicht überrennen. Gestern hatte ich den Eindruck, deine Jobsuche sei sehr dringend. Deswegen habe ich meinem Vater gesagt, er solle entsprechend Druck machen. Der Termin lässt sich sicher auch schieben.«

»Ja, nein, ich muss mich entschuldigen.« Ich entzog ihm meinen Arm und raufte mir durch die wilden Locken.

»Du hast dich so für mich eingesetzt und ich verliere direkt die Nerven, statt mich bei dir zu bedanken.«

»Es sollte ja auch eine Überraschung sein. Da gehört ein bisschen Nerven-Verlieren doch dazu.«

»Überraschung trifft es echt gut.« Ich stieß ein fast schon hysterisches Lachen aus. »Ich hab also eine Stelle für ein praktisches Jahr. Bei der U. S. Coast Guard. Ohne Bewerbungsverfahren und ohne, dass auch nur eine Person meine Zeugnisse gesehen hat?«

»Das fasst es sehr gut zusammen.«

»Aber warum? Ich meine, wieso sollten sie jemanden einstellen, den sie überhaupt nicht kennen?«

»Das Team ist unterbesetzt, und Psychologen verirren sich eher selten auf die Insel. Von daher kamst du wie gerufen.« Patrick schob seinen Stuhl zurück und stand auf. »Und jetzt lass uns die Jagd nach einem Bügeleisen für dein Faltengebirge in Angriff nehmen.«

Als ich zwei Stunden später den Eingangsbereich der Rockmore-King Clinic erneut betrat, hätte ich mich vor Panik beinahe übergeben. Noch vor ein paar Stunden war ich der festen Überzeugung gewesen, dass ich mit meinen Noten niemals eine Stelle für ein praktisches Jahr finden würde, und nun stand ich hier in einer Klinik am Ende der Vereinigten Staaten, mit einer Stelle in der Tasche und hatte keine Ahnung, was ich tun sollte. Wie durch Milchglas sah ich Menschen an mir vorbeilaufen – einige in dunkelblauen Overalls, andere in weißen Hemden mit Schulterklappen, nur wenige in ziviler Kleidung. Gestern Abend, als ich mit Elliot hier gewesen war, waren die Gänge menschenleer gewesen. Jetzt glich die Klinik einem Bienenstock voller Uniformen und Abzeichen, die der Angst in meinem Bauch nur weitere Nahrung gaben.

Ich gehöre nicht hierher.

Die vier Worte hallten wie ein nicht enden wollendes Echo durch meinen Kopf. Sicherlich ging Dr. Ortega aufgrund der Empfehlung davon aus, dass meine Zeugnisse exzellent waren. Wer würde sich schon anmaßen, mit schlechten Noten bei einem prestigeträchtigen Arbeitgeber wie der Coast Guard anfangen zu wollen? Himmel, was, wenn sie einen Blick auf meine Unterlagen warf und in schallendes Gelächter ausbrach? Was, wenn sie mich sofort wieder wegschickte? Was sollte ich Elliot sagen … und Patrick? Er hatte seinen guten Ruf für mich in die Waagschale geworfen und ich blamierte ihn.

»Kann ich Ihnen helfen, Miss?« Eine Frau mittleren Alters mit weißer Bluse und angenehm tiefer Stimme blieb neben mir stehen und lächelte mich an. Ihr schwarzes Haar war von grauen Strähnen durchzogen und ruhte als geflochtener Zopf auf ihrer linken Schulter.

»Oh, ähm … ja … ich …« Ich räusperte mich und straffte die Schultern, um die überaus gerade Haltung der Frau mehr schlecht als recht zu imitieren. »Ich suche das Büro von Dr. Ortega.«

Die warmen Lachfalten wichen einer steilen Linie zwischen ihren Augenbrauen. »Ms. Richards, nehme ich an?« Sie streckte mir eine Hand entgegen. »Carla Ortega, freut mich.«

Mir rutschte das Herz in die Hose. Irgendetwas an mir musste direkt einen schlechten Eindruck hinterlassen haben. Waren es diese bescheuerten Falten, die trotz Ms. Thomas' Hightech-Bügeleisens immer noch wie zuckende Blitze über meine Bluse verliefen? Oder hätte ich die Haare hochstecken sollen? War das Vorschrift bei der Coast Guard?

»Freut mich ebenfalls, Ma'am«, piepste ich, erwiderte den kräftigen Händedruck der Psychologin und hoffte, dass sie das Zittern in meinen Fingern nicht bemerkte.

Sie ruckte das Kinn vor. »Folgen Sie mir.«

Wir passierten mehrere Flure, Dr. Ortega marschierte im Stechschritt vorweg, und ich hastete hinterher, um nicht den Anschluss zu verlieren. Zu allem Überfluss entlockten meine Schuhe dem Linoleumboden ein Geräusch, das wie das aufgeregte Quaken einer Ente klang. Himmel, das ging total in die falsche Richtung.

Dr. Ortega drehte sich erst wieder zu mir um, als wir ihre Bürotür erreicht hatten. Sie schloss die hellgraue Tür auf und bat mich herein.

Ihr Arbeitsplatz war ähnlich spärlich eingerichtet wie die Flure, durch die wir gekommen waren. Ein Schreibtisch mit Computerbildschirm und Laptop stand im hinteren Teil des Büros, während im vorderen Teil eine Sitzgruppe, bestehend aus einem Tisch und drei Sesseln, Platz fand.

»Bitte, setzen Sie sich doch.« Dr. Ortega deutete auf einen der Sessel, während sie mir gegenüber Platz nahm, die Beine übereinanderschlug und mich mit einem bohrenden Blick musterte. »Und jetzt erzählen Sie mal, Ms. Richards. Was hat Sie dazu bewogen, Commander Bradshaws Einfluss auszunutzen, statt sich selbst bei mir zu bewerben? Sind Sie mit ihm verwandt? Eine Freundin der Familie?«

Ihre Frage traf mich wie eine Welle eiskalten Wassers.

»Wie bitte?«, stotterte ich zwischen zwei verzweifelten Atemzügen.

»Wollten Sie sich Arbeit ersparen? Oder halten Sie sich für etwas Besseres, und ein Vorstellungsgespräch ist unter Ihrer Würde?«

»Nein, überhaupt nicht. Das war nie meine Absicht.« Wie eine Ertrinkende fuchtelte ich mit den Händen, als würde das noch irgendetwas bringen.

»Und was genau war Ihre Absicht? Wissen Sie, ich entscheide gern selbst, mit wem ich zusammenarbeite. Die therapeutische Arbeit ist zu wichtig, als dass ich Sie einer Person überlassen möchte, die nicht mit der gleichen Ernsthaftigkeit an diese Aufgabe herangeht wie ich.«

»Das verstehe ich vollkommen, und ich wollte auch niemals den Eindruck erwecken, dass ich die Arbeit auf die leichte Schulter nehme. Ich bin nur davon ausgegangen, dass Sie keine Stelle für ein praktisches Jahr anbieten, und da dachte ich ...«

»Da dachten Sie, es sei einfacher, den Commander vorzuschicken, statt das Gespräch mit mir zu suchen?«

»Nein, so war das nicht.«

»Sondern?«

Ich wollte eine weitere Rechtfertigung vor mich hin stammeln und ließ die Worte dann doch verpuffen. Das führte zu nichts. Dr. Ortega hatte mich längst als ungeeignet abgestempelt. Sie hatte ihr Urteil über mich gefällt. Da konnte ich ihr genauso gut die Wahrheit sagen. »Ich habe mich nicht beworben, weil meine Noten zu schlecht sind. Sie hätten meine Bewerbung sofort aussortiert.«

Die Falte zwischen Dr. Ortegas Brauen verschwand, als sich ihre Augen überrascht weiteten. »Wie kommen Sie zu dieser Annahme?«

»Ich habe bisher nur Absagen erhalten. Sie wären da sicher keine Ausnahme gewesen. Dabei sagen meine Noten nichts über meine Qualitäten als Therapeutin aus.«

»Ist das so?« Der Mundwinkel der Psychologin zuckte. »Und wie kam es zu den schlechten Noten, wenn Sie angeblich so eine gute Therapeutin sind?«

Schon wieder verschlug es mir die Sprache, und ich verstand, warum diese Frau eine Meisterin ihres Fachs war. Ihre Fragen trafen zielsicher meine Wunden. Als wäre ich gläsern für sie. Ein offenes Buch, dessen fremde Sprache sie ohne Schwierigkeiten übersetzen konnte. Ich räusperte mich und sah auf meine Hände, die sich zu einem verkrampften Knäuel verhakt hatten.

»Mein Vater hat in Afghanistan gedient«, begann ich mit bebender Stimme. »Nach einem Hinterhalt ist er dort in Gefangenschaft geraten. Was genau ihm widerfahren ist, hat er nie erzählt, doch als er nach Hause kam, war er ein anderer.«

Dr. Ortega blieb stumm. Sie saß einfach da und sah mich an, als wüsste sie, dass das noch nicht alles war. Ich brauchte eine Minute, vielleicht auch zwei, um den Mut für den anderen Teil der Geschichte zu finden.

»Mein Vater hat eine PTBS entwickelt. Drei Jahre hat er mit der Krankheit gelebt und ich hab mein Bestes gegeben, um ihm zu helfen. Die Uni-Prüfungen waren dabei bestenfalls zweitrangig.« Die Worte brannten wie Feuer auf meiner Zunge. In meinen Augen. In meinem Herzen. »Aber ich bereue es nicht, für ihn da gewesen zu sein. Ich würde es immer wieder tun, auch wenn das bedeutet, dass ich deswegen nicht in meinem Traumberuf arbeiten kann.«

Ich hob meinen Blick und war überrascht von der aufrichtigen Anteilnahme in Dr. Ortegas Augen.

»Wenn Sie sagen, Ihr Vater hat drei Jahre mit der Erkrankung gelebt ...«

»Er hat sich das Leben genommen. Kurz vor meinem Abschluss.«

»Das tut mir sehr leid. Mein Beileid für Sie und Ihre Familie.«

Die Härte in Dr. Ortegas Stimme war einer Wärme gewichen, die mit aller Macht an meiner Selbstbeherrschung rüttelte. Doch irgendwo zwischen dem Brennen in meinem Herzen und dem Kloß in meinem Hals fand ich die Kraft aufzustehen. »Danke, dass Sie sich die Zeit genommen haben, um mit mir zu sprechen«, presste ich hervor. »Und entschuldigen Sie die Unannehmlichkeiten. Es war nie meine Absicht, Sie in irgendeiner Form zu übergehen.« Verräterische Tränen sammelten sich in meinen Augenwinkel, sodass ich zur Tür stürzte, um mich nicht noch mehr zu blamieren.

»Wissen Sie, Ms. Richards, meine Abteilung ist gerade stark unterbesetzt. Mentale Gesundheit und die adäquate Behandlung psychischer Erkrankungen sind für viele Entscheider bei der Coast Guard eher Nischenthemen. Die Dringlichkeit, neues Personal einzustellen, wird kaum gesehen.« Dr. Ortega erhob sich aus ihrem Sessel und kam auf mich zu. »Auch wenn es mich nach wie vor skeptisch macht, dass sich ausgerechnet der Commander für Sie starkgemacht hat, möchte ich Ihnen eine Chance geben.«

Ich starrte auf die ausgestreckte Hand der Psychologin. »Sie meinen, ich kann das praktische Jahr bei Ihnen absolvieren?«

Ein herzliches Lächeln brachte die Falten um ihre Augen und Mundwinkel zum Tanzen. »Was halten Sie davon, wenn Sie direkt morgen anfangen?«

Es gelang mir, die sprudelnde Freude zu verbergen, bis ich aus der Klinik zurück ins Freie trat. Doch als ich Patrick und die Jungs auf einer Bank neben dem Eingang entdeckte, ließ sich die Euphorie nicht länger herunterschlucken. Wie eine Springflut brach sie aus mir heraus und überspülte jede Faser meines Körpers mit Glücksgefühlen. Mit leichtem Herzen und lautem Lachen rannte ich auf meinen Bruder zu, wirbelte ihn durch die Luft und hatte das erste Mal seit Langem wieder echte Hoffnung, dass alles gut werden würde.

Als ich Elliot zurück auf den Boden setzte und mein Blick mit Patricks kollidierte, gab ich meinem ersten Impuls nach und warf mich in seine Arme. Ich genoss das Vibrieren seines Lachens an meiner Brust und seinen warmen Atem an meiner Schläfe.

»Danke, dass du uns schon wieder gerettet hast!«

8. Louisa

Eine Stunde später liehen Elliot und ich uns Fahrräder aus, um damit zum Jugendamt von Kodiak zu fahren. Zwar hatte Patrick angeboten, uns in seinem Wagen mitzunehmen, aber ich brauchte das Brennen der kalten Märzluft in meiner Lunge, um mich gedanklich auf den anstehenden Termin mit meinen Großeltern vorzubereiten. Dank meines neuen Jobs hatte ich nun einen Trumpf in der Hand. Jetzt musste ich mir nur noch überlegen, wie ich ihn so ausspielte, dass Elliot und ich einen maximalen Nutzen daraus ziehen konnten.

»Guck mal, das Besucherzentrum von Kodiak. Pin vierzehn!«, rief Elliot, als wir an einem kastenförmigen Gebäude vorbeifuhren, an dessen Außenwand ein Schwarm aus silbernen Fischskulpturen montiert worden war. Direkt daneben thronte die mindestens vier Meter hohe Statue eines aufgerichteten Kodiakbären, um den sich Touristen tummelten, um Fotos zu machen.

»Können wir da nachher noch zusammen reingehen? Der Termin mit diesem Ambler dauert doch bestimmt nicht so lange.« Elliot bremste und riss den Reißverschluss seines Rucksacks auf. Er zog das Notizbuch mit Kodiaks Sehenswürdigkeiten heraus, das er mit Dad gebastelt hatte, und blätterte, bis er das Besucherzentrum darin fand. »Laut unserer damaligen Recherche haben die bis siebzehn Uhr geöffnet. Das könnten wir schaffen, oder?«

»Lass uns erst einmal abwarten, wie der Termin läuft«, sagte ich, doch Elliot schien mich gar nicht zu hören. Seine Augen huschten aufgeregt zwischen Dads Notizen in dem Büchlein und den Plakaten hin und her, die die Exponate der aktuellen Ausstellung bewarben.

»Wie genial ist das denn? Die haben da drin sogar das Skelett eines Grauwals. Das muss ganz neu sein. Bitte, Lou, das müssen wir uns ansehen, ja?«

Ich zögerte. Nicht, weil ich mir die Ausstellung nicht ansehen wollte. Ich hätte alle zweiundvierzig Pins mit Elliot abgeklappert, nur um ihn glücklich zu machen. Aber wie konnte ich ihm jetzt etwas versprechen, was meine Großeltern mit nur einem Fingerschnippen zunichtemachen konnten. Granny hatte zwar zugesichert, dass Elliot noch ein paar Tage bei mir bleiben konnte, aber woher sollte ich wissen, ob ihr Versprechen noch galt, wenn sie erkannte, dass ich um Elliot kämpfen würde und dafür dank meines neuen Jobs sogar ganz gute Karten hatten.

»Wir müssen weiter«, presste ich hervor und schwang mich wieder aufs Fahrrad. Den restlichen Weg überflutete Elliot mich mit sämtlichen Fakten zu Walen allgemein und Grauwalen im Speziellen. Er versuchte, damit seine Nervosität zu überspielen. So war er schon immer gewesen. Während ich bei Anspannung kaum die Zähne auseinanderbekam, mutierte mein kleiner Bruder zu einem rhetorischen Wasserfall.

»Das sieht aus wie ein Gefängnis«, sagte er um einiges kleinlauter, als wir vor dem Jugendamtsgebäude ankamen. Das einst wohl weiße Mauerwerk war über die Jahre grau angelaufen, die Fenster glichen bestenfalls Gucklöchern, und der Platz davor war vollkommen zubetoniert.

Er diente als Parkplatz, auf dem bereits der uralte, aber top gepflegte Ford meiner Großeltern stand. Natürlich waren sie überpünktlich.

»Drinnen ist es sicherlich gemütlicher.« Ich griff nach Elliots Hand, die leicht zitterte. »Du musst keine Angst haben. Wir haben bereits den Meilenstein mit dem Job geschafft. Den Rest kriegen wir auch noch hin, okay?«

Er blieb vor der Eingangstür stehen wie ein scheuendes Pferd vor einem Hindernis. »Das kannst du nicht wissen.«

»Doch, denn ich weiß, dass ich nicht lockerlassen werde, bis du wieder bei mir bist. Und sobald ich mein praktisches Jahr absolviert und meine Lizenz als Therapeutin habe, suche ich mir einen Job in Seattle, und wir können zurück nach Hause.«

»Versprochen?«

»Versprochen! Wir halten zusammen.«

»Wie Pech und Schwefel!«

Ich lächelte, weil Dad uns immer mit diesen Worten eingeschworen hatte, wenn die Tage nicht so leicht und die Nächte noch viel schwerer gewesen waren.

»Genau, wie Pech und Schwefel! Also auf in den Kampf!«

Der Geruch von frisch aufgebrühtem Filterkaffee hüllte uns ein, als wir entlang eines langen Flurs nach dem Büro von Mr. Ambler suchten. Ein ausgetretener blaugrauer Teppichboden schluckte unsere Schritte, sodass ich Grannys Stimme schon hörte, bevor wir die richtige Tür gefunden hatten.

Ich wollte umkehren. Weglaufen. Mit dem Finger schnipsen und Elliot und mich zurück nach Seattle beamen, wo wir uns auf unserer Couch einkuscheln und diese beschissene, komplizierte Welt aussperren konnten. Nicht, weil ich nicht glaubte, dass ich die Vormundschaft auf lange Sicht zurückgewinnen konnte, sondern weil ich Angst davor hatte, heute Nacht allein im dunklen Pensionszimmer zu liegen und nicht zu wissen, wie es meinen kleinen Bruder gerade ging.

Doch da öffnete sich schon die Tür am Ende des Ganges, und Mr. Ambler trat in den Flur. Ein offenes Lächeln teilte seinen rotblonden Vollbart. Mit seinem dunkelblauen Flanellhemd, der Jeans und den ausgetretenen Sneakers hätte er keinen größeren Kontrast zu Ms. Hillard bilden können. Hoffentlich hatten sie wenigstens ihre Freundlichkeit gemeinsam.

»Ms. Richards und Elliot, willkommen in Kodiak. Ich freue mich sehr, Sie persönlich kennenzulernen! Hatten Sie eine angenehme Anreise?«

»Sie war eher turbulent als angenehm. Aber danke.«

Mr. Amblers Händedruck war fest und schwielig.

»Ja, der Anflug auf die Insel hat es in sich, nicht wahr?« Mit einem Lachen bedeutete er uns, ihm in sein Büro zu folgen, doch ich schaffte es gerade einmal bis zum Türrahmen, bevor ich wie angewurzelt stehen blieb.

»Hallo, ihr beiden.«

June saß neben unseren Großeltern und lächelte uns an, als hätte sie uns ehrlich vermisst. Silbergraues Haar fiel ihr in seidigen Wellen über die Schultern. Ihre Wangen waren voller und die blaugrünen Augen klar wie Bergseen. Nichts an ihr erinnerte mehr an den zitternden Schatten, der sie vor zwei Jahren gewesen war. Gezeichnet von zu viel Alkohol und Selbstmitleid. Nein, sie sah gut aus. Zufrieden. Glücklich. Sie sah aus wie ... Mom. Wie ein Bild aus einem Fotoalbum, als Elliot noch ein Baby gewesen war, Dad gesund und die Welt noch in Ordnung. Sehnsucht wickelte sich wie Stacheldraht um meinen Brustkorb und schnürte ihn zusammen, bis es schmerzte, stach und brannte. Warum sah sie aus, als hätte sie die Zeit zurückgedreht? Als wäre überhaupt nichts passiert?

»Was willst du hier?«, krächzte ich, während Elliot sich an meine Seite presste, als wollte er mit meinem Schatten verschmelzen.

»Ich habe Ihre Mutter dazugebeten, damit wir den Termin nicht nur für die Abstimmung zum Vormundswechsel nutzen, sondern auch die darauffolgenden Schritte für die Wiederaufnahme des Sorgerechts besprechen können.«

Das ging schnell. Viel zu schnell. Wenn June das Sorgerecht zugesprochen wurde, hatte ich keine Chance mehr. »Darüber haben Sie mich gar nicht informiert«, protestierte ich.

Mr. Ambler runzelte die Stirn. »Weil es dafür meiner Meinung nach keine Notwendigkeit gab. Sie können sich aber gern nach dem ersten Teil des Termins verabschieden, Ms. Richards. Der zweite Teil ist vor allem für Ihre Mutter und Ihre Großeltern relevant.«

Sie drängen mich raus.

Ich war gerade einmal eine Minute in diesem Raum und schon drängten sie mich raus. Aus dem Termin und aus Elliots Leben.

»Solange es um meinen kleinen Bruder geht, bleibe ich hier!«

»Sie wissen, dass Elliots Betreuung ab sofort Ihren Großeltern obliegt.« Mr. Ambler nahm seelenruhig hinter seinem Schreibtisch Platz und bedeutete Elliot und mir, uns ebenfalls zu setzen. »Ich kann mir vorstellen, dass die letzte Zeit nicht leicht für Sie war. Sie haben sich im Rahmen Ihrer Möglichkeiten gut um Ihren Bruder gekümmert. Das wissen alle Parteien hier im Raum sehr zu schätzen. Bitte tun Sie nun uns und vor allem Ihrem Bruder den Gefallen und helfen Sie uns, den Übergang so reibungslos wie möglich zu gestalten.«

Elliot presste seinen Rucksack schützend vor seine Brust, als wir uns setzten.

»Mein Bruder gehört zu mir, und ich werde darum kämpfen, dass das auch so bleibt!«

»Louisa, bitte. Du weißt doch längst, dass das nichts bringen wird. Wir sind Elliots Familie, und wir werden uns gut um ihn kümmern. Das verspreche ich dir.«

Der mitleidige Unterton in Junes Stimme wischte endlich den letzten Rest an sentimentalen Kindheitserinnerungen aus meinem Kopf und ließ nur noch rohe, heiße Wut übrig.

»Ihr wollt seine Familie sein? Ihr habt euch feige versteckt, als diese beschissene Krankheit über uns hinweggefegt ist wie ein Hurrikan. Ihr habt die Augen zugemacht, als sie uns Dad entrissen hat und unser Leben ein einziges Trümmerfeld war. Elliot und ich haben uns allein aufgerappelt und die Teile wieder zusammengesetzt. Und es war verdammt hart, okay? Das könnt ihr nicht einfach wieder auseinanderreißen!«

»Granny und ich haben immer wieder versucht, euch zu helfen! Doch du weißt so gut wie wir, dass dein Vater jede Hilfe von sich gewiesen hat. Genauso, wie du jeden unserer Anrufe ignoriert hast«, polterte Grandpa, und ich hätte mir am liebsten die Ohren zugehalten.

Gar nichts wussten sie! Sie hatten nicht all die Monate und Jahre mit meinem kranken Vater unter einem Dach gelebt. Sie hatten nicht jede Nacht seine Schreie gehört, wenn die Albträume ihn heimsuchten und die Bilder aus dem Krieg so real wurden, dass er vergaß, dass er längst in Sicherheit war.

»Wir wollen euch auch nicht auseinanderreißen, Liebling.« Grandma beugte sich vor. »Du bist bei uns genauso willkommen wie Elliot. Ich habe dir gestern schon angeboten, dass du auch bei uns leben kannst. Für euch muss sich nichts ändern. «

»Aber für uns ändert sich alles!« Sein Rucksack rutschte zu Boden, als Elliot aufsprang, die Wangen rot vor Aufregung. »Es war alles gut so, wie es war, und so soll es auch bleiben. Nur Louisa und ich. Zu Hause in Seattle.«

Bevor meine Grandma etwas erwidern konnte, hob Mr. Ambler die Hände. »Die unterschiedlichen Optionen wurden bereits vor dem Vormundschaftsgericht gegeneinander abgewogen, und eine Entscheidung wurde getroffen. Es ist nicht mehr unsere Aufgabe, diese zu diskutieren oder aufzuweichen.« Er schenkte Elliot und mir ein Lächeln, das wahrscheinlich aufmunternd wirken sollte und doch einem Schlag ins Gesicht gleichkam. »Veränderungen sind niemals einfach, und ich kann verstehen, dass sich ein Umzug nach Kodiak erst einmal wie das Ende der Welt anfühlt. Aber komm erst einmal in Ruhe an, Elliot. Lern die Insel kennen und schau dir deine neue Schule an, finde ein paar Freunde. Dann sieht die Welt schon ganz anders aus. Das verspreche ich dir.« Er schlug die Akte auf, die er vor sich auf dem Schreibtisch liegen hatte, und reichte uns einige Papierbögen. »Und jetzt lassen Sie uns bitte die letzten Formalitäten für den Vormundswechsel durchgehen.«

»Ich habe Freunde und ich habe eine Schule. In Seattle.« Elliot ignorierte Mr. Amblers Aufforderung, sich wieder zu setzen. »Dort will ich leben. Mit meiner Schwester. Zählt meine Meinung denn gar nichts?«

June erhob sich und machte einen Schritt auf Elliot zu. »Natürlich tut sie das. Aber Seattle ist keine Option mehr.«

Die Art, wie sie »keine Option mehr« betonte, jagte mir einen eiskalten Schauer über den Rücken.

»Was willst du damit sagen? Wir haben dort unser Haus. Wir ...«

»Ein Haus, das mit einer Hypothek belastet und viel zu groß ist, um nur von zwei Personen bewohnt zu werden.«

»Ein Haus, das Dad für uns gekauft hat. Das wir zusammen eingerichtet haben. Wo wir zusammengelebt haben, als ...« *Familie,* wollte ich sagen, doch das Wort zerbrach in meinem Mund, bevor ich es aussprechen konnte. Es zerbrach genauso, wie unsere Familie zerbrochen war. Einmal, als June uns verlassen hatte, und dann unwiederbringlich, als Dad entschieden hatte zu gehen.

»Und als das wird es uns in Erinnerung bleiben. Doch nun ist es Zeit für ein neues Kapitel. Hier in Kodiak. Dafür brauchen wir kein Haus in Seattle.«

Unsere Mutter klang ruhig, abgeklärt, vollkommen emotionslos. Sie zeigte ihr wahres Gesicht. Ihr eiskaltes, unbarmherziges Gesicht. Das Gesicht einer Frau, die immer schon nur ihre eigenen Interessen verfolgt hatte. Der es egal gewesen war, was ihre Entscheidungen für ihre Kinder bedeuteten.

»Was hast du getan?«, fragte ich, doch June schüttelte den Kopf.

»Lass uns später darüber reden. Jetzt haben wir andere Dinge zu besprechen.«

»Sie hat gefragt, was du mit unserem Zuhause gemacht hast!«, rief nun auch Elliot, so schrill, so voller Angst, dass ich glaubte, mein Herz müsste in tausend Scherben zerspringen. Vergessen war die Euphorie über meinen neuen Job. Verpufft war die Hoffnung.

Ich sah zu meinen Großeltern und dann zu Mr. Ambler, die alle betreten die Blicke senkten. Sie hatten es gewusst. Sie alle. Und keiner hatte uns auch nur ein Wort gesagt. Sie hatten uns die törichte Hoffnung gelassen, dass wir bald wieder auf unserer Couch sitzen und Pizza essen und vor der Garage Basketball spielen würden. Sie hatten uns glauben lassen, dass es ein Zurück gab. Dass alles wieder gut werden konnte, wenn wir nur noch diesen einen letzten Sturm überstehen würden.

»Das kannst du nicht«, flüsterte Elliot. Die Farbe war aus seinem Gesicht gewichen, bis nur noch das endlose Schwarz seiner Augen zurückblieb. »Das ist unser Zuhause. Es gehört uns und nur uns.«

Was stimmte und auch wieder nicht. Rechtlich gesehen gehörte das Haus unserer Mutter, und das hatten wir gewusst. Immer schon. Nur hatten wir gehofft, dass sie es vergessen hatte, genauso wie wir gehofft hatten, dass sie uns vergessen hatte.

»Ich habe einen Makler beauftragt, der sich um den Verkauf kümmern wird. Eure persönlichen Sachen werden von einer Firma verpackt und hierher gebracht.«

Elliot schüttelte den Kopf, einmal und dann immer wieder. Seine Schultern bebten so heftig wie vor einem Jahr auf Dads Beerdigung. »Sag mir, dass sie das nicht kann. Bitte, Lou!«

»Das kann ich nicht«, presste ich mit erstickter Stimme hervor.

»Aber du musst!«, schrie er. »Bitte! Du hast gesagt, dass du kämpfst. Du hast es versprochen!«

»Elliot, Schatz! Ich verstehe deine Verzweiflung, aber es ist besser so«, sagte June. Sie wollte ihm eine Hand auf den Arm legen, doch er zuckte zurück.

»Besser? Du hast alles nur viel schlimmer gemacht! Ich hasse dich!« Blindlings riss er sich los und stürzte aus Mr. Amblers Büro.

June wollte ihm nach, doch ich stellte mich ihr in den Weg. »Bist du jetzt zufrieden? Hast du jetzt alles, was du wolltest?«

»Louisa, bitte …«

»Spar dir dein ›Louisa, bitte‹! Glaubst du wirklich, dass du Elliot so hilfst? Dass er in Kodiak plötzlich glücklich sein kann, nur weil du ihm jeden Rückweg abschneidest? Weißt du eigentlich, was du ihm gerade angetan hast?« Ich wollte sie an den Schultern packen und schütteln, bis ihr der Schein von Zufriedenheit und Glück endlich aus dem Gesicht fiel. »Du hast die letzten Wurzeln gekappt, die er noch hatte. Aus purem Egoismus! Weil du ihn ganz für dich haben willst, jetzt, wo es dir wieder in den Kram passt. Dabei hast du ihn zwei Jahre lang im Stich gelassen, als er nichts mehr gebraucht hätte als eine Mutter.«

Als endlich Schmerz in ihren Augen aufflackerte, war die Genugtuung in meiner Brust kaum mehr als ein Glimmen, denn wie immer war ihr Schmerz durchtränkt von Selbstmitleid. Und das war mehr, als ich ertragen konnte.

»Es war nie meine Absicht, euch wehzutun oder euch zu entwurzeln. Ich will nur, dass wir wieder eine Familie werden«, sagte sie mit erstickter Stimme.

Ich stieß ein heiseres Lachen aus. »Wir waren eine Familie, bevor du alles zerstört hast.«

»Du weißt, dass das nicht stimmt. Ich habe für uns gekämpft, bis meine Kräfte erschöpft waren.«

Sie weinte, doch ich hatte kein Mitleid mit ihr. Für diese Frau würde ich nie wieder etwas anderes empfinden als Wut und Abscheu. »Du hast alles kaputt gemacht! Unser Leben damals und unser Leben heute. Wann hörst du endlich damit auf?«

Ich wartete ihre Antwort nicht ab, sondern schnappte mir den zurückgelassenen Rucksack meines kleinen Bruders und stürmte ihm hinterher.

9. Patrick

Fünfundsiebzig, sechsundsiebzig, siebenundsiebzig.

Schweiß tropfte vor mir auf die Trainingsmatte, während ich meinen Körper immer wieder aus dem Liegestütz nach oben drückte.

Achtundsiebzig, neunundsiebzig.

Meine Schultern verlangten längst nach einer Pause, aber die musste warten. Noch waren die Bilder in meinem Kopf so viel lauter als das Brennen in meinen Muskeln. Sie quälten mich mit Flammen und berstendem Glas und meiner eigenen verdammten Feigheit.

Achtzig, einundachtzig, zweiundachtzig.

Ich sollte längst entspannt sein. Louisa fing bei Dr. Ortega an. Das war ein Erfolg, eine Erleichterung. Jetzt musste ich die erfahrene Psychologin nur noch davon überzeugen, dass Louisa die Supervision übernehmen konnte. Ein Kinderspiel im Vergleich zu der Aussicht, Dr. Ortega in einem einstündigen Gespräch Rede und Antwort stehen zu müssen.

Dreiundachtzig.

Warum nur ließ die Anspannung dann nicht nach? Ich hatte mein Ziel doch erreicht. Die Katastrophe war abgewendet und doch stand jede Faser meines Körpers unter Strom. Selbst meine Sinne waren bis aufs Äußerste geschärft, als könnte hinter jedem unscheinbaren Geräusch, jedem Geruch eine weitere Gefahr lauern. Das war doch absurd.

Meine Arme gaben unter mir nach, und ich ließ mich auf die Matte fallen. Vielleicht sollte ich wirklich Urlaub machen, wie Taya vorgeschlagen hat. Ein paar Tage nur. Bis ich meinen Kopf wieder im Griff hatte.

Mein Handy klingelte, und ich stemmte mich wieder hoch, um danach zu greifen. Als ich Louisas Namen auf dem Display las, stolperte mein Herz auf die fast schon vertraute Weise. Sofort hob ich das Telefon an mein Ohr.

»Patrick?«

Die Panik in Louisas Stimme ließ das Chaos in meinem Kopf in den Hintergrund rücken. Adrenalin schoss wie eiskaltes Wasser durch meine Adern und versetzte meinen Körper innerhalb von Sekunden in Alarmbereitschaft. »Was ist los? Ist alles okay bei dir?«

»Elliot ist weggelaufen, und ich kann ihn nicht finden!« Louisas Atem ging gepresst. »Er hat seinen Rucksack liegen lassen. Da drin waren sein Handy und seine Notfallmedikamente. Er ist ganz allein, und ich weiß nicht, wie ich ihn finden soll.«

Ich sprang von der Trainingsmatte auf. Schwarze Punkte flimmerten in mein Gesichtsfeld, während ich im Laufschritt in die Umkleidekabine hechtete. »Wo bist du jetzt?«

»Am Hafen.«

»Warte dort. Ich bin in fünfzehn Minuten bei dir!«

Ich schaffte es in zwölf.

Mehrere Ausflugsschiffe mussten gerade eingelaufen sein, denn der Pier quoll über vor Touristen. Im Schritttempo fuhr ich an der wuselnden Masse vorbei, bevor ich endlich Louisa ausmachen konnte. Winkend schob sie sich an einer asiatischen Reisegruppe vorbei und riss die Beifahrertür auf, kaum dass ich neben ihr angehalten hatte. Kalte Luft strömte in das Wageninnere, als sie sich neben mir in den Sitz fallen ließ. Dunkelbraune Locken hatten sich aus ihrem Zopf gelöst und umrahmten ihr aschfahles Gesicht in einem wirren Durcheinander.

»Es tut mir so leid, dass ich dich da mit reinziehen muss. Du hast schon viel zu viel für uns getan.« Ihre Augen glänzten, als hätte sie geweint. »Aber ich wusste nicht, was ich sonst tun sollte. Ich kenne hier niemanden, und die Insel ist riesig, und ich weiß überhaupt nicht, wo ich anfangen soll.«

»Mach dir deswegen keine Gedanken. Wir werden Elliot finden.« Ich legte den Gang ein und fuhr zwei Straßen weiter, raus aus dem Tumult des Hafenviertels, bevor ich am Gehwegrand erneut anhielt. Ich zog eine Karte der Insel aus dem Handschuhfach und breitete sie vor uns aus. »Wo hast du Elliot zuletzt gesehen?«

»Beim Jugendamt. Er ist mit dem Fahrrad abgehauen. Ich bin ihm nur fünf Minuten später hinterhergefahren, aber ...« Ihre Stimme brach, und sie musste sich mehrfach räuspern. »Er war so aufgewühlt. So wütend. Und er kennt sich hier überhaupt nicht aus.«

Was ist denn passiert?, wollte ich fragen und tat es dann doch nicht. Ich war hier, um ihr bei der Suche nach ihrem Bruder zu helfen und nicht, um in ihrem Privatleben herumzuschnüffeln.

»Hast du eine Idee, wo er hingefahren sein könnte?«, fragte ich stattdessen, woraufhin sie ein ausgefranstes Notizbuch aus Elliots Rucksack zog. *UNSER KODIAK* stand in einer kindlichen Handschrift auf der Umschlagseite geschrieben. Daneben klebten ausgeblichene Sticker von Kodiakbären, Seehunden und Walen.

»Hier drin stehen ein paar Orte, die wir zusammen besuchen wollten.«

Ich sah sie überrascht an. »Ich dachte, ihr wolltet nie nach Kodiak kommen.«

»Das stimmt auch, aber vor fünf Jahren wollten wir einen Sommer auf der Insel verbringen. Mit unserem Dad.« Sie blätterte durch die Seiten und strich hier und da liebevoll über die akkurate Handschrift, die ihrem Vater gehören musste. »Elliot und er haben das Buch gebastelt und darin alle Orte zusammengetragen, die man auf Kodiak gesehen haben sollte. Die beiden waren wie besessen davon, zusammen alles Wissenswerte zu recherchieren. Mein Dad hat alles notiert, und Elliot hat die Illustration übernommen.« Sie schlug eine Seite auf und hielt sie mir hin.

Pin zwölf – Air Station der Coast Guard stand da. Ein Lächeln huschte mir über die Lippen, als mein Blick auf den selbst gemalten Helikopter fiel.

»Da steckt viel Liebe drin.«

»Sehr viel.« Eine Träne stahl sich aus ihrem Augenwinkel.

Beinahe hätte ich mich vorgebeugt, um sie mit meiner Hand aufzufangen, doch da wischte Louisa sie schon selbst fort und blätterte durch weitere Seiten.

»Als kleines Kind war Elliot total vernarrt in Seehunde. Viele Pins markieren deswegen Orte, wo man die Tiere besonders gut beobachten kann.«

»Du meinst, dass er vielleicht zu einem davon gefahren ist, um die Tiere anzuschauen?«

»Vielleicht. Ich weiß es nicht.« Eine weitere Träne rollte über Louisas Wange und ließ meine Kehle eng werden.

»Hatte er denn einen Lieblingsort, was die Seehunde betrifft?«

Louisas Augen weiteten sich, während ihre Hände durch die Seiten flogen. »Hatte er. Er hat oft Fotos davon angeschaut. Es war irgendetwas mit einer kleinen Insel, glaube ich. Ja, hier.«

Louisa zeigte mir eine Doppelseite zu Pin dreiundzwanzig, und mein Mund war mit einem Mal staubtrocken.

»Twins Cove?« Ich hatte meine Stimme nicht gut genug im Griff, denn im nächsten Moment blitzte Panik in Louisas Augen auf.

»Warum betonst du das so merkwürdig? Was ist das für ein Ort?«

»Twins Cove gehört zu Near Island, der größten Nachbarinsel von Kodiak. Es handelt sich um einen Strandabschnitt direkt an einem Küstenhang, von dem aus man einen wunderbaren Blick auf Twin Island hat.« Ich zeigte auf einen kaum sichtbaren Punkt auf meiner Karte. »Das ist eine winzige Insel, auf der sich täglich Hunderte Seehunde versammeln. Dort haben sie ihre Ruhe, weil sich kaum Touristen nach Twins Cove verirren.« Ich machte eine kurze Pause und überlegte, wie ich es am besten ausdrücken sollte. »Wegen des ... schwierigen Geländes.«

Sofort war Louisa alarmiert. »Was heißt ›schwieriges Gelände‹? Ist es gefährlich dort?«

Ich setzte zu einer Beschwichtigung an und überlegte es mir doch anders, als ich das Flehen in Louisas Blick sah. Wie hätte ich sie belügen können, wenn sie mich so ansah? »Es ist nicht ungefährlich. Die Küstenlinie ist an der Stelle unübersichtlich, weil viele Felsen von Moosen und Farnen überdeckt werden. Man braucht eine gewisse Trittsicherheit.«

»Aber Elliot kennt sich hier nicht aus. Er weiß bestimmt nicht, wie er dorthin kommt. Es sei denn ...« Hastig blätterte Louisa ans Ende des Notizbuchs und stieß dann einen erstickten Laut aus.

»Was ist los?«

»Da klemmte immer eine kleine Karte von Kodiak hinten drin. Aber die ist nicht mehr da.«

Ohne zu zögern, startete ich den Motor. »Dann sollten wir uns sofort auf den Weg machen!«

Sobald ich auf die meterhohe Brücke einbog, die Kodiak mit Near Island verband, trat ich das Gaspedal durch.

Die Nachbarinsel erhob sich wie eine grüne Wand vor uns. Im Osten war Near Island immer schon gut erschlossen gewesen, mit einem eigenen Hafen und einer Auffangstation für Bären, doch der westliche Teil bestand aus wilder Natur. Mit all ihrer Schönheit und all ihren Gefahren.

»Er ist wegen June weggelaufen«, sagte Louisa, als wir in die grüne Wildnis eintauchten. Ihre Hände hatte sie so fest um das Notizbuch geschlossen, dass ihre Fingerknöchel weiß hervortraten. »Sie will unser Haus verkaufen.«

»Euer Haus in Seattle?«, fragte ich überrascht.

»Sie will nicht, dass wir zurückkönnen.« Ein Beben ging durch ihren Körper. »Und wir haben nichts in der Hand, weil das Haus ihr gehört. Wir sitzen hier fest.«

Ihr Blick traf meinen, und die Verzweiflung in ihren Augen ließ mich schlucken. Als Rettungsschwimmer hatte ich diesen Blick schon oft gesehen. Bei Fischern, die dabei zusehen mussten, wie ihr Schiff von den Wellen verschlungen wurde. Bei Besatzungsmitgliedern, denen klar wurde, dass ich sie nicht alle würde retten können. Bei Frauen und Männern, die mir der Ozean erbarmungslos aus den Händen riss. Ich hatte gelernt, diese Blicke an mir abprallen zu lassen, um nicht den Verstand zu verlieren. Denn all diejenigen, die ich retten konnte, verließen sich auf mich. Ich durfte sie nicht enttäuschen, nur weil ich von meinen Gefühlen überwältigt wurde. Doch Louisas Schmerz trieb feine Risse in meinen Schutzschild, durch die sich ihre Verzweiflung drängte und auch nach meinem Herzen griff. Schnell unterbrach ich unseren Blickkontakt, bevor ich keine Luft mehr bekam.

»Wir werden Elliot finden, und dann überlegen wir uns eine Lösung«, versprach ich, weil ich nicht anders konnte. Ich wollte sie trösten. Irgendwie. Und sei es nur, indem ich ihr für den Moment etwas Zuversicht geben konnte. »Wir sind gleich da.«

Ich bog von der Hauptstraße auf einen holperigen Weg ab, der sich entlang eines Hanges wand. Direkt oberhalb davon lag ein Wald, der bis an Twins Cove heranreichte. Wir wurden ordentlich durchgeschüttelt, bis wir endlich an der Stelle ankamen, an der sich ein Trampelpfad den Hang emporwand. Direkt davor, zwischen immergrünen Büschen, schimmerte weißes Metall durch die dichten Blätter.

»Da vorn! Das ist Elliots Fahrrad«, rief Louisa und sprang aus dem Wagen, kaum dass ich angehalten hatte. »Er muss ganz in der Nähe sein!«

Sie wollte sofort den Hang hinaufstürmen, doch ich hielt sie auf.

»Das hier solltest du bei dir haben. Nur für den Fall.« Ich warf ihr eine Dose Bärenabwehrspray hin. Mit geweiteten Augen starrte sie auf das aufgerissene Maul eines Braunbären, der plakativ auf der Dose abgebildet war.

»Es gibt hier Bären?«

»Auf Near Island nur sehr wenige, aber es ist besser, vorbereitet zu sein.«

Wir kämpften uns wortlos den steinigen Pfad nach oben, bis die Büsche Laubbäumen und hochgewachsenen

Kiefern wichen. Obwohl der Frühling noch gar nicht richtig begonnen hatte, erstrahlte der Wald vor uns in einem saftigen Grün. Die Baumstämme und Äste waren mit Moos bedeckt und der Boden mit Farnen überwuchert, die uns bis weit über die Knie reichten.

»Wir müssen uns in westliche Richtung halten. Von hier aus sind es noch ein paar Hundert Meter bis zur Küstenlinie.«

Louisa nickte und bahnte sich ihren Weg durch eine steinige, halb überwucherte Schneise, die zwischen den Bäumen hindurchführte. Sie faltete ihre Hände zu einem Trichter und rief Elliots Namen. Einmal. Zweimal. Hunderte Male. Doch das Rauschen der Baumkronen und das Donnern der nahen Wellen verschluckten ihre Stimme beinahe vollständig.

Ich versuchte, mir meine wachsende Nervosität nicht anmerken zu lassen, rief ebenfalls aus Leibeskräften Elliots Namen.

»Vielleicht sollten wir Verstärkung rufen«, schlug ich vor, nachdem wir schon eine Viertelstunde ergebnislos durch den Wald gestapft waren. »Allein der Waldabschnitt ist riesig. Bis zur Küste sind wir noch nicht mal gekommen.«

»Ich hab kein Netz«, rief Louisa, ihre Stimme ganz heiser vom Rufen. Sie fuchtelte mit ihrem Handy durch die Luft.

»Wir müssen zurück zum Wagen und wieder ein Stück die Hauptstraße hochfahren. Sobald wir Netz haben, rufe ich Scott und Taya an. Die beiden können noch mehr meiner Kollegen mobilisieren. Innerhalb von einer Stunde haben wir ein deutlich größeres Team hier.«

»Zurück zum Wagen? Wir können jetzt nicht einfach hier weg. Elliot ist hier irgendwo. Was ist, wenn er uns bereits gehört hat, sich aber nicht bemerkbar machen kann? Wenn er denkt, wir hätten ihn aufgegeben?«

»Wir sind in spätestens einer halben Stunde zurück.«

»Ich bleibe hier und suche weiter«, sagte Louisa voller wilder Entschlossenheit.

»Wir sollten uns nicht trennen, Louisa. Ohne Netz haben wir keine Möglichkeit, miteinander zu kommunizieren. Am Ende bist du genauso auf Hilfe angewiesen wie dein Bruder, und ich weiß nicht, wo du bist.«

Sie schüttelte den Kopf, während ihr Blick weiterhin suchend über das Meer aus Farnen, Baumstämmen und Felsen glitt. »Er ist hier irgendwo. Ganz in der Nähe. Er verlässt sich auf uns, Patrick. Wir können ihn jetzt nicht im Stich lassen!«

Ihr letzter Satz traf mich wie ein Schlag vor die Brust.

Wir können ihn jetzt nicht im Stich lassen!

Wie ein Pfeilregen prasselten die Worte auf mich nieder, bohrten sich in die Risse meines Schutzschilds und ließen für einen Moment den Wald vor meinen Augen verschwimmen. Ich blinzelte, atmete, blinzelte wieder, während mein Puls in die Höhe schnellte.

»Lass uns noch eine Weile weitersuchen, okay? Zumindest, bis wir einmal den Strand abgelaufen sind. Danach können wir immer noch zurück zum Wagen.«

Louisa Stimme wurde von einem Piepen begleitet. Laut und durchdringend. Ich schluckte dagegen an, doch es wurde nur lauter und immer lauter.

»Ich kümmere mich um den Abschnitt, und du suchst da hinten weiter.« Louisa deutete irgendwo Richtung Küste, und ich nickte nur, darauf fokussiert, nicht vollkommen die Kontrolle zu verlieren. Louisa eilte los und mit jedem Schritt, den sie sich entfernte, mit jedem weiteren tiefen Atemzug wurde meine Sicht klarer, das Trommeln in meiner Brust ruhiger, das Piepen leiser.

Was zur Hölle war das gerade?

Ich fuhr mir mit einer Hand durchs Haar, über das Gesicht, schüttelte den Kopf, bis der Nachhall ihrer Worte verschwand. Meine Knie waren butterweich. Ich tastete nach einem der Baumstämme, spürte die raue Rinde unter meinen Fingerkuppen und schloss kurz die Augen, um mich zu sammeln.

Die nächsten Minuten rannen uns durch die Finger, ohne auch nur ein Zeichen von Elliot zu entdecken. Louisas Stimme wurde mit jedem erfolglosen Rufen schriller, verzweifelter. Immer wieder meinte ich, Tränen darin mitschwingen zu hören. Das konnte nicht so weitergehen. Wir brauchten Verstärkung. Schnell. Solange wir noch ausreichend Tageslicht hatten.

»Patrick?«

Sämtliche Härchen richteten sich in meinem Nacken auf, als Louisa meinen Namen rief. Sofort stürmte ich los, darauf bedacht, nicht über verdeckte Wurzeln oder Steine zu stolpern. Farne peitschten gegen meine Oberschenkel.

Louisa hatte sich bereits ein großes Stück weiter an die Küste herangewagt. Laubbäume und Kiefern hatten Steinen und Felsbrocken Platz gemacht. Lediglich die Farne waren geblieben und bedeckten den zerklüfteten Boden hüfthoch.

»Er ist abgerutscht«, hörte ich Louisa über das Donnern der nahen Brandung hinweg rufen. »Ich komm nicht an ihn ran!«

Ich blinzelte gegen die tief stehende Sonne, die sich in der Ferne auf den Wellen des Ozeans brach, und schirmte mit der Hand meine Augen ab. Endlich konnte ich die Silhouette von Louisas Kopf zwischen den Farnen ausmachen. Sie musste auf dem Boden knien.

»Pass auf, die Farne verdecken die Abbruchkante. Hier geht es steil nach unten!«

Vorsichtig setzte ich einen Fuß vor den anderen und glitt neben sie. Tatsächlich. Der felsige Boden klaffte an einer Stelle auseinander und fiel zu den Seiten steil ab, doch das Gestrüpp verhinderte, dass man die Vertiefung auf Anhieb erkennen konnte. Schon gar nicht, wenn man blind vor Wut aus dem Wald gestürmt kam.

Elliots Wimmern drang an mein Ohr, und Erleichterung spülte über mich hinweg, weil das bedeutete, dass er bei Bewusstsein war.

»Elliot ist verletzt. Wir müssen zu ihm. Sofort!«

Ich beugte mich vor. Die Spalte war nicht breit, aber dafür tiefer als gedacht. Aufgrund der Schatten konnte ich Elliot nur schemenhaft ausmachen. Sein Gesicht war schmerzverzerrt, über seiner linken Augenbraue klaffte eine Platzwunde.

»Ich will hier raus. Bitte, es tut so weh!« Elliots Schluchzen rüttelte genauso an meinem Schutzschild wie der verzweifelte Blick seiner Schwester.

Louisa packte mich am Arm. »Wir müssen ihn da rausholen. Bitte, er hat Schmerzen.«

Adrenalin schoss durch meine Adern; das war gut. Es würde mir helfen, meinen Fokus zu halten, ganz der Retter zu sein, der ich jetzt sein musste. Mit kühlem Kopf, ohne Angst, ohne Gefühle. Bereit, alles zu geben, um einem Menschen in Not zu helfen.

»Elliot, hier ist Patrick!«, rief ich. »Wie fühlst du dich, Kumpel? Bist du verletzt?«

»Ich kann mein Bein nicht bewegen. Es tut scheißweh«, rief er.

Verdammt. Damit stand schon einmal fest, dass er nicht allein aus der Spalte würde klettern können.

»Wir müssen sofort zu ihm!« Louisa machte Anstalten, in die Felsspalte zu klettern.

Sofort griff ich nach ihrem Arm. »Wir können da nicht einfach runter. Das ist viel zu gefährlich!« Sie wand sich in meinem Griff, doch ich ließ sie nicht los. »Es ist zu eng, zu riskant. Die Wahrscheinlichkeit, dass wir ebenfalls abrutschen und uns verletzen, ist zu groß.«

»Und was schlägst du vor? Es dauert bestimmt nicht mehr lange, bis es dunkel wird!« Hysterie ließ ihre Stimme hoch und spitz klingen.

»Wir müssen zurück zum Wagen und Hilfe rufen.«

»Lasst mich nicht allein!« Elliots Schluchzen wurde lauter und erneut kämpfte Louisa wie eine Wildkatze gegen meinen Griff an.

»Ich komme, Elliot«, rief sie. »Ich bin gleich bei dir. Alles wird gut!«

Ich griff mit beiden Händen nach ihren Schultern und schüttelte sie. »Louisa, sei vernünftig! Auf keinen Fall können wir da einfach runter. Ich laufe zurück zum Wagen und rufe die Rettung an. Versprich mir zu warten und Elliot zu beruhigen!«

»Aber ich muss zu meinem Bruder! Er kann jeden Moment unterzuckern. Er blutet. Er kann sein Bein nicht bewegen. Wir können nicht warten! Er braucht unsere Hilfe, Patrick. Wir dürfen ihn nicht im Stich lassen! Er verlässt sich auf uns!«

Ihre Worte donnerten erneut gegen meinen Schutzschild, und ich öffnete den Mund, um etwas zu erwidern, weil ich Louisa aufhalten wollte. Weil ich sie beschützen wollte. Doch die Worte waren zu laut, die Risse in meinem Schutzschild zu tief. Bilder quetschten sich hindurch

– und noch mehr Worte. Worte, die hinter der Mauer bleiben sollten. Die dortbleiben mussten!

Sie verlassen sich auf uns, Patrick!

Hitze flutete meine Adern und Louisas Gesicht verschwamm vor meinen Augen. Ich streckte meine Hände nach ihr aus, wollte sie greifen, musste sie greifen. Sie durfte nicht zu Elliot klettern. Sie durfte sich nicht in Gefahr bringen. Sie durfte nicht ...

Sie verlassen sich auf uns, Patrick!

Der Gestank von Rauch drang durch die Risse. Legte sich auf meine Lunge, bis kein Sauerstoff mehr übrig war. Flammen zischten ganz nah an meinem Ohr. Sie brannten auf meiner Haut, in meiner Brust. Heiß, viel zu heiß.

Wir können sie nicht einfach im Stich lassen!

Blaue Augen schoben sich in mein Gesichtsfeld. Augen, die ich längst vergessen hatte. Augen voller wilder Entschlossenheit. Ich streckte erneut die Hände aus, doch ich konnte nicht zugreifen. Das Zittern. Dieses Zittern. Es ließ meine Finger beben, meine Armen, meinen ganzen Körper. Und ich war vollkommen machtlos.

Sie verlassen sich auf uns, Patrick!

Ich weiß!, wollte ich schreien, doch meine Lunge war voller Rauch. Ich rang nach Atem, doch in meiner Brust wüteten die Flammen.

Ich ersticke!

Eine sanfte Kühle legte sich auf meine glühende Wange und schob den Rauch beiseite, dämpfte die Flammen. Für einen kurzen Moment.

Dann explodierte mein sorgsam errichteter Schutzschild in Millionen Scherben.

10. Louisa

»Du hättest wirklich bei Elliot im Rettungswagen mitfahren können. Ich brauche keine Aufpasserin«, sagte Patrick.

Er sah mich nicht an, sondern starrte aus dem Beifahrerfenster auf die vorbeifliegenden Nadelbäume, die sich dunkel gegen den hereinbrechenden Nachthimmel abhoben. In seiner Stimme, die sonst so ruhig, so beständig und warm klang, schwang immer noch das Zittern mit, das vor einer Stunde jeden Muskel seines Körpers zum Beben gebracht hatte.

»In deinem Zustand ist es besser, wenn ich fahre. Elliot ist bei den Sanitätern gut aufgehoben.«

Patrick stieß ein raues Lachen aus. »In meinem *Zustand.* Das klingt, als wäre ich schwer krank. Oder schwanger.«

»Du hattest eine Panikattacke, Patrick. Darüber macht man keine Scherze.«

Sein Blick fuhr zu mir. »Das war keine Panikattacke! Ich ...« Er stockte, als ich die Augenbrauen hochzog, und atmete dann hörbar aus. »Keine Ahnung, was das war.«

»Hattest du so etwas schon öfter?«

»Nein!«, antwortete er laut und mit Nachdruck, beinahe schon wütend.

»Und was war mit dieser Übung in Anchorage? Du hast mit Scott über ein Zittern gesprochen.«

»Was soll das hier werden? Ein Verhör? Eine Therapiesitzung? Fängt dein Job nicht erst morgen an?«

Ich hatte ohne Zweifel einen wunden Punkt getroffen. Jeder Muskel in Patricks Körper war zum Zerreißen gespannt, bereit, auf jeden Angriff zu reagieren. Ich war mir nur nicht sicher, ob er kämpfen oder flüchten würde, wenn ich nicht locker ließ.

»Du solltest mit Dr. Ortega sprechen, sobald wir in der Klinik sind.«

»Ich brauche keine Psychologin, die in meinem Kopf herumwühlt. Es geht mir gut.«

Es geht mir gut.

Es gab kaum eine größere Lüge als diese vier Worte. Ich hatte sie Hunderte Male gehört und einmal zu oft geglaubt. Der gleiche Fehler würde mir nicht noch einmal passieren. »Du siehst nicht aus, als ob es dir gut ginge.«

»Dann guck woanders hin!«

Meine Hände schlossen sich fester um das Lenkrad. Ich hatte diese Art von Diskussion oft geführt. Ich kannte die Wut, die Ausflüchte und all die fadenscheinigen Argumente, die man gegen einen Besuch beim Psychotherapeuten vorbringen konnte, und genau das machte mir Angst. Für solche Reaktionen gab es immer einen Grund, und ich fragte mich, welcher es bei Patrick war. Ich sah immer wieder zu ihm hinüber, während ich seinen Wagen zurück über die Near Island Brücke lenkte. Die hereinbrechende Nacht verwandelte die Wellen links und rechts von uns in wogende Schatten.

»Entschuldige«, murmelte er, als wir die Brücke hinter uns gelassen hatten, und fuhr sich mit einer Hand über das Gesicht. »Ich wollte dich nicht anschreien.«

»Schon gut. Es ist deine Entscheidung. Ich wollte dir nur einen Rat geben.«

»Ich weiß.«

Patricks Handy klingelte. Als er auf das Display sah, hob er die Augenbrauen. »Das ist June«, sagte er und nahm den Anruf entgegen.

Ich hörte ihre aufgebrachte Stimme, und mir wurde schlecht. Erst recht, als mich Patricks ernster Blick traf.

»Fahr bitte rechts ran.«

»Aber der Krankenwagen. Wir verlieren ihn, wenn ich anhalte. Ich ...«

»Louisa.«

Ich setzte den Blinker, trat auf die Bremse und nahm mit bebenden Fingern Patricks Handy entgegen. Angst knotete mir die Kehle zu, als ich es mir ans Ohr presste.

»Bist du von allen guten Geistern verlassen?«, kreischte meine Mutter, kaum dass ich mich gemeldet hatte. »Das Krankenhaus hat angerufen, und ich muss alle möglichen Leute durchtelefonieren, bis ich dich erreiche. Wieso gehst du nicht an dein Telefon?«

»Ich hatte keinen Empfang!«, schnappte ich zurück.

»Das Krankenhaus hat gesagt, sie haben Elliot auf Near Island gefunden? In Twins Cove? Weißt du, wie gefährlich es da ist? Wie konntest du so verantwortungslos sein und ihn dort hinführen?«

»Ich und verantwortungslos? Er ist weggelaufen, okay? Und zwar wegen dir. Weil du uns unser Zuhause wegnimmst!«

Für ein paar Sekunden verschlug es ihr die Sprache. »Du hättest anrufen müssen! Es wäre deine Pflicht gewesen, uns Bescheid zu geben, dass du Elliot aus den Augen verloren hast.«

»Elliot hätte ganz sicher nicht von dir gefunden werden wollen.«

June stieß ein empörtes Keuchen aus. »Du hast unser Vertrauen missbraucht, Louisa! Wir haben dir Elliot aus reinem guten Willen für ein paar weitere Tage anvertraut, damit ihm die Umgewöhnung leichter fällt. Und was machst du? Du lässt zu, dass er sich in Gefahr bringt, und versäumst es, adäquate Hilfe zu rufen, weil du glaubst, er will nicht von uns gefunden werden? Ich dachte, du wärst allmählich erwachsen geworden!«

Das war zu viel. Wie eine Springflut ergoss sich Wut über meinen Körper, heiß und unnachgiebig brannte sie in meinem Herzen, bis ich nur noch rotsah. Dass Patrick ausstieg, um mir meine Privatsphäre zu lassen, nahm ich kaum noch wahr.

»Ich bin erwachsener, als du es jemals sein wirst! Du bist weggelaufen, als es schwierig wurde! Du hast uns allein gelassen. Du hast deinen kranken Ehemann sich selbst überlassen und in Kauf genommen, dass er …« Meine Stimme brach, als die Tränen kamen. Wütend wischte ich sie fort. »Ich habe mich all die Jahre um Elliot gekümmert. Seine Tränen getrocknet und ihn in den Schlaf gewiegt, wenn er Albträume hatte. Ich habe uns zusammengehalten, okay?«

Lange war es still am anderen Ende, sodass ich schon glaubte, June hätte aufgelegt. Doch dann räusperte sie sich und sprach mit tonloser Stimme weiter, als wären meine vorherigen Worte einfach an ihr abgeprallt. »Sobald die Ärzte Elliot im Krankenhaus untersucht haben, wird er bei mir, Granny und Grandpa einziehen. Genauso, wie es von Anfang an vorgesehen war. Grandpa kommt morgen früh vorbei und holt seine Sachen bei dir ab.«

»Was?«, keuchte ich. »Aber ihr seid Fremde für ihn. Er braucht mich. Gerade jetzt.«

»Was er jetzt braucht, ist Ruhe und Beständigkeit. Du klammerst dich so fest an ihn, dass ihm kaum Luft zum Atmen bleibt. Hast du schon einmal darüber nachgedacht, dass du vielleicht diejenige bist, die ihm schadet?«

»Ich? Nein, wir ...« Ich konnte nicht mehr sprechen. Zu wenig Sauerstoff schaffte es bis in meine Atemwege, sodass die Wut erstickte. Ich erstickte.

»Granny und Grandpa werden morgen noch einmal mit Mr. Ambler sprechen. Aus Sicht des Jugendamtes ist es sicherlich auch besser, wenn Elliot erst einmal Abstand vor dir hat.«

»Abstand?« Meine Stimme brach.

»Elliot muss sich an Kodiak und die neue Situation gewöhnen. Du bist dabei ein Störfaktor, Louisa. Du erinnerst ihn an all die schweren letzten Monate. Wie soll er da zur Ruhe kommen?«

Störfaktor? Ich bin ein Störfaktor?

»Ihr könnt mir den Kontakt zu meinem Bruder nicht verbieten. Ihr könnt ihn mir nicht wegnehmen!«, rief ich, schluchzte ich, schrie ich. »Elliot und ich, wir sind eine Einheit. Wir gehören zusammen.«

»Er ist bei deinen Großeltern in guten Händen. Mach dir keine Sorgen und ruh dich aus!« Ihre Stimme klang sanfter, fast schon liebevoll. »Ich werde dir heute Abend schreiben, wie es Elliot geht. Ich hoffe, er muss nicht im Krankenhaus bleiben.«

Dann legte sie auf. Einfach so. Wie paralysiert starrte ich auf das Display von Patricks Handy, bis es genauso schwarz wurde wie das Loch, das Junes Worte in mein Herz gerissen hatten. Ich zuckte zusammen, als sich die Fahrertür mit einem Klacken öffnete.

»Kann ich irgendetwas tun?«

Ich sah zu Patrick auf, wollte ihm sagen, dass alles umsonst gewesen war. Sein Einsatz bei Dr. Ortega. Der neue Job. Alles. Weil mein Bruder mir entrissen wurde. Einfach so. Als wäre ich eine Kriminelle, vor der man Elliot schützen musste. Dabei war ich doch seine Schwester. Seine Schwester, die ihn liebte, die sich nach Dads Tod Tag und Nacht um ihn gekümmert hatte, die alles für ihn tat. Ich war seine Schwester, die ihm versprochen hatte, dass sie ihn nie im Stich lassen würde. Komme, was wolle. Und nun reichte eine einfache Entscheidung meiner Großeltern aus, um all meine Versprechen Lüge zu strafen.

Ich griff nach dem Zündschlüssel und startete den Motor.

»Du solltest jetzt nicht fahren.« Patrick beugte sich in die Fahrerkabine, drehte den Schlüssel wieder herum und zog ihn aus dem Zündschloss.

»Aber ich muss zu meinem Bruder!«, rief ich. »Jetzt! Er braucht mich. Ich muss ihm erklären, dass ...« Meine Stimme vibrierte, und Patricks Gesicht verschwamm vor meinen Augen.

»Komm mal her!« Er zog mich aus dem Sitz direkt in seine Arme und alle Dämme brachen. Schluchzend vergrub ich meine Finger im kühlen Stoff seiner Jacke.

»Sie nehmen ihn mir weg. Einfach so. Und ich kann überhaupt nichts tun.«

Ich klammerte mich an Patrick, als wäre er der einzige Felsen inmitten meterhoher Wellen, die mich erbarmungslos in die Tiefe reißen wollten. Der Geruch des Meeres hing an ihm. Der Duft von Salz und einem Hauch von Kiefernnadeln. Ein weiteres Schluchzen schüttelte meinen Körper, als sich seine Arme um meinen Rücken schlossen und mich enger an seine Brust zogen. Herzschlag an Herzschlag standen wir da im Licht der Straßenlaternen. Er hielt mich zusammen. Flüsterte mir ins

Ohr, dass wir eine Lösung finden würden. Immer wieder und so lange, bis ich ihm glaubte.

Die letzten Kilometer bis zur Klinik übernahm Patrick das Steuer. Es fühlte sich absurd an, dass Elliot und ich uns erst vor wenigen Stunden voller Freude und Hoffnung in den Armen gelegen hatten. Und nun wusste ich nicht mal, wann ich ihn überhaupt wieder würde umarmen können.

»Möchtest du lieber allein reingehen?«, fragte Patrick.

»Ja, nein, ich ...« Tränen drängten zurück in meine Augen. »Ich weiß gar nicht, wo ich hinmuss.«

Patrick nickte nur. Er legte mir eine Hand auf meinen unteren Rücken, kaum dass wir ausgestiegen waren, und führte mich durch den Empfangsbereich und die zahllosen Gänge. Männer und Frauen in Uniform kamen uns entgegen, Pflegepersonal und Ärzte, doch ihre Gesichter, ihre freundlichen Grußworte flogen an mir vorbei, ohne dass ich sie greifen konnte. Oder wollte. Meine Gedanken galten Elliot. Verzweifelt versuchte ich, mir Sätze zurechtzulegen, Erklärungen, die ich ihm geben konnte. Irgendetwas, um ihn aufzufangen und ihm Zuversicht zu geben. Auch wenn ich selbst mich leer fühlte.

Du bist ein Störfaktor, Louisa.

Patricks Hand streifte meine und schickte einen kleinen Wärmeimpuls durch meinen Körper. Die Anspannung war in seine Schultern, seinen Kiefer zurückgekehrt, seit wir das Krankenhaus betreten hatten. Trotzdem blieb er neben mir und gab mir etwas von seiner Kraft ab.

»Bruderherz, da bist du ja! Ich hab dich schon überall gesucht.« Als wir die Notaufnahme betraten, sprang ein junger Mann von seinem Platz im Wartebereich auf und zog Patrick in eine fast schon theatralische Umarmung. »Du glaubst gar nicht, was ich mir für Sorgen gemacht habe!« Er trug den gleichen dunkelblauen Overall wie Patrick, der nicht perfekter an seinem athletischen Körper hätte sitzen können. Sein Haar war exakt gescheitelt und sein Lächeln charmant wie das eines Filmstars.

»Wer ist das? Deine Freundin?«, fragte er, als sein Blick auf mich fiel, doch Patrick machte keine Anstalten, mich vorzustellen.

»Was willst du hier, Kyle?«

»Mein Kumpel Mitch von der Rettungsstelle hat mich angerufen«, erklärte der Mann, der offenbar ein weiterer Bruder von Patrick war. »Er hat mir von deinem erneuten Nervenzusammenbruch berichtet. Du verstehst sicher, dass ich da nicht zögern konnte und umgehend Dr. Ortega informieren musste.«

Jegliche Farbe wich aus Patricks Gesicht. »Du hast *was*?«

Kyle klopfte ihm gönnerhaft auf die Schulter. »Ich kenn dich doch, Bruderherz. Du spielst deine Aussetzer gern herunter und gibst stattdessen vor, die Idealbesetzung für den Chief-Posten zu sein. Was deine Tauglichkeit betrifft, vertraue ich da lieber auf eine professionelle Einschätzung.«

»Du hast kein Recht, dich in meine Angelegenheiten einzumischen!« Patrick packte seinen Bruder am Kragen, dessen süffisantes Grinsen nur noch breiter wurde.

»Und du hast kein Recht, dir eine Stelle unter den Nagel zu reißen, die mir auf den Leib geschneidert ist!«

»Du hast doch keine Ahnung!« Patrick zog Kyle noch näher zu sich heran.

Gerade wollte ich dazwischengehen, da nährte sich das Klackern von Absatzschuhen.

»Gibt es hier ein Problem?« Dr. Ortegas Stimme hallte wie ein Gewehrschuss durch die Notaufnahme und ließ Patrick und Kyle sofort auseinanderweichen. Ihre Augenbrauen hoben sich, als sie mich bemerkte, doch sie kommentierte meine Anwesenheit nicht, sondern wandte sich Patricks Bruder zu.

»Sie haben mich angepiept, Mr. Bradshaw?«

»Mein Bruder hatte einen erneuten Nervenzusammenbruch. Als verantwortungsvolles Mitglied der Coast Guard habe ich es als meine Pflicht angesehen, Sie darüber zu informieren und nicht erst seinen Supervisionstermin abzuwarten.«

»Es geht mir gut! Mein Bruder reagiert völlig über.«

»Ach ja? Dann sollten Sie den Einsatzbericht der jüngsten Rettung anfordern. Der sagt mit Sicherheit etwas anderes.« Kyle lächelte gönnerhaft.

Dr. Ortegas durchdringender Blick fuhr zurück zu Patrick. Es war diese Art von Blick, unter der man sich schutzlos fühlte, nackt und ausgeliefert. Patrick verschränkte die Arme vor der Brust, und ich musste den Impuls unterdrücken, ihm eine Hand auf den Rücken zu legen. Ganz so, wie er es vor wenigen Minuten getan hatte, um mir Kraft zu geben.

»Möchten Sie mich in mein Büro begleiten und mir genauer berichten, was passiert ist, Mr. Bradshaw?«

»Es geht mir gut! Ich bin übernächtigt und stehe deswegen etwas neben mir. Das ist alles. Mein Bruder kann nicht verwinden, dass ich für die Position des Chiefs vorgesehen bin und nicht er. Das ist alles.«

»Er hatte eine lupenreine Panikattacke. Zum zweiten Mal innerhalb von zwei Tagen. Sie kennen seine Vorgeschichte, Dr. Ortega. Das ...«

Die Psychologin brachte Kyle mit einer herrischen Geste zum Schweigen. »Danke, Mr. Bradshaw. Die restliche Einschätzung können Sie gern mir überlassen. Guten Tag.« Mit einem Kopfnicken entließ sie Kyle aus dem Gespräch, der davon eindeutig überrumpelt war. Er zögerte, presste aber nach einer weiteren Geste von Dr. Ortega doch die Lippen aufeinander und machte auf dem Absatz kehrt. Erst, als er außer Hörweite war, taxierte Dr. Ortega Patrick ein zweites Mal.

»Sie kommen wie abgemacht zu unserem Supervisionstermin, und dann besprechen wir alles Weitere.«

Die Psychologin wollte sich schon zum Gehen wenden, als sich Patrick räusperte. »Darüber wollte ich noch mit Ihnen sprechen. Ich möchte für die Supervision mit einer anderen Therapeutin sprechen.«

Wenn sein Wunsch Dr. Ortega überraschte, ließ sie es sich nicht anmerken. »Das ist Ihr gutes Recht. Nur sind wir aktuell unterbesetzt. Die Therapeuten, die ad hoc für eine Supervision zur Verfügung stehen, sind begrenzt. Und wenn ich Ihren Bruder richtig verstanden habe, hat der Termin eine gewisse Dringlichkeit.«

»Was ist mit Ms. Richards?«

»Ich?«, fragte ich und sah Patrick verdutzt an, doch er mied meinen Blick.

»Ms. Richards befindet sich noch ganz am Anfang ihres praktischen Jahres. Sie kann bei der Supervision hospitieren. Alles andere halte ich für wenig sinnvoll.«

Ein Beben ging durch Patricks Körper, und die Erkenntnis traf mich wie ein Schlag vor die Brust. Er hatte Angst vor der Supervision, vor Dr. Ortega und ihrem durchdringenden Blick, weil er genau wusste, dass etwas nicht in Ordnung war. Weil er wusste, dass sein Bruder recht hatte und die Panikattacke nichts mit zu wenig Schlaf zu tun hatte. Deswegen hatte er einen Ausweg gesucht. Einen Ausweg, den er in einer unerfahrenen, verzweifelten Uniabsolventin gesehen hatte. Enttäuschung versackte wie ein Wackerstein in meinem Bauch, gepaart mit Scham und Wut auf mich selbst, weil ich so blind gewesen war. Ich hatte mich von seiner Ruhe blenden lassen, von seiner Hilfsbereitschaft und Wärme und hatte all seine Worte und Gesten auf mich bezogen. Dabei hatte ich übersehen, wie stark die Angst sein Verhalten bestimmte und wie hart er kämpfte, um das zu verbergen. Der Wackerstein in meinem Bauch wurde tonnenschwer, weil ich dieses Muster so gut kannte. Ich kannte die Ausflüchte, die Versuche, die Angst zu überspielen und jedes Hilfsangebot auszusperren – und der Wunsch, ihm zu helfen, wurde übermächtig.

»Es ist doch nur eine einfache Supervision, nichts weiter«, insistierte Patrick.

Bevor Dr. Ortega etwas erwidern konnte, zog ich die Aufmerksamkeit mit einem Räuspern auf mich. »Ich kann die Supervision übernehmen. Ich habe während meiner Unizeit bereits einige Erfahrung sammeln können.«

Endlich sah Patrick mich wieder an, sein Blick so voller Dankbarkeit und Erleichterung, dass mein törichtes Herz einen Sprung machte. Doch das musste jetzt aufhören. Genau jetzt. Denn wenn Dr. Ortega zustimmte, waren wir nicht länger Patrick und Louisa, sondern Klient und Therapeutin.

Die erfahrene Psychologin zögerte. Die steile Falte zwischen ihren Augenbrauen war zurück, während sich ihr Blick in meinen Kopf bohrte – als könnte sie allein damit feststellen, ob ich für die Aufgabe geeignet war.

»Gut«, sagte sie schließlich.

Patricks Schultern sanken und er hatte Mühe, sich ein erleichtertes Lächeln zu verbeißen.

»Ich erwarte morgen früh einen Vorschlag zu Ihrem konkreten Vorgehen. Das sollten wir im Vorfeld diskutieren.«

»Ich habe bereits einen.« Ich holte noch einmal tief Luft, bevor ich weitersprach. »Und zwar möchte ich vorschlagen, die Supervision um zwei bis drei diagnostische Sitzungen auszuweiten.«

»Was?«

Die Dankbarkeit in Patricks Blick verpuffte und wich zorniger Fassungslosigkeit. Er sah mich an, als hätte ich ihm einen Dolch in die Brust gestoßen, und das schmerzte mehr, als es sollte.

»So etwas brauche ich nicht. Es geht mir gut! Ich ...«

»Eben nicht, Patrick. Du bist heute da draußen bei Twins Cove dissoziiert. Du hast gezittert, geschwitzt und hast nach Atem gerungen. Du hast meine Anwesenheit vollkommen ausgeblendet, als wärst du in einer anderen Welt gefangen.« Ich schluckte gegen die Trockenheit in meiner Kehle an. »Und dann hast du geschrien. Voller Schmerz und Verzweiflung und Angst.«

»Das stimmt nicht! Es. Geht. Mir. Gut.«

»Ms. Richards hat recht. Diese Form von Symptomen sollte man nicht auf die leichte Schulter nehmen. Nicht als Rettungsschwimmer und schon gar nicht, wenn Sie die Beförderung zum Chief in Betracht ziehen.«

Patrick schüttelte den Kopf, die Augen aufgerissen vor Wut und Angst und Hilflosigkeit. »Aber ich brauche keine Diagnostik! Ich bin nicht krank.«

»Wenn dem so ist, werden wir das schnell herausfinden. Wir sehen uns morgen, Mr. Bradshaw.«

Er wollte noch etwas sagen, vielleicht seine Wut herausschreien oder seine Enttäuschung, weil ich ihm einfach in den Rücken gefallen war und er nicht verstand, warum es besser für ihn war, professionelle Hilfe anzunehmen. Doch dann nickte er nur, zog die Schultern zurück und machte ohne ein weiteres Wort, ohne einen weiteren Blick auf dem Absatz kehrt.

Dr. Ortega räusperte sich, und ich musste mich zwingen, meinen Blick von der Ecke zu lösen, hinter der Patrick verschwunden war.

»Sie sind befreundet?«

Ich schüttelte den Kopf. »Ja ... nein ... Eigentlich kennen wir uns kaum«, sagte ich und fühlte mich dabei wie eine Lügnerin. »Ich bin erst seit gestern hier in Kodiak.«

»Seit gestern erst? Und haben gleich den Commander der Kodiak Coast Guard auf Ihre Seite gezogen und noch dazu seinem Sohn zu diagnostischen Sitzungen verholfen?« Ihre Augen blitzten beinahe belustigt. »Klingt nach einer Geschichte, die Sie mir bei Gelegenheit unbedingt einmal erzählen müssen.«

Nur, dass diese Geschichte nicht annähernd so unterhaltsam sein würde, wie Dr. Ortega vermutete, sondern traurig und viel zu deprimierend.

11. Patrick

Hitze prickelte auf meinem Gesicht, als ich meinen Fuß auf den schwankenden Boden setzte. Feine Rußpartikel tanzten vor meiner Nase, vollführten ihre ganz eigene, faszinierende Choreografie. Still und unbeeindruckt von dem Chaos, das um sie herum wütete.

»Pat, komm endlich. Worauf wartest du noch?«

Die Stimme klang nah und vertraut und doch war ich mir sicher, sie lange nicht mehr gehört zu haben. Meine Kehle schnürte sich zusammen, und ich blinzelte, versuchte, etwas zwischen den Rußpartikeln zu erkennen. Jemanden zu erkennen. Doch da war nur das leuchtende Orange der Hitze. Und Rauch. So viel Rauch.

»Wo bleibst du? Sie verlassen sich auf uns, Patrick!« Hände griffen nach mir und zogen mich nach vorn, hin zum Rauch, hin zur Hitze, die beim Einatmen in meiner Lunge brannte.

Ich kann nicht atmen!

»Warte, wir dürfen nichts überstürzen!«, hörte ich mich sagen. »Wir brauchen einen Überblick. Wir …« Rauch kratzte in meiner Kehle und ließ mich husten.

»Sie verlassen sich auf uns!«, erwiderte die Stimme. Einmal und dann immer wieder.

Nein, wir müssen warten. Wir müssen vernünftig sein!

»Helft mir, ich will hier raus. Bitte, es tut so weh!« Elliots helle Stimme zerriss die Rauchschwaden, und auf einmal konnte ich ihn sehen. Klar und deutlich. Ich sah sein blutverschmiertes Gesicht, seine vor Angst aufgerissenen Augen, hörte sein Stöhnen und Weinen. Hände gruben sich in meinen Oberarm, fest und unnachgiebig, und ein Duft nach feinem Jasmin vertrieb den Gestank von Rauch aus meiner Nase.

Louisa!

»Wir müssen sofort zu ihm! Patrick, wir können ihn nicht im Stich lassen«, flehte sie mit tränenverschleierten Augen.

Sie zog an meinem Arm, bettelte und schrie, doch ich bewegte mich nicht. Ich blieb einfach stehen und sah in ihr vor Verzweiflung verzerrtes Gesicht. Sie zog mich in ihre Arme, ließ mich für einen Moment ihren Herzschlag spüren und gab mich dann frei. Ich schrie, als sie davonstürmte, mitten in die Rauchschwaden, mitten in die Flammen.

Louisa, nein! Bleib hier!

Ich schrie, doch statt der Worte war da nur Rauch. In meiner Lunge, in meiner Kehle, in meinem Mund. Ich wollte ihr hinterherlaufen. Ich wollte ihr helfen. Sie retten. Sie beschützen. Doch etwas packte mich von hinten, zog mich fort von ihr, ließ mich den Boden unter meinen Füßen verlieren. Und dann zersprangen die Flammen unter mir und um mich herum in Tausende Scherben.

Ich fuhr aus dem Schlaf, mit dem Geschmack von Ruß auf meiner Zunge und der Hitze der Flammen auf meiner Haut. Mein Shirt war schweißgetränkt, und ich rang nach Atem. Nach Fassung. Nach einer Erklärung für den donnernden Herzschlag in meinen Ohren. Bilder des Traums, Wortfetzen jagten durch meine Gedanken, und bittere Galle stieg meine Kehle empor. Ich kniff die Augen zusammen und zwang Sauerstoff in meine Bronchien. Ich atmete. Tief und regelmäßig. Bis die Bilder verblassten und die Worte verklangen. Zitternd sank ich zurück auf mein Kissen.

Verdammter Albtraum!

Ich drehte den Kopf zu meinem Wecker. Erst kurz vor fünf, aber an weiteren Schlaf war nicht zu denken. Also konnte ich genauso gut aufstehen, auch wenn ich jetzt schon wusste, dass der Tag es nicht wert war. Aber ich musste etwas tun. Irgendwas. Hauptsache, ich war beschäftigt und musste nicht nachdenken.

Ich zog mir das verschwitzte Shirt über den Kopf und zwang meinen Körper zu Push-ups, obwohl meine Muskeln noch immer steif von der gestrigen Trainingseinheit waren. Aber ich wollte dieses Ziehen spüren, das Brennen und Reißen, damit der Albtraum verschwand und die Anspannung nachließ.

Ich schaffte gerade einmal fünf Liegestütze, bevor sich Louisas Gesicht in meine Gedanken drängte. Was war ich doch naiv gewesen. Ich hatte geglaubt, nein gehofft, sie könnte mir helfen, diesen ganzen Psychoquatsch schnell hinter mich zu bringen. Dabei waren alle Psychologen gleich. Sie waren wie Bluthunde, wenn es darum ging, in den Angelegenheiten anderer herumzuwühlen und die Finger so lange in heilende Wunden zu legen, bis sie wieder aufrissen. Ich hatte mich von ihr blenden lassen, von ihrem traurig-schönen Lächeln, von ihrer Aufopferung für ihren Bruder und von meinem eigenen Herzen, das selbst jetzt in meiner Brust stolperte wie ein betrunkener Matrose.

Eine halbe Stunde später stapfte ich frisch geduscht und in Uniform in die Küche hinunter, aus der trotz der frühen Uhrzeit bereits Geschirrgeklapper drang. Kurz überlegte ich, mich einfach vorbeizuschleichen – für die besorgten Blicke meiner Mutter fühlte ich mich nach der kurzen Nacht noch nicht gewappnet. Doch dann stieg mir der Duft frisch aufgebrühten Kaffees in die Nase.

»Guten Morgen …« Das *Mom* blieb mir im Hals stecken, denn neben der Kaffeemaschine stand wider Erwarten mein Bruder Kyle und besaß die Dreistigkeit, mir auch noch frech entgegenzugrinsen. Auch er trug bereits seine Uniform und hatte sein Haar lächerlich perfekt gescheitelt.

»Bruderherz, du siehst ja furchtbar aus. Hattest du eine schwere Nacht?«

Der belustigte Unterton in seiner Stimme ließ mich innerhalb von Sekunden rotsehen. Ehe ich einen klaren Gedanken fassen konnte, war ich neben ihm und packte ihn am Kragen.

»Nenn mir einen vernünftigen Grund, warum ich dir dein selbstgefälliges Grinsen nicht gleich aus dem Gesicht schlagen sollte!«, presste ich zwischen zusammengebissenen Zähnen hervor.

»Sachte, Bruderherz, sachte. Mom hat die Uniform gerade erst frisch für mich gebügelt. Du willst doch ihre harte Arbeit nicht wieder zunichtemachen.«

Ich zog ihn noch näher zu mir heran, bis sich unsere Nasenspitzen beinahe berührten. »Du hattest kein Recht, zu Dr. Ortega zu gehen!«

»Ich glaube, da bekommst du etwas durcheinander, Bruderherz. Ich habe verantwortungsvoll gehandelt. Im Gegensatz zu dir.«

»Du verdammter …«

»Ich verdammter *was*? Willst du mir eine verpassen und Dad noch einen Grund geben, in dir die größte Enttäuschung der Bradshaws zu sehen? Nur zu, Pattipat. Ich halte dich nicht auf. Auch wenn es schade um mein hübsches Gesicht wäre.«

Ich löste meine Hand von Kyles Kragen, als hätte ich mir die Finger verbrannt. Mein Bruder taumelte gegen die Arbeitsplatte, das selbstgefällige Grinsen hatte sich regelrecht in seine Wangen gegraben.

»Hast du dir schon überlegt, wie du Dad die Extrarunde bei Ortega erklären willst? Was er wohl sagen wird, wenn er erfährt, dass du die Beförderung verspielt hast, weil du deinen Kopf nicht im Griff hast.«

»Ich habe die Beförderung nicht verspielt!«

»Deinen Optimismus möchte ich haben. Aber keine Sorge, ich werde da sein und die Scherben aufkehren. Auf mich kann Dad sich verlassen. Ich werde dafür sorgen, dass die Position in der Familie bleibt.«

Ich grub meine Fingernägel tief in meine Handflächen, damit ich meinen Bruder nicht gleich wieder am Kragen packte und so lange schüttelte, bis er endlich die Klappe hielt. »Genieß deinen Triumph. Suhl dich in meinem Leid. Aber ein Geheimnis kann ich dir verraten. Du kannst dich auf den Kopf stellen, alle Positionen, Trophäen und Titel gewinnen. In Dads Augen wirst du nie gut genug sein.«

»Oh, spricht da dein gekränktes Ego aus dir?« Er schnaubte und drehte sich um, griff nach der Kaffeekanne und goss sich den letzten Rest Kaffee in seine Tasse. »Wurmt es dich sehr, dass dein kleiner Bruder dir die sicher geglaubte Beförderung vor der Nase wegschnappen wird?«

»Du bekommst die Stelle nicht!«

Kyle klatschte lachend in die Hände. »Ich muss sagen, mir gefällt diese verbissene Seite an dir, Pattipat. So eine Beförderung macht doch gleich doppelt so viel Spaß, wenn man dafür einen Konkurrenten aus dem Ring fegen muss.«

Ich schnaubte. Unser Vater würde Kyle für diese Aussage auf die Schulter klopfen. Seit jeher versucht er, den Wettbewerb zwischen uns Brüdern zu schüren, was bei Kyle auch wunderbar funktionierte. Ich hatte immer nur schwimmen wollen. Schwimmen und Leben retten. Doch die Abmachung mit meinem Vater änderte alles. Ich hielt Joeys Zukunft in den Händen, und ich würde nicht zulassen, dass er von unserem Vater auf dessen vorgezeichnete Karriereleiter gedrängt wurde. Joey hatte etwas Besseres verdient als Leistungsdruck, Psychoterror und emotionale Kälte.

»Meinetwegen kannst du weiter deine Giftpfeile verschießen und Dad Honig ums Maul schmieren. Du wirst mich nicht davon abbringen, mich auf diese Stelle zu bewerben.«

»Ich drücke dir die Daumen, Bruderherz, wirklich. Dein Zittern hast du bis zur Prüfung ganz sicher im Griff. Erzähl der Ortega am besten auch gleich von den Albträumen. Wir wollen ja nicht, dass Schlafmangel dein Reaktionsvermögen beeinträchtigt.«

Ich schaffte es nicht, meine Gesichtszüge rechtzeitig unter Kontrolle zu bringen, was Kyle ein weiteres triumphierendes Lachen entlockte.

»Man hört dich schreien, Pattipat. Nur falls du dich fragst, woher ich von den Albträumen weiß. Die letzten beiden Nächte hast du hier ganz schön die Wände wackeln lassen.«

Ich musste hier weg. Keine Sekunde länger hielt ich es in der Küche aus, ohne die Beherrschung zu verlieren.

»An deiner Stelle würde ich mir Gedanken über einen Jobwechsel machen«, rief Kyle mir noch hinterher, bevor ich aus dem Haus stürmte. »Die Coast Guard kann keine Psychos gebrauchen.«

12. Louisa

Es war die pure Erleichterung, als mein Wecker endlich klingelte. Stundenlang hatte ich mich in meinem Bett herumgewälzt und versucht, mich erst mit Entspannungsmusik abzulenken und dann mit Podcasts. Doch die Stille war lauter gewesen. Ohne meinen kleinen Bruder war das Pensionszimmer zu groß, zu fremd, zu leer. Mir fehlten das Rascheln seiner Bettdecke, sein leises Schnarchen und die undeutlichen Worte, die er manchmal im Schlaf murmelte. Nicht genau zu wissen, wie es ihm ging, machte mich schier wahnsinnig. June hatte zwar geschrieben, dass er wohlauf sei und das Bein nur verstaucht und nicht gebrochen, aber das bedeutete nur, dass sein Körper schnell heilen würde. Seine Seele war etwas ganz anderes, und wie ich June kannte, verschloss sie davor einfach die Augen. In meiner Mittagspause würde ich sie anrufen und dazu bringen, mit Elliot sprechen zu dürfen. Wenigstens für fünf Minuten.

Um kurz nach sieben schwang ich mich aufs Fahrrad, um die zehn Kilometer bis zur Klinik zurückzulegen. So früh am Morgen kamen mir kaum Autos entgegen. Etwas, was in Seattle undenkbar gewesen wäre. Dort gab es immer zu viel Verkehr und zu viele Abgase, die das Radfahren in der Innenstadt zur Qual machten. Kodiak war das genaue Gegenteil. Kühler Fahrtwind zerzauste mir das Haar und hauchte mir den Geschmack von Salz und Freiheit auf die Lippen. Ich trat immer schneller und schneller in die Pedale, bis meine Lunge brannte und mein Kopf jegliche Gedanken fallen ließ. Bis ich nur noch das Kreischen der Möwen hörte, das Rauschen der Wellen und meinen eigenen schweren Atem.

Als ich den Hafen passierte, ging gerade die Sonne auf und tupfte gold-rosa Farbsprenkel in den Himmel, auf die Wellen und die auslaufenden Fischerboote. Über allem erhob sich das noch in Dunkelheit getauchte Bergmassiv wie ein letzter Bote der Nacht, der sein schwarzes Gewand noch nicht gegen das saftige Grün des Tages eintauschen wollte. Tränen brannten in meiner Kehle, als mich die Schönheit der Insel mit voller Wucht erwischte. Ich hatte bisher die Augen davor verschlossen, weil Kodiak nicht unser Zuhause war. Hier fehlte die Schaukel, die Dad für Elliot gebaut hatte, als er noch klein gewesen war, und der schief hängende Basketballkorb über dem Garagentor. Es fehlten all die warmen Erinnerungen, das watteweiche Gefühl von Geborgenheit und Zugehörigkeit, doch das bedeutete nicht, dass ich mich verschließen musste vor der salzigen Meeresluft, dem kräftigen Grün der Nadelwälder und der Rauheit der Berge. Ich durfte es genießen.

Eine angenehme Erschöpfung wogte durch meinen Körper, als ich eine Dreiviertelstunde später bei der Klinik ankam. Lange halten konnte sie sich allerdings nicht, denn pures Adrenalin flutete meine Adern, als ich durch die geschäftigen Flure zu Dr. Ortegas Büro lief. Das war nun also mein erster Arbeitstag. Und ich würde direkt mit einem Klienten starten, der es mir sicherlich nicht leicht machen würde. Wenn Patrick denn überhaupt noch wollte, dass ich ihn behandelte, nachdem ich ihm die diagnostischen Sitzungen eingebrockt hatte.

Dr. Ortega empfing mich mit einem freundlichen Lächeln. »Ist es in Ordnung, wenn ich Sie Louisa nenne?«, fragte sie und bot mir einen ihrer Sessel an.

»Natürlich.«

»Dann nennen Sie mich doch Carla. Das klingt nicht ganz so steif wie Dr. Ortega.« Lachfältchen fächerten sich rund um ihre Augen auf wie Sonnenstrahlen. Von der Ablehnung und Strenge des gestrigen Tages war nichts mehr zu sehen. »Sie haben gestern sehr verantwortungsbewusst gehandelt, auch wenn ich Ihnen angesehen habe, dass es Ihnen nicht leichtgefallen ist, diagnostische Sitzungen für Mr. Bradshaw vorzuschlagen.« Sie trat hinter ihren Schreibtisch und griff nach einem hellgrauen Hefter, den sie dort bereitgelegt hatte. Der Papprücken spannte sich um die Menge an Papier, die der Hefter fasste. »Das hier ist seine Akte. Die wichtigsten Punkte werden wir gleich besprechen, aber Sie sollten sich darüber hinaus einen Überblick über die vergangenen Gutachten verschaffen, bevor Sie heute Nachmittag in die erste Sitzung gehen.«

Vergangene Gutachten.

Mein Magen zog sich zusammen, als ich die Akte entgegennahm. Mit den Fingerspitzen fuhr ich über die raue Pappe, über die Knicke und den weichen Flaum der ausgefransten Ecken. Nach Patricks Panikattacke und seiner Angst vor der Supervision hatte ich schon erwartet, dass einiger Ballast auf seiner Seele lastete, doch der Umfang der Mappe überforderte mich. Wollte ich wirklich wissen, was da drinstand? Ohne dass Patrick eine Chance hatte, selbst zu entscheiden, was davon er mir anvertrauen und was er vorerst noch für sich behalten wollte?

Carla nahm mir gegenuber Platz und schlug die Beine übereinander. »Welche Erfahrungen haben Sie bisher mit der Behandlung von Traumata gemacht?«

Die Frage der erfahrenen Therapeutin kam einem Stoß gleich, der mich unvorbereitet in den Rücken traf. Ich verlor das Gleichgewicht, ruderte mit den Armen, versuchte, nicht zu stürzen. Nicht jetzt schon. An meinem ersten Arbeitstag. »Mit der Behandlung von Traumata?«

Carlas Augen verengten sich kaum merklich. Sie hatte mein Zögern bemerkt, ebenso wie den kurzen Schauder, der durch meinen Körper gewandert war.

»Haben Sie schon einmal Sitzungen begleitet, in denen traumainduzierte Störungsbilder eine Rolle gespielt haben? Sind Sie mit den Symptomatiken vertraut?«

Vertraut? Ich habe sie jahrelang hautnah miterlebt. In all ihren Facetten und mit all ihrer Unbarmherzigkeit.

»Meine Vertiefungsseminare und meine Abschlussarbeit haben sich um das Thema gedreht«, antwortete ich mit belegter Stimme.

»Gut, denn Mr. Bradshaw war vor einigen Monaten an einer Rettungsmission beteiligt, bei der zwei Personen, unter anderem ein zweiter Rettungsschwimmer, zu Tode gekommen sind«, erklärte sie. »Er zeigte damals Anzeichen einer akuten Traumareaktion, die sich aber im Laufe der Zeit nicht weiter verfestigte. Die Symptomatik, die Sie gestern geschildert haben, deutet jedoch darauf hin, dass sich aus der Traumareaktion doch eine PTBS entwickelt haben könnte.«

PTBS. Vier Buchstaben. So klein, dass sie kaum Platz auf einem Blatt Papier einnahmen, und doch so lastend, dass sie wie ein ganzes Gebirge auf meinen Brustkorb drückten, bis ich kaum noch Luft bekam.

Posttraumatische Belastungsstörung. Die zwei Worte, die sich hinter den Buchstaben verbargen, ließen hingegen erahnen, welcher Schrecken sich hinter dem Erkrankungsbild verbarg, das sich häufig bei Personen zeigte, die mit Extremsituationen konfrontiert wurden. Bei Polizisten, Feuerwehrleuten, Notärzten, Coast Guards. Und bei Soldaten … wie meinem Dad.

Ich atmete gegen das Gebirge auf meiner Brust an, zwang meine Emotionen, hinter dem Panzer zu bleiben.

Du kannst ganz ruhig weiteratmen, Louisa. Ein und aus. Ein und aus.

Patricks Worte, die mir schon am Flughafen so sehr geholfen hatten, durchbrachen die aufsteigende Panik in meinem Kopf. Seine Stimme, die mich anleitete, die Luft tief in meine Lunge strömen zu lassen. Ruhig zu bleiben. Bis das beklemmende Gefühl in meiner Brust abebbte und nur ein Kribbeln in meinen Armen und Händen zurückblieb.

»Ich kann den Fall nach wie vor übernehmen«, sagte Carla und taxierte mich weiterhin aufmerksam. »Falls sich der Verdacht auf eine PTBS erhärten sollte, könnte die Aufgabe zu umfangreich für ein praktisches Jahr werden.«

»Das sehe ich nicht so.« Die Worte kamen über meine Lippen, bevor ich genauer darüber nachdenken konnte. Carla hob eine Augenbraue. »Ich meine, ich möchte so viel wie möglich lernen, und es ist eine der Voraussetzungen für den Erhalt der Therapeutenlizenz, dass man einen Patienten von der Diagnostik bis zum Abschluss der Therapie begleitet. Je früher ich damit beginne, desto besser.«

Carla schwieg einen Moment und nickte schließlich. »Sie werden mich auf dem Laufenden halten. Wir werden die Sitzungen gemeinsam vor- und nachbereiten und die nächsten Schritte diskutieren.«

»In Ordnung.«

»Gut, dann machen Sie sich nun mit der Akte vertraut. Ich …«

Ein energisches Klopfen an der Tür unterbrach Dr. Ortega. Mit gerunzelter Stirn erhob sie sich aus ihrem Sessel und öffnete. Patrick stand vor der Tür, die Hände zu Fäusten geballt und vor Wut bebend.

»Sie können mir nicht einfach meinen Job wegnehmen!«, polterte er los, noch bevor Carla ihn hereinbitten und die Tür hinter ihm schließen konnte. Sein zorniger Blick blieb kurz an mir hängen, bevor er wieder zu der erfahrenen Psychologin herumfuhr. »Was haben Sie sich dabei gedacht?«

»Guten Morgen, Mr. Bradshaw«, antwortete Carla mit einem besonnenen Tonfall und deutete auf den leeren Sessel neben mir. »Setzen Sie sich erst mal, bevor wir in Ruhe darüber sprechen, was Sie so wütend macht.«

Patrick schnaubte und verschränkte die Arme vor der Brust. »Sie brandmarken mich vor meiner Crew, vor all meinen Kollegen, indem Sie mich einfach so degradieren lassen. Ohne irgendwelche handfesten Gründe. Einfach nur, weil mein Bruder und …« Er unterbrach sich und sah erneut zu mir. Das sonst so sanfte Grau seiner Augen glich poliertem Stahl. Hart, unnachgiebig, kalt. Dass wir uns gestern noch umarmt hatten, dass Patrick mir tröstende Worte ins Ohr geflüstert hatte, kam mich jetzt vor wie die verwaschene Erinnerung an einen Traum, der mir mit jeder weiteren Sekunde mehr durch die Finger glitt.

»Ich habe Ihnen weder den Job weggenommen noch habe ich Sie degradiert. Ich habe mich lediglich an die Vorschriften der Coast Guard gehalten, die bei der Verdachtsdiagnose PTBS greifen. Aufgrund ihres fachlichen Hintergrunds waren Ms. Richards' gestrige Schilderungen gravierend genug, um sofort zu handeln. Ohne ausführliche Diagnostik kann und darf ich Ihnen keine uneingeschränkte Arbeitserlaubnis erteilen.«

Patricks ganzer Körper versteifte sich innerhalb von Sekunden. Seine Schultern, seine zu Fäusten geballten Hände, sein Kiefer. »Es geht mir gut! Das habe ich Ihnen gestern schon gesagt. Ich. Bin. Fit!«

»Eine mögliche PTBS stellt ein Sicherheitsrisiko dar, Mr. Bradshaw. Sie können hundertmal beteuern, dass es Ihnen gut geht. Solange wir uns kein klares Bild darüber verschafft haben, woher Ihre Panikattacken kommen, können Sie nicht uneingeschränkt Einsätze fliegen.«

»Aber ich werde da draußen gebraucht. Von den Verunglückten. Von meiner Crew!«

»Sie können weiterhin arbeiten – als Assistenz eines weiteren Rettungsschwimmers mit einem Dienstgrad von mindestens einem AST-Level 2.«

Patrick fuhr sich durchs Haar. »Ich gehöre zum AST-Level 1, und Sie wollen mich zum Schüler eines Level 2 degradieren? Wissen Sie, wie vielen Menschen ich mit meinen eigenen Händen das Leben gerettet habe? Und das soll jetzt der Dank sein? Sie schieben mich aufs Abstellgleis, weil Sie glauben, dass ich nicht mehr perfekt funktioniere?«

Die Verzweiflung in Patricks Stimme, seine Worte, die Fassungslosigkeit in seinem Blick brachten Bilder zurück, Gesprächsfetzen und Flüche.

Abstellgleis.

Mein Dad hatte genau das gleiche Wort verwendet, als ihm eröffnet worden war, dass er mit seiner Diagnose aus dem aktiven Dienst ausscheiden musste. Von da an war er verändert gewesen und die Krankheit nur noch stärker.

»So sind die Vorschriften, Mr. Bradshaw. Niemand schiebt Sie auf irgendein Abstellgleis. Doch Ihre Gesundheit geht vor! Genauso wie Ihre Sicherheit, die Ihrer Crew und der Menschen, die sich darauf verlassen, dass Sie Ihnen zu Hilfe kommen. Also lassen Sie uns diese Diskussion bitte beenden. Sie führt zu nichts, solange wir keine Diagnostik gemacht haben!«

Man hätte eine Stecknadel fallen hören können, bis Patrick schließlich die Schultern sinken ließ, hörbar ausatmete und mich ansah, als wäre ich ein notwendiges Übel, das er trotz aller Versuche nicht umgehen konnte. »Wann fangen wir an?«

Gar nicht, wollte ich aus Reflex antworten, weil mir die Ablehnung in Patricks Blick viel zu nah ging. Weil mich seine Angst vor den Sitzungen, sein Sträuben, seine Wut an meinen Dad erinnerten und ich nicht wusste, ob ich schon bereit war, jemanden mit derselben Krankheit zu behandeln, die ihn mir genommen hatte. Ich hielt die Luft an, bis meine Lunge brannte, blinzelte und versuchte, die Bilder wegzuschieben, doch vergebens. Das wächserne Gesicht meines Dads, seine geschlossenen Augen, die blauen Lippen waren so real, als wäre ich zurück in dem Moment, der meine Welt aus den Angeln gehoben hatte.

»Ms. Richards?«

Dr. Ortegas tiefe Stimme drang nur gedämpft zu mir durch, doch als ich sie ansah, zersprang das Bild meines Vaters in tausend Stücke, und meine Sicht wurde wieder klar. Ich konnte die Verantwortung nicht einfach wegschieben und weglaufen, weil es einfacher und weniger schmerzhaft war. Ich konnte nicht noch mehr Schuld auf mich laden. Es war mein Job zu helfen. Es war meine Aufgabe!

»Entschuldigung. Ich war kurz woanders.« Ich räusperte mich, zwang mich, Patrick anzusehen und nicht erneut an das Gesicht meines leblosen Vaters zu denken. »Wir belassen es bei unserem Termin heute Nachmittag. Bis dahin habe ich mich in die Akte eingelesen.«

Für einen Moment hielt Patricks Blick meinen fest und ein Funke der vertrauten Wärme blitzte in seinen Augen auf, als hätte er gespürt, wie sehr ich das gerade brauchte. Doch nur einen Wimpernschlag später saß die abweisende Maske wieder an Ort und Stelle, und er preschte ohne ein Wort des Abschieds aus Carlas Büro.

13. Louisa

Gegen Mittag schoben sich Wolken vor die Sonne, und der Wind frischte auf. Trotzdem hielt ich es keine Sekunde länger in dem kleinen Sprechzimmer aus, das Dr. Ortega mir zugeteilt hatte. Eingewickelt in meinen Mantel klemmte ich mir Patricks Akte unter den Arm und machte mich mit einem Becher Kaffee auf den Weg zu dem kleinen Park, der zum Klinikgelände gehörte. Es handelte sich um gerade einmal drei Bänke, die wie auf einer Perlenschnur aufgefädelt am Rand eines Nadelwalds aufgestellt worden waren. Aber ich war nicht wählerisch, solange ich nur endlich wieder atmen konnte, ohne triste Wände um mich herum und den allgegenwärtigen Geruch von Desinfektionsmittel in meiner Nase.

Ich stellte den Kaffeebecher neben mich auf die Bank, legte mir die Akte auf den Schoß und rief June an. Wider Erwarten nahm sie sofort ab, konnte mir jedoch Elliot nicht geben, weil er angeblich mit Granny auf dem Weg war, sich seine neue Schule anzuschauen. Immerhin ließ sie sich das Versprechen abringen, mich nach meiner Schicht zurückzurufen, damit ich wenigstens kurz mit meinem Bruder sprechen konnte.

Ich schob das Handy zurück in meine Manteltasche, schloss die Augen und lauschte dem Wind, der die Bäume rauschen ließ wie Wellen und ihnen einen herrlich würzigen Duft entlockte, der sich beruhigend auf meine überreizten Nerven legte. Lange konnte ich es nicht mehr hinauszögern, all die Berichte zu lesen. Schließlich war der Termin mit Patrick schon um fünfzehn Uhr, und bis dahin sollte ich einen umfassenden Überblick über seine Vorgeschichte haben. Mit einem Kloß im Hals schlug ich die Akte auf.

Patrick sah mir von einem Passbild in der oberen rechten Ecke entgegen. Mit ernstem Blick, perfekt gescheiteltem Haar, gekleidet in seine dunkelblaue Uniform. Seine Kiefermuskeln traten auf dem Foto deutlich hervor, als hätte er die Zähne fest aufeinandergebissen. Seine grauen Augen waren genauso kühl wie bei unserem Zusammentreffen heute Morgen, und ich fragte mich, ob die Wärme, die ich sonst darin gesehen hatte, nur gespielt gewesen war. Ein Schutzmechanismus, der Menschen in seinem Umfeld davon abhielt, zu viele Fragen zu stellen.

Ich überflog die erste Seite, die einem Lebenslauf ähnelte. Geburtsdatum, Schullaufbahn, seine Ausbildung zum Rettungsschwimmer, der Abschluss mit Auszeichnung. Alles tadellos. Ein perfektes Leben. Zumindest auf den ersten Blick. Zumindest auf dem Papier.

Ich blätterte um. Die nächste Seite umfasste einen Bericht eines Dr. Miller, der ein weiterer Kollege von Carla sein musste. Ich schaffte gerade einmal zwei Zeilen, dann schlug ich die Akte wieder zu und schnappte nach Luft.

Es fühlte sich falsch an, in Patricks Leben herumzuschnüffeln, mir seine Geschichte in den nüchternen Worten fremder Menschen durchzulesen und mir daraufhin eine Meinung zu bilden. Ohne ihm die Chance zu geben, mir selbst zu erzählen, was er erzählen wollte. In seinem Tempo. Mit seinen Schwerpunkten. In seinen Worten.

»Louisa, hi, das nenne ich mal eine glückliche Fügung.« Taya, die Copilotin aus Patricks Crew, kam mit einem breiten Grinsen auf mich zugejoggt. Sie trug eine hautenge Trainingshose und einen Hoodie und zog die In-Ear-Kopfhörer aus ihren Ohren, als sie vor mir stehen blieb. »Dich hätte ich hier gar nicht erwartet.«

»Ich arbeite seit heute in der Klinik und gönne mir gerade etwas frische Luft.« Schnell schlug ich die Akte zu und legte die Hände so auf das Deckblatt, dass sie Patricks Namen nicht lesen konnte. »Und du?«

»In meiner Pause drehe ich immer eine schnelle Runde von der Air Station über die Klinik und den kleinen Wald und wieder zurück.« Sie wischte sich mit dem Ärmel über das schweißnasse Gesicht. »Ich wollte dich nachher sowieso anrufen, aber wenn du willst, können wir auch jetzt alles Nötige klären. Hast du kurz Zeit?«

»Du wolltest mich anrufen? Warum? Geht es darum, dass du uns in deinem Flugzeug mitgenommen hast?« Siedend heiß fiel mir ein, dass ich ihr gar nicht angeboten hatte, etwas für unseren Flug zu bezahlen. Wie peinlich.

Taya runzelte die Stirn, was dazu führte, dass sich eine Schweißperle auf ihrer Stirn löste und ihre Schläfe hinunterrann. »Was? Nein, ich wollte mit dir über die Wohnung sprechen.«

Jetzt verstand ich gar nichts mehr. »Über welche Wohnung?«

»Pat meinte, du suchst eine? Zumindest habe ich seine Nachricht so interpretiert.« Sie zog ihr Handy aus der Bauchtasche ihres Hoodies, wobei ich ihr nur perplex zuschauen konnte. Patrick hatte ihr geschrieben? Wann? Und warum hatte er nichts gesagt?

»Ich zieh nämlich demnächst aus.« Ein Lächeln machte sich auf Tayas Lippen breit, das so gar nicht zu dem wehmütigen Blitzen in ihren Augen passen wollte. »Mein Freund Curtis lässt gerade ein Haus für uns umbauen. Bis das fertig ist, könntest du einfach zu mir ziehen. Und sobald ich weg bin, hast du die Wohnung für Elliot und dich allein. Was meinst du?«

Ich blinzelte, während ich versuchte zu verstehen, was sie mir da gerade angeboten hatte. »Ist das dein Ernst?«

»Na sicher, sonst würde ich nicht fragen. Weißt du, ich hänge an meiner Wohnung. Der Gedanke, sie *irgendjemandem* zu überlassen, wenn ich ausziehe, hat mich ganz verrückt gemacht. Aber euch beiden würde ich sie nur zu gern geben. Dann kann ich sie ja vielleicht noch hin und wieder besuchen.«

Mit Patricks Akte im Arm sprang ich auf und zog Taya an mich, weil mir die Worte fehlten. Ihr melodisches Lachen vibrierte in meinen Ohren, als sie meine Umarmung erwiderte. »Ich weiß gar nicht, was ich sagen soll«, sagte ich mit gepresster Stimme.

»Ich brauche nicht mehr als ein Ja.« Als Taya sich von mir löste, strahlten auch ihre Augen. »Du kannst dir die Wohnung natürlich erst mal in Ruhe anschauen. Nicht, dass du denkst, du musst die Katze im Sack kaufen.«

Und auch das hätte ich getan. »Danke, Taya. Wirklich! Du glaubst gar nicht, wie sehr du Elliot und mir damit hilfst. Von Herzen danke!«

»Ich glaube, wir sollten beide eher Patrick danken. Ohne ihn hätte ich gar nicht gewusst, dass ihr auf der Suche seid.«

Mein Herz machte einen kleinen Sprung. »Du meintest, er hat dir geschrieben. Darf ich fragen, wann das war?«

Taya warf einen erneuten Blick auf ihr Handy. »Gestern Abend. Kurz nach zehn.«

»Gestern Abend?«, fragte ich überrascht. Da war längst klar gewesen, dass er wegen mir nicht nur an der Supervision teilnehmen, sondern auch mehrere diagnostische

Sitzungen über sich ergehen lassen musste. Und trotzdem hatte er Taya für mich um Hilfe gebeten.

»Ich muss jetzt weiter«, sagte sie und unterbrach damit meine Gedanken. »In einer halben Stunde ist meine Pause vorbei, und ich muss vorher unbedingt noch unter die Dusche springen. Was hältst du davon, heute Nachmittag vorbeizukommen, und ich zeige dir die Wohnung? Dann können wir auch alles Weitere besprechen.«

»Heute Nachmittag bin ich leider terminlich eingespannt«, erwiderte ich und fragte mich im gleichen Atemzug, ob es wirklich eine gute Idee war, Tayas Hilfe anzunehmen. Schließlich war sie nicht nur Patricks Arbeitskollegin, sondern auch eine Freundin. Außerdem war es keine gute Ausgangsbasis für eine Therapeuten-Patienten-Beziehung, wenn ich in Patricks Schuld stand. Andererseits wäre diese Wohnung ein weiterer wichtiger Meilenstein, um die Vormundschaft für Elliot zurückzubekommen.

»Dann übermorgen. Morgen hab ich nämlich den ganzen Tag Bereitschaftsdienst.«

Bevor ich widersprechen konnte, schob Taya ihre Kopfhörer zurück in die Ohren, hob die Hand und joggte davon.

Kurz vor fünfzehn Uhr war ich zurück in meinem kleinen Sprechzimmer und zwang mich, still auf meinem Schreibtischstuhl zu sitzen, obwohl jeder Zentimeter meines Körpers vor Nervosität kribbelte. Immer wieder hielt ich die Luft an, lauschte, ob sich bereits Schritte näherten. Doch das Quietschen auf dem Linoleumboden blieb aus.

Patricks Akte hatte ich nicht noch einmal aufgeschlagen. Stattdessen hatte ich mir Stichpunkte zu meinem Vorgehen gemacht und diese mit Carla abgestimmt. Ich war vorbereitet und irgendwie auch nicht.

Die Minuten verrannen, ohne dass etwas passierte.

Fünfzehn Uhr verstrich.

Patrick verspätete sich um fünf Minuten und dann um zehn.

Mit jedem Millimeter, den sich der große Zeiger auf der Uhr auf meinem Schreibtisch weiterschob, wurde das Kribbeln unerträglicher. Wo blieb er nur? Hatte ihn etwas aufgehalten oder versetzte er mich?

Als bereits eine Viertelstunde verstrichen war, beschloss ich, Carla um Rat zu fragen. Ich zog die Tür auf und prallte direkt gegen Patricks Brust. Seine Hände schlossen sich um meine Schultern, und ich war zurück auf dem Flughafen in Anchorage, zurück in dem Moment unserer ersten Begegnung. Als sein raues Lachen durch meinen Körper gerieselt war und ein Prickeln in meinen Fingerspitzen hinterlassen hatte. Die Seifenblase platzte, als Patrick mich mit Bestimmtheit von sich schob.

»Die Besprechung mit der Crew hat länger gedauert.«

Kein Hallo. Keine Entschuldigung. Nur aufeinandergepresste Lippen und müde Augen.

»Oh, alles klar, kein Problem«, stotterte ich und versuchte, meine Reaktion auf die plötzliche körperliche Nähe mit einer wegwerfenden Handbewegung zu überspielen. Hastig machte ich einen Schritt zurück, damit Patrick das Sprechzimmer betreten konnte.

»Setz dich doch.« Ich deutete auf die kleine Sitzecke mit den in die Jahre gekommenen Ledersesseln.

»Sieht das Protokoll nicht vor, dass wir uns siezen?«, fragte er und trat an das kleine Fenster, das zum Parkplatz rausging, die Hände tief in den Taschen seiner Uniform vergraben. Unter dem glatten Stoff zeichneten sich seine Rückenmuskeln ab, ein jeder zum Zerreißen gespannt.

»Wenn Sie sich damit wohler fühlen, gern.«

Patricks Schultern zuckten. »Das klingt lächerlich.«

Finde ich auch. Ich wartete einen Moment, bevor ich fragte: »Wie geht es dir?«

»Ist das eine rhetorische Frage?« Er wandte sich vom Fenster ab, und sein Blick fiel auf die Akte, die ich auf dem Schreibtisch abgelegt hatte. »Wie fällt deine professionelle Einschätzung aus, jetzt, wo du mich einmal durchleuchtet hast?«

»Ich hab sie nicht gelesen«, antwortete ich, woraufhin er erstaunt die Augenbrauen hob.

»Gehört das nicht zu deinem Job?«

Ich ließ mich auf einen der Sessel sinken und bedeutete ihm erneut, mir gegenüber Platz zu nehmen. »Ich würde lieber von dir hören, was passiert ist. In deinen eigenen Worten.«

Der Ansatz eines Grinsens lockerte seine angespannten Gesichtszüge. »Du klingst wie meine Highschool-Lehrerin.«

»Und du lenkst vom Thema ab.«

»Einen Versuch war es wert.« Er wandte mir erneut den Rücken zu, und Stille senkte sich über das Sprechzimmer. Für zwei Minuten, dann für fünf.

Einer meiner Dozenten an der Uni hatte einmal gesagt, dass das mit das Schwerste in unserem Job war – Stille auszuhalten. Wir Menschen hatten von Natur aus das Bedürfnis, Schweigen mit Worten zu füllen, egal, wie unsinnig sie waren. Es fiel uns schwer, anderen den Raum zu geben, um sich zu sammeln, zu überlegen und den Mut zu finden, das zu sagen, was ihnen wirklich auf der Seele lag.

»Du solltest lieber die Akte lesen«, meinte Patrick schließlich, ohne mich anzusehen.

»Warum?«

»Weil es effizienter ist.«

»Es geht nicht um Effizienz, Patrick, sondern um deine Gesundheit«, wandte ich ein, woraufhin er herumfuhr, die Augen zu Schlitzen verengt.

»Wie oft soll ich mich noch wiederholen? Es geht mir gut! Ich bin nur hier, weil mein Bruder ein Meister darin ist, Intrigen zu spinnen.«

»Wenn dem so ist, verbringen wir zwei bis drei Sitzungen miteinander, und die Sache ist erledigt.«

Und wenn nicht?

Die Frage stand Patrick deutlich ins Gesicht geschrieben. Er begann, im Raum auf- und abzulaufen – ruhelos wie ein eingesperrtes Tier, das einfach keinen Ausweg fand. Ich sah ihm zu, zählte innerlich immer wieder bis zehn, um die Stille erträglicher zu machen. Dann blieb er endlich vor mir stehen. Groß und breitschultrig und doch so verloren, dass mir die Kehle eng wurde.

»Also gut, was muss ich tun?«

»Erzähl mir, warum du Angst vor der Supervision hast.«

Patrick verschränkte die Arme vor der Brust. »Ich habe keine Angst. Ich halte nur nicht viel davon.«

»Warum nicht?«

»Weil es nichts bringt, etwas zu zerreden, was man nicht mehr ändern kann.«

»Trotzdem kann es manchmal helfen, Dinge auszusprechen und Emotionen in Worte zu fassen. Es nimmt ihnen die Macht über unsere Gedanken, wenn wir sie teilen.«

Ein freudloses Lachen perlte über Patricks Lippen. »Nicht, wenn man sie mit Personen teilen muss, die keine Ahnung haben, wie es da draußen ist. Die nicht wissen, wie es sich anfühlt, wenn man machtlos ist gegen die Naturgewalten. Wenn man hilflos zusehen muss, wie die Wellen alles verschlingen.«

Die Bitterkeit in seiner Stimme schnürte mir die Kehle zu. »Das verstehe ich«, erwiderte ich leise, und Patrick sah mich überrascht an. Kurz war ich versucht, ihm von meinem Dad zu erzählen. Davon, dass niemand verstanden hatte, wie es sich anfühlte mitzuerleben, wie der eigene Vater neben seinen Dämonen verblasste. Bis nur noch ein Schatten übrig war und dann gar nichts mehr. Doch das gehörte nicht hierher. »Trotzdem möchte ich, dass du weißt, dass ich dir zuhören werden. Ich werde nichts bewerten und nichts zerreden. Sondern einfach nur zuhören.«

Patrick schüttelte den Kopf und ließ dennoch meinen Blick nicht los. Meine Worte arbeiteten in ihm, bis er schließlich die Schultern sinken ließ und endlich auf dem Sessel mir gegenüber Platz nahm. »Ich habe meinen Fokus verloren. Während der Übung in Anchorage und gestern auch, als wir versucht haben, Elliot zu retten. Zufrieden?«

»Was meinst du mit Fokus?«

Sein Adamsapfel sprang mehrmals auf und ab, bevor er antwortete: »Es bedeutet, dass ich Herr der Lage bin. Ich bin die Ruhe selbst. Kein rasender Puls, kein hektisches Atmen. Ich habe die Kontrolle, den Überblick. Ich lasse mich nicht ablenken von peitschenden Wellen, heulenden Sturmböen ...« Er stockte, schluckte. »... und verzweifelten Menschen.«

»Aber dieses Mal war es anders?«

Seine Finger gruben sich in das weiche Leder der Sessellehnen, bevor er nickte und dann die Augen niederschlug. Er schämte sich. Er schämte sich, weil er nicht funktioniert hatte, wie man es von ihm erwartete, und das ließ gleichermaßen Traurigkeit wie Wut in mir aufsteigen.

»Du bist keine Maschine, Patrick.«

»Aber ich bin Rettungsschwimmer. Menschen in Not verlassen sich auf mich. Sie verlassen sich darauf, dass ich mich im Griff habe und mir nicht wegen eines kleinen Feuers in die Hosen mache.« Seine Stimme wurde mit jedem Wort lauter, wütender.

Ich konnte nur erahnen, wie ohrenbetäubend die Wut in seinem Kopf sein musste. Wie hart er mit sich selbst ins Gericht ging. »Du trägst eine große Verantwortung, das verstehe ich. Trotzdem heißt das nicht, dass du perfekt sein musst und keine Angst haben darfst. Auch ein Rettungsschwimmer darf einen schwachen Moment haben.«

»Nein!«, erwiderte er mit Nachdruck. »Ein schwacher Moment bedeutet da draußen den Tod, Louisa. Ein schwacher, ein unaufmerksamer Moment gefährdet die Menschen, die all ihre Hoffnung in mich setzen. Er gefährdet meine Crew, die gesamte Mission!«

»Das klingt sehr endgültig.«

»Ist es auch.«

»Und was tust du, wenn es wieder zu so einem Moment kommt?«

Patricks Kinn ruckte nach vorn. »Das wird nicht passieren!«

»Wenn du dir das einredest, gibst du der Angst nur noch mehr Nahrung«, erwiderte ich mit energischer Stimme, weil ich das Gefühl hatte, anders nicht zu ihm durchzudringen. »Also, was tust du, wenn du deinen Fokus wieder verlieren solltest?«

»Das wird nicht ...«, setzte er erneut an, bevor er verstummte und die Lippen aufeinanderpresste. »Ich hab keine Ahnung.«

»Dann lass mich dir helfen. Lass uns die nächsten Sitzungen nutzen, um der Ursache für das Zittern und den Fokusverlust auf den Grund zu gehen.«

Ich hatte die Worte kaum ausgesprochen, da verschränkte Patrick wieder die Arme vor der Brust. »Es geht mir gut, Louisa!« Sein altes Mantra war zurück und der Moment der Offenheit vorbei. »Ich stehe unter Druck, mehr nicht. Wegen der Beförderung zum Chief. Schreib das meinetwegen in deinen Bericht, und gut ist's. Ich werde da draußen gebraucht und kann meine Zeit nicht mit dem Herumstochern in irgendwelchen alten Geschichten verschwenden.«

»Du wirst um die nächsten Sitzungen nicht herumkommen, Patrick.«

»Und was sollen die bringen? Wie willst du beurteilen, ob ich den Naturgewalten da draußen gewachsen bin, wenn wir uns auf bequemen Sesseln gegenübersitzen und einfach nur reden?«

»Das ...«

Patrick stieß ein fast schon belustigtes Schnauben aus und erhob sich. »Es ist eben genauso, wie ich gesagt habe. Du hast keine Ahnung, was da draußen passiert. Du kennst weder die Herausforderungen noch die Bedingungen, unter denen wir Rettungsschwimmer arbeiten müssen. Mein Job ist es, Menschenleben zu retten, und da werde ich meine Zeit nicht damit verschwenden, in der Vergangenheit herumzustochern und mir von dir einreden zu lassen, sie hätte immer noch einen Einfluss auf mich.« Er stürmte zur Tür und griff schon nach der Klinke, als ich ebenfalls aufsprang.

»Dann zeig sie mir!«, rief ich, bevor ich mir darüber im Klaren war, was ich da vorschlug. »Zeig mir die Bedingungen, unter denen ihr arbeitet!«

Patrick hielt abrupt inne und sah mich an, als hätte ich mich vor seinen Augen in ein sabberndes Alien verwandelt.

»Du willst mit uns rausfliegen?«

Mir rutschte das Herz in die Hose. *Ja, nein, keine Ahnung. Wollte ich? Sollte ich?* »Das wäre eine Möglichkeit, um mir ein realistisches Bild zu machen.«

»Aber du bist Zivilistin«, wandte Patrick ein.

»Dein Vater hat es geschafft, mir diesen Job zu verschaffen, obwohl Dr. Ortega dagegen war. Da sollte doch ein Helikopterflug kein Problem darstellen.«

Patricks Kiefermuskeln zuckten, als er sich ein Grinsen verbiss. »Dann treffen wir uns morgen früh um acht Uhr an der Air Station. Sei pünktlich!«

Ohne ein weiteres Wort stieß er die Tür des Sprechzimmers auf und verschwand im Flur.

14. Patrick

Mein erster Arbeitstag als degradierter Rettungsschwimmer war kaum eine halbe Stunde alt, da setzte der Dienstplan der ganzen Farce auch noch die Krone auf. Ausgerechnet Andy Edwards sollte für die heutigen Einsätze meinen Aufpasser spielen. Ein Rettungsschwimmer, der gerade frisch das AST-Level 2 erreicht und dem ich erst letzte Woche noch Tipps für seine Prüfung gegeben hatte. Ich griff mir an die Nasenwurzel. Mir blieb aber auch gar nichts erspart.

»Guten Morgen, Patrick.« Louisas sanfte Stimme ertönte unerwartet hinter mir und hinterließ eine Gänsehaut auf meinen Armen.

»Was machst du denn schon hier?«, fragte ich überrascht. Wir waren eigentlich erst in einer Stunde vor der Schranke zur Air Station verabredet gewesen, weil Zivilisten ohne Begleitung keinen Zutritt zum Gelände der Coast Guard bekamen.

»Ich war etwas früher dran und hab Scott draußen getroffen. Er war so lieb, mir damit zu helfen.« Lächelnd hielt sie einen Gästeausweis hoch und konnte damit doch nicht über die Müdigkeit in ihren rot geränderten Augen hinwegtäuschen. Ich hätte sie fast nach Elliot gefragt, doch seit gestern fühlte es sich falsch an. Sie war nun nicht mehr einfach nur Louisa. Sondern meine Therapeutin. Ihr Privatleben hatte in unseren Gesprächen nichts mehr zu suchen.

»Hat Scott dir schon eine kleine Führung gegeben?«

Neugier erhellte ihr Gesicht. »Nein, aber haben wir denn dafür überhaupt Zeit?«

»Solange es keinen Alarm gibt, schon.« Ich deutete auf die Lautsprecher und roten Warnleuchten, die alle paar Meter an der Decke angebracht waren. »Was möchtest du zuerst sehen?«

»Die Helikopter!«, antwortete sie wie aus der Pistole geschossen. »Ich meine, wenn das geht.«

»Klar, komm mit.« Ich führte sie vorbei an unseren Aufenthalts- und Umkleideräumen hin zu einer Tür, die uns raus auf den Flugplatz der Air Station führte.

Als wir ins Freie traten, schlug uns feiner Sprühregen ins Gesicht. Da die Dämmerung erst in etwa einer halben Stunde einsetzen würde, leuchteten Flutlichter den Platz aus und verwandelten die feuchte Asphaltfläche in einen großen golden leuchtenden Spiegel.

»Wenn du die Augen ein bisschen zusammenkneifst, kannst du weiße Markierungen auf dem Boden erkennen. Dort starten und landen unsere Helis. Und da hinten ...« Ich deutete auf die hell erleuchtete Linie, die sich senkrecht zum Flugplatz erstreckte. »Das ist der Pier, wo normalerweise unsere Rettungskreuzer ankern. Aktuell befinden sich alle in Bereitschaft in der Beringsee. Die nächsten Tage soll es da draußen ziemlich ungemütlich werden. Damit wir schnell reagieren können, haben wir unsere Schiffe bereits an strategischen Punkten in Position gebracht.«

»Bist du auch manchmal auf einem der Rettungskreuzer stationiert?«

»Selten. Ich gehöre in einen Helikopter.«

»Verstehe.« Louisas nachdenklicher Blick ließ jedes weitere Wort in meinem Kopf verpuffen. Regentropfen hatten sich in ihren Wimpern verfangen. Als sie blinzelte, rollte ein Tropfen wie eine goldene Perle über Wange und Kieferknochen bis hinunter zur Wölbung ihres Halses, wo er in ihrem Schal versickerte. Der Drang, eine Hand auszustrecken und die feuchte Spur auf ihrer Haut mit meinem Finger nachzufahren, war beinahe übermächtig.

Louisa räusperte sich, was meinen Blick zurück zu ihren Augen schnellen ließ, die im Flutlicht loderten wie Leuchtfeuer.

»Und wo sind die Helikopter?«, fragte sie mit rauer Stimme.

»Dort hinten im Hangar.«

»Dann sollten wir uns beeilen, sonst hat uns der Regen gleich vollkommen durchnässt.«

Wasser spritzte gegen unsere Hosenbeine, als wir zu der weißen Halle mit den gewaltigen Schiebetoren hinübereilten. Der dröhnende Bass eines 80er-Jahre-Rocksongs hüllte uns ein, kaum dass ich die Tür aufgezogen hatte, die in eines der Tore eingelassen war. Jeden Tag war einer der diensthabenden Bordmechaniker für die Songauswahl im Hangar zuständig. Heute war eindeutig Scott an der Reihe.

»Wow, das ist wirklich beeindruckend!« Louisa drehte sich mit leuchtenden Augen einmal um die eigene Achse, bis ihr Blick an den vier rot-weißen MH-60 Jayhawks hängen blieb, die wie Soldaten in Reih und Glied nebeneinanderstanden. Um die Hubschrauber herum herrschte geschäftiges Treiben. Die Bordmechaniker machten sich an geöffneten Heckklappen zu schaffen, schoben Werkzeugwägen hin und her oder beugten sich über Laptops, die über lange Kabel mit der Bordelektronik verbunden waren.

»Hier wird eigentlich Tag und Nacht gearbeitet. Die Helikopter müssen nach jedem Einsatz gewartet werden und auf ihre Flugtauglichkeit hin überprüft werden. Dazu gehört auch das Waschen der Helikopter, um sicherzustellen, dass die Außenhaut noch intakt ist.«

Ich deutete zum hinteren Hubschrauber, den Scott im Rhythmus der Musik mit einem Schrubber einseifte. Als er uns bemerkte, winkte er grinsend in unsere Richtung, ohne dabei aus dem Takt zu kommen.

»Geht es hier immer so gut gelaunt zu?«, fragte Louisa und wippte zu den Gitarrenriffs von einem Fuß auf den anderen.

»Kommt auf die Tageszeit an. Und darauf, ob Scott gerade Dienst hat.«

Louisa grinste und löcherte mich mit weiteren Fragen, während wir durch den Hangar schlenderten. Mit jeder weiteren Minute rückte immer mehr in den Hintergrund, warum wir eigentlich hier waren, und ich genoss jede einzelne davon.

»Was ist das da hinten?« Sie zeigte in eine der Ecken des Hangars, die ich stets mied. An einer großen Holztafel hingen zahlreiche Porträts von Männern und Frauen in Uniform. Darüber prangten die Worte:

Damit andere leben können.

Das Motto der Rettungsschwimmer.

Leichtfertig hatte ich den Schwur vor meiner allerersten Mission geleistet und mich dabei gefühlt wie ein verdammter Held. Ich war felsenfest davon überzeugt gewesen zu wissen, was der tiefere Sinn hinter diesen vier Wörtern war. Dass ich niemals zögern würde, danach zu handeln. Gott, wie naiv ich gewesen war.

»Wir sollten uns auf den Rückweg machen. Du brauchst noch deine Ausrüstung und …«

Doch Louisa schien mich gar nicht zu hören. Interessiert trat sie näher an die Holztafel und stutzte, als ihr die schwarzen Bänder auffielen, die an der oberen rechten Ecke eines jeden Porträts angebracht waren.

»Sind das all…?« Ihre Stimme brach, bevor sie die Frage vollständig aussprechen konnte. Eine Hand fuhr an ihren Mund, während ihr trauriger Blick über die Gesichter und Namen glitt. Einige Fotos hingen hier schon viele Jahre, waren ausgeblichen oder vergilbt, andere erstrahlten noch in satten Farben, weil sie sich erst vor wenigen Monaten in die bedrückende Sammlung eingereiht hatten.

Ich drehte mich weg, als ich den Anblick meiner verstorbenen Kameraden nicht länger ertrug, doch dieses eine Gesicht mit den stahlblauen Augen hatten sich längst in meine Netzhaut gebrannt. Ein Gesicht voller Mut, Entschlossenheit und Zuversicht. Ein Gesicht, das nicht hier hängen sollte und es dennoch tat. Wegen mir.

»Ist alles in Ordnung?« Ich zuckte zusammen, als Louisa mir eine Hand auf den Arm legte. »Du bist auf einmal ganz blass.«

»Ja, ja natürlich. Alles gut.« Ich zwang mich zu einem Lächeln, das Louisa mir sicher nicht abkaufte. Aber das war mir egal. Ich wollte weg von diesen Bildern. Weg von diesem Gesicht. Ich brauchte frische Luft. Dringend. »Wir müssen die Führung jetzt abbrechen. Wir haben noch einiges vorzubereiten.« Ohne ihre Reaktion abzuwarten, marschierte ich los.

Auf dem Rückweg sprachen wir kein Wort miteinander, bis wir vor dem Raum stehen blieben, in dem wir sämtliche Ausrüstungsgegenstände aufbewahrten.

»Bevor du bei uns mitfliegen kannst, brauchst du einen Lifesuit, Stiefel und einen passenden Helm«, erklärte ich.

Ihre Augen wurden groß. »Ich brauche einen Lifesuit?«

»Der Wind ist erbarmungslos da draußen. Von den Temperaturen ganz zu schweigen. Sobald die Seitentüren des Helis geöffnet sind, drücken Gischt und Regentropfen in die Kabine und durchweichen dich innerhalb von Sekunden. Das Wasser gefriert auf deiner Haut und ...«

Lachend hob Louisa die Hände und durchbrach damit die drückende Stimmung, die sich mit dem Blick in die Gesichter meiner verstorbenen Kameraden zwischen uns breitgemacht hatte. »Okay, okay, ich hab's verstanden. Mein Mantel entspricht nicht dem Dresscode.«

»So kann man es auch sagen.« Ich öffnete die Tür und ließ Louisa den Vortritt.

Lifesuits hingen aufgereiht an zwei Wänden. In einem Regal waren passende Stiefel und Helme einsortiert. Dazu gab es eine große Kiste mit Rettungswesten, eine mit Schwimmflossen, eine kleinere mit Walkie-Talkies, Handschuhen und Taucherbrillen.

»Wow, das ist ja einiges«, staunte Louisa und ließ ihre Finger beinahe ehrfürchtig über das orange Neopren der Anzüge gleiten.

»Das ist das Mindeste, um den Naturgewalten da draußen zu trotzen.« Ich griff einen Lifesuit, der in etwa Louisas Größe entsprechen dürfte, und hielt ihn ihr hin. »Probier den mal an. Da hinten kannst du dich umziehen.«

Louisa verschwand im Umkleideraum der Frauen. Als sie nach fünf Minuten noch nicht zurück war, rief ich: »Kommst du zurecht?«

»Kann es sein, dass dieses Ungetüm überhaupt nicht dafür gemacht ist, es allein anzuziehen?«, hörte ich sie hinter der geschlossenen Tür fluchen.

Ich verbiss mir ein Grinsen. »Brauchst du Hilfe?«

Louisa stieß die Tür auf. Mit hochrotem Kopf und auf Socken stand sie vor mir und hätte nicht wunderschöner aussehen können. Mit der Ungeduld einer wütenden Prinzessin hielt sie mir den Lifesuit hin.

»Gibt es da irgendeinen Trick?«

»Übung. Ich zieh so ein Ding in unter einer Minute an.«

»Angeber!« Sie verdrehte die Augen, doch in ihren Mundwinkeln zuckte es verdächtig.

»Am besten, du raffst zuerst die Hosenbeine zusammen. Etwa so.« Ich ging vor ihr auf die Knie, hielt ihr eins der Hosenbeine hin und bereute meine Entscheidung einen Moment später. Louisa schwankte, als sie in den Anzug steigen wollte und griff Halt suchend nach meiner Schulter. Ein feiner Duft nach Jasmin hüllte mich ein und machte mir viel zu bewusst, wie nah sie mir war. Dort, wo die Wärme ihrer Finger durch den Stoff meines Overalls drang, prickelte meine Haut wie Brausepulver.

»Was für ein Kampf! Ich will auf jeden Fall dabei sein, wenn du deinen Anzug anziehst. Niemals kommt man in einer Minute in eines dieser Ungetüme!«

»Du meinst, in *unter* einer Minute.« Ich richtete mich auf, half ihr, die Arme in die richtigen Öffnungen zu stecken, und zog dann den Reißverschluss des Anzugs quer über ihre Brust. Louisa sah auf, und als sich unsere Blicke trafen, verstummte ihr Lachen. Ihr Gesicht war meinem so nah, dass ich vereinzelte helle Sommersprossen erkennen konnte. Auf ihrer Nase und direkt über ihrer Oberlippe.

Louisa schlug die Augen nieder und machte einen Schritt zurück. Ihre Wangen glühten.

»Ich brauche auch noch Stiefel«, erklärte sie und strich sich eine verirrte Locke aus dem Gesicht. Wie paralysiert sah ich ihr dabei zu, wie sie sich in dem unförmigen Anzug bückte und ächzend und fluchend passende Stiefel anzog. Nach Hilfe fragte sie mich nicht noch einmal.

»So, ich bin ...!«

Bereit, wollte sie wahrscheinlich sagen, doch das Heulen der Sirenen verschluckte ihre Stimme.

15. Patrick

Im Laufschritt hechtete ich durch den in rotes Licht getauchten Flur hin zum Büro des diensthabenden Petty Officers. Louisa hatte Mühe, mir in dem steifen Anzug zu folgen, aber darauf konnte ich keine Rücksicht nehmen. Ein Notruf verlangte von uns Coast Guards sofortiges Handeln.

Im Büro saß Petty Officer Smith hinter einer Mauer aus Bildschirmen und bediente eines der Funkgeräte. Die gesamte Wand hinter ihr bestand aus einer Karte von Alaska und der Beringsee.

»Wir haben einen Kajakfahrer vor Raspberry Island. Die Strömung hat ihn gegen die Felswand gedrückt und verhindert, dass er sich aus eigener Kraft befreien kann«, berichtete sie mit ernster Miene. »Der Heli ist bereits auf der Startbahn. Die Koordinaten übermittle ich gerade an Lieutenant Cho.«

»Alles klar.« Ich verabschiedete mich mit einem knappen Nicken und fuhr zu Louisa herum, die mit hochrotem Kopf und schwer atmend im Türrahmen stand »Wir heben in zehn Minuten ab. Bist du dir sicher, dass du immer noch mitkommen willst?«

»Auf jeden Fall!«

Das abenteuerlustige Blitzen in ihren Augen erinnerte mich an mich selbst, als ich auf meine ersten Einsätze geflogen war.

»Gut, dann warte hier kurz auf mich.«

In Rekordzeit zog ich meinen eigenen Rettungsanzug an, griff mir meine Schwimmflossen, meinen Helm und einen passenden für Louisa. Zusammen rannten wir auf die Startbahn. Der Wind hatte im Vergleich zu vorhin merklich aufgefrischt und peitschte uns eisige Regentropfen ins Gesicht. Ein harmloser Vorbote auf das, was uns da draußen erwarten würde.

Wie Petty Officer Smith gesagt hatte, stand der Heli schon auf der weißen Markierung bereit. Seine rot-weiß lackierte Außenhaut und die gewaltigen Rotorblätter spiegelten sich im regennassen Asphalt. An der geöffneten Seitentür überprüfte Scott mit routinierten Handgriffen das technische Equipment, die Seilwinde, die medizinische Ausrüstung. Taya saß auf dem Platz des Copiloten, vertieft in die Startvorbereitungen, und Lieutenant Kenji Cho kam mit ausgreifenden Schritten auf uns zu, den Pilotenhelm bereits auf dem Kopf.

»Was haben wir?«, fragte er knapp, nachdem er Louisa mit einem knappen Nicken bedacht hatte.

Wie immer, wenn wir im Dienst waren, verzog der Lieutenant keine Miene. Dann war er ganz der Vorgesetzte, der die Verantwortung für unsere Missionen trug. Ich erstattete ihm in knappen Worten Bericht und zeigte Louisa dann ihren Platz im Helikopter. Sie hatte die Lippen vor Anspannung fest aufeinandergepresst, doch ihre Augen leuchteten voller Aufregung. Ich kannte dieses Gefühl. Es war beängstigend und berauschend zugleich, dorthin zu fliegen, wo Wind und Wellen tobten und wir Menschen nicht mehr als ein Spielball der erbarmungslosen Naturgewalten waren.

»Was ist mit dem zweiten Rettungsschwimmer?«, fragte Louisa, nachdem sie sich die Sicherheitsgurte quer über die Brust gespannt hatte.

»Darauf können wir nicht warten«, erwiderte ich, als hinter mir eine Stimme ertönte, die sich wie ein Dolch in meinen Rücken bohrte.

»Lieutenant Cho, Sir. Rettungsschwimmer Edwards ist noch nicht auf der Air Station eingetroffen. Ich wurde als Ersatz eingeteilt.«

Louisas Augen weiteten sich. Sie hatte die Stimme meines Bruders ebenfalls erkannt. »Lass dich nicht von ihm provozieren.« Ihr Blick huschte zur geöffneten Seitentür, durch die Kyle gerade in den Helikopter stieg – sein selbstsicheres Grinsen wie immer an Ort und Stelle. »Wenn du dich unwohl fühlst, wenn du das Gefühl hast, die Kontrolle oder den Fokus zu verlieren, sprich mit mir, in Ordnung? Ich bin heute genauso deine Unterstützung wie er.«

»Es geht mir gut. Ich brauche keine Unterstützung. Weder von ihm noch von dir«, presste ich zwischen zusammengebissenen Zähnen hervor, setzte mich auf den Platz ihr gegenüber und schnallte mich ebenfalls an.

»Pattipat, wie geht's dir?« Kyle klopfte mir auf die Schulter und ließ sich auf den Sitz neben mir fallen. »Irgendwie witzig, dass ich heute dein Boss bin, oder? Muss schwer für dich sein.«

»Für uns alle, Kylie«, erwiderte Scott, der als Letzter in den Heli kletterte und die Seitentür mit einem Ruck zuzog. Kyles Augenbrauen fuhren beim Klang des verhassten Spitznamens zusammen. »Wird ganz schön eng hier hinten mit deinem überdimensionierten Ego. Aber wenn wir alle den Bauch einziehen, wird's schon gehen.«

»Du solltest deinem kleinen Hackenbeißer endlich Manieren beibringen, Bruderherz. Ab und zu ein Hieb mit dem Stöckchen täte ihm bestimmt gut.«

Scott holte schon Luft, um etwas zu erwidern, als Chos mehr als ungehaltenes Räuspern aus den Lautsprechern unserer Helme dröhnte.

»Wir sind hier, um ein Menschenleben zu retten. Also reißt euch verdammt noch mal zusammen! Sonst fordere ich direkt eine andere Crew an!«

»Ja, Sir!«, riefen wir alle aus einem Mund, während Scott und Kyle sich weiterhin vernichtende Blicke zuwarfen.

Meine Aufmerksamkeit galt Louisa, die beim Start der Rotoren zusammengezuckt war und die Hände auf ihrem Schoß zu Fäusten ballte. Das Wummern ließ die gesamte Kabine erzittern. Als sich die Kufen vom Asphalt lösten und der Heli in die Luft schoss, legte sich ein vertrautes Druckgefühl auf die Ohren, und ich schluckte mehrmals trocken, um es zu lösen.

»Versuch, durch die Nase zu atmen und schau aus dem Fenster.« Scott lehnte sich zu Louisa hinüber, aus deren Wangen alle Farbe gewichen war, und legte ihr eine Hand auf den Unterarm. »Dann vergeht das flaue Gefühl im Magen im Handumdrehen.«

Es war nur eine kleine Geste, die trotzdem ein Ziehen in meiner Brust hinterließ. Was absolut bescheuert war. Schließlich hatte ich selbst dafür gesorgt, dass Louisa meine Therapeutin wurde. Dann musste ich jetzt auch mit den Konsequenzen leben.

Ich lenkte mich mit einem Blick aus dem Fenster ab. Die wogenden Wipfel Hunderter Nadelbäume wurden von Schaumkronen abgelöst, die der auffrischende Wind höher und immer höher auftürmte.

»Der Wind kommt in Boen«, meinte Cho über das Headset. »Wenn das vor Raspberry Island ähnlich aussieht, werde ich kaum nah genug an die Felswand kommen, um einen von euch direkt über dem Kajakfahrer runterzulassen.«

»Dann machen wir es über den Wasserweg«, schlug ich vor. »Ich bringe ihn so weit von den Felsen weg, dass Scott gefahrenlos den Korb runterlassen kann.«

»Bist du Superman oder hast du die Strömung da draußen vergessen? Niemals kriegst du den Kajakfahrer weit genug von den Felsen weg, um den Korb zu verwenden.« Kyle sah mich an, als hätte ich den Verstand verloren. »Von den Wellen ganz zu schweigen, die dich gegen die Felsen schleudern würden.«

»Das Risiko ist geringer, als den Heli zu nah an die Felsen zu manövrieren.«

Das Headset verlieh Kyles Lachen einen schnarrenden Klang. »Oh, ich verstehe. Du willst den Helden spielen und unserem Gast hier beweisen, was für ein tougher Rettungsschwimmer du bist.«

»Ich tue, was nötig ist. Das ist alles«, sagte ich in Kyles Richtung, war mir aber Louisas prüfenden Blickes mehr als bewusst.

Kyle schnaubte. »Mit heroischen Sprüchen wirst du sie auch nicht von deiner Tauglichkeit überzeugen.«

Aber mit meinen Taten, dachte ich. Alles war besser als weitere Sitzungen, in denen Dinge hochgeholt wurden, die der Vergangenheit angehörten.

»Da vorn!«, rief Taya wenige Minuten später. »Da schwimmt etwas Gelbes im Wasser!«

Die schroffen Felsen der Westküste Raspberry Islands schoben sich vor uns mindestens fünfzehn Meter in die Höhe. Oberhalb wuchs ein üppiger Mischwald, während von unten die Wellen mit voller Kraft gegen das raue Gestein donnerten. An einem der zerklüfteten Felsen war ein Vorsprung zu erkennen, an den sich eine Person in einem hellblauen Neoprenanzug klammerte. Sein gelbes Kajak hatte der Mann nicht retten können. Die Wellen mussten es mit voller Wucht gegen die Felsen geschmettert haben, denn es tanzten nur noch zerborstene Teile auf dem unruhigen Wasser.

»Wir dürfen keine Zeit verlieren. Ihn können jederzeit die Kräfte verlassen.« Ich löste meinen Sicherheitsgurt. »Scott, bring mich runter!«

»Langsam, Patrick!«, ermahnte mich Cho. »Wir gehen auf Nummer sicher und versuchen, mit dem Heli direkt über den Kajakfahrer zu kommen.«

»Der Wind ist zu stark für den Heli!«

»Und die Wellen zu stark für einen Schwimmer!« Chos Worte duldeten keinen Widerspruch.

Dennoch bückte ich mich, um die Schnürung meiner Stiefel zu lösen. Ja, die Wellen waren stark und unberechenbar. Aber ich war genau für diese Einsätze ausgebildet. Ich konnte es über den Wasserweg schaffen. Es gab gar keine andere Möglichkeit, wenn Cho die Crew nicht unnötig in Gefahr bringen wollte.

Der Heli sank tiefer. Immer wieder murmelten Cho und Taya sich Kommandos zu. Ihre Stimmen konzentriert, die Handlungsabläufe perfekt aufeinander abgestimmt. Je näher wir der Wasseroberfläche kamen, desto rauer wurde der Wind und stieß den Helikopter hin und her wie einen Spielball – trotz der Gegenmanöver, die Cho jedes Mal ausführte.

»Verdammt«, fluchte Taya schließlich. »Wir kriegen den Heli in keine ruhige Position. Niemals schaffen wir so eine direkte Bergung.«

Bevor ich etwas erwidern konnte, ertönte das Knarren eines hereinkommenden Funkspruchs, und die Stimme von Petty Officer Smith dröhnte aus den Lautsprechern unserer Helme.

»MH-60J, bitte kommen.«

»MH-60J hört«, antwortete Cho.

»Erbitte Auskunft zum aktuellen Status der Mission.«

»Wir haben Sichtkontakt mit dem Kajakfahrer, doch die Wetterlage ist schwierig. Der Wind kommt von Westen und presst uns gegen die Felswand. Eine Rettung ist unter diesen Bedingungen nicht zu machen.«

»Lieutenant Cho?« Ein Raunen ging durch die Kabine, als die aufgebrachte Stimme von Captain Reynolds an unsere Ohren drang. »Sind Sie sicher, dass es keine andere Option gibt, den Jungen zu retten?«

»Sir, die Windböen sind unberechenbar. Ich kann nicht ausschließen, dass es zu einem Kontakt mit der Felswand kommt. Ich kann das Leben meiner Crew nicht aufs Spiel setzen.«

Der Captain stieß einen gequälten Laut aus, dass sich die Haare in meinem Nacken aufrichteten. »Das ist mein Sohn dort unten!«, sagte er gepresst.

Verdammt!

»Das tut mir leid, Sir. Wir können noch eine halbe Stunde, höchstens eine Stunde warten, ob der Wind abflaut. Länger reicht unser Treibstoff nicht. Dann müssen wir zurück zur Air Station und ein anderes Team rausschicken.«

»Das können wir nicht riskieren. Wir müssen jetzt handeln!«, rief ich und griff nach meinen Schwimmflossen. »Ich geh da jetzt runter!«

»Ich habe Nein gesagt! Die Wellen sind zu stark!«, polterte Cho, doch ich hörte ihm schon gar nicht mehr zu.

»Erteilen Sie mir die Erlaubnis runterzugehen, Sir?«, fragte ich stattdessen Captain Reynolds.

Cho fuhr in seinem Pilotensitz zu mir herum, die Augen weit aufgerissen vor Entsetzen oder Wut oder irgendetwas dazwischen.

»Ich erteile Ihnen die Erlaubnis, Schwimmer«, antwortete der Captain unumwunden. »Holen Sie meinen Jungen nach Hause!«

»Das werde ich, Sir!« Ich zog mir meine Taucherbrille über den Kopf und gab Scott das Zeichen, die Seilwinde in das Geschirr meines Lifesuits einzuhaken. Ich sah ihm die Sorge an und den Widerwillen. Er wollte mich nicht da runterlassen und doch sagte er nichts, weil er unser Motto kannte. Und weil er wusste, was es mir bedeutete.

Damit andere leben können.

»Patrick!« Louisa rutschte neben mich auf den Boden des Helis und packte meinen Arm.

»Louisa, bist du verrückt geworden! Schnall dich sofort wieder an!«, rief ich, doch sie ließ sich nicht beirren. Ihr Blick bohrte sich in meinen, als hoffte sie, mich so von meinem Vorhaben abzubringen.

»Hältst du das wirklich für eine gute Idee?«, fragte sie. »Wenn du erst einmal da unten bist und ...«

Ich packte sie bei den Armen und schob sie zurück auf ihren Sitz. »Das ist mein Job, Louisa. Und du bist hier, um zu beurteilen, ob ich den Belastungen standhalten kann, nicht wahr? Also schnall dich wieder an, mach deine Arbeit und lass mich meine machen!« Die Worte kamen härter aus meinem Mund als beabsichtigt, aber damit brachte ich sie wenigstens zum Schweigen. Ich konnte mich jetzt nicht mit der Angst in ihren Augen befassen. Ich musste meine eigene im Zaum halten, denn der Sohn des Captains verließ sich auf mich.

Blut rauschte wie ein reißender Strom in meinen Ohren, als Scott endlich die Seitentür aufzog. Wind und Gischt drückten in die Kabine und raubten mir für einen Moment den Atem.

»Das ist ein Selbstmordkommando!«, brüllte Kyle gegen das Heulen des Sturms an.

»Umso besser für dich, Bruderherz. Dann ist dir die Beförderung sicher.«

Ich schob mir den Schnorchel in den Mund und schwang mich aus dem Helikopter, raus in das Höllenwetter.

Augenblicklich wurde ich von einer Sturmböe erfasste, die mich so schnell um die eigene Achse wirbelte, dass ich Mühe hatte, die Orientierung zu behalten. Als endlich Wellen gegen meinen Lifesuit peitschten, löste ich die Verbindung zum Helikopter und stürzte mich in die Fluten. Wasser schlug über meinem Kopf zusammen, doch ich kämpfte mich zurück an die Oberfläche. Alles drehte sich und aufgepeitschte Gischt nahm mir die Sicht.

Schwimme ich überhaupt in die richtige Richtung?

Verbissen grub ich meine Arme wieder und wieder in die tosenden Wellen, wehrte mich gegen den Sog der Strömung, bis ich endlich den hellblauen Neoprenanzug vor mir ausmachen konnte.

»Pass auf die Felsen auf!« Scotts atemlose Stimme wurde beinahe vom Rauschen der Wellen geschluckt. »Du musst dich weiter rechts halten, sonst wirst du dagegengeschleudert.«

Das war leichter gesagt als getan. Der Ozean hatte in unserem Kampf klar die Oberhand, aber so schnell gab ich mich nicht geschlagen. Ich tauchte unter, schwamm tief und noch tiefer, bis sich meine Sicht klärte. Ohne Gischt und aufgetürmte Wellen waren die zerklüfteten

Klippen deutlicher zu erkennen. Mit kräftigen Schwimmzügen kämpfte ich gegen die Strömung an und hielt auf die Stelle zu, an der ich den Kajakfahrer vermutete. Erst als meine Atemwege brannten und meine Muskeln schrien, tauchte ich wieder auf. Kaum fünf Meter von mir entfernt erkannte ich den Sohn des Captains. Er kauerte bebend und zitternd auf einem des Felsen. Ich spuckte den Schnorchel aus.

»Du musst ins Wasser springen!«, brüllte ich gegen das Tosen des Meeres an und musste im nächsten Moment husten, als mir ein Schwall Salzwasser ins Gesicht schlug.

»Ich kann nicht!«, schrie der Junge voller Panik.

»Du musst. Wenn die Brandung gegen den Felsen schlägt. Das zurückziehende Wasser trägt dich in meine Richtung!«

Ich hatte keine Ahnung, ob er mich verstanden hatte, denn als die nächste Welle kam, blieb er wie erstarrt auf der Klippe sitzen, während ich näher und immer näher zu den aufragenden Felsen gesogen wurde.

»Patrick, wir müssen abbrechen. Das wird zu unübersichtlich da unten!« Chos Stimme donnerte in meinen Ohren.

»Nein!«

»Das war keine Bitte, sondern ein Befehl! Schwimm raus aus der Gefahrenzone und hak dich wieder ein. Wir schicken eine andere Crew raus, sobald der Wind abgeflaut ist!«

»Wir können den Jungen nicht im Stich lassen!«

Keine Ahnung, ob es die Worte über meine Lippen geschafften hatten, bevor mich eine Welle unter Wasser drückte, doch sie hallten in meinem Kopf wider. Laut. So ohrenbetäubend laut. Wie eine Explosion. Hitze flutete meine Venen, meine Lunge. Verzweifelt kämpfte ich mich zurück an die Oberfläche, zurück zu dem Jungen, doch seine Silhouette verschwamm zu einem einzigen hellblauen Fleck. Ich blinzelte, rang nach Atem, aber da war keine Luft. Nur Hitze.

Halte deinen Fokus! Halte verdammt noch mal deinen Fokus!

»Ich spring jetzt!«, brüllte der Junge, bevor ich bereit war. Ich brauchte noch einen Moment, noch einen Atemzug. Ich brauchte meinen Fokus!

Er sprang.

Die Wellen trugen den Jungen zu mir. Er streckte die Arme aus, das Gesicht verzerrt vor Panik und Hoffnung, doch ich konnte nicht zugreifen, weil ich zitterte. Ich zitterte, als würde Strom durch jeden meiner Muskeln fließen. Wie paralysiert starrte ich in seine stahlblauen Augen, bis die Wellen ihn verschlangen.

Colin!

Der Name hallte in meinem Kopf wider, und ein Ruck ging durch meinen Körper. Wie auf Autopilot tauchte ich hinterher, griff nach dem Arm des um sich schlagenden Jungen und zog ihn zurück an die Oberfläche. Und dann schwamm ich, wie ich noch nie in meinem Leben geschwommen war. Mein Körper brannte, meine Lunge drohte zu bersten, jeder Muskel zitterte. Ich hustete, schmeckte Salz und Ruß auf meinen Lippen. Es war heiß, so verdammt heiß. Woher kam nur diese Hitze? Dieses Feuer?

»Das Seil ist direkt vor euch!«, hörte ich Scott rufen.

Vielleicht brüllte er auch, doch meine Ohren dröhnten zu sehr. Genau wie mein Herz und jede Zelle in meinem Körper. Wie im Tunnel wuchtete ich den Jungen in meinen Armen ein Stück nach oben, damit er nach der Schlaufe greifen konnte, die an dem Drahtseil hing. Als er sie sich um die Brust schlag, gab es einen Ruck und das Seil stand unter Spannung.

Geschafft!

Ich tastete nach dem Karabiner, um mich ebenfalls einzuhaken, doch meine Hände gehorchten mir nicht. Sie bebten. Sie zitterten.

Der Junge entglitt mir.

Das Seil entglitt mir.

Wie betäubt sah ich nach oben, starrte auf die baumelnden Beine des Kajakfahrers und die großen Buchstaben am Bauch des Helikopters. *USCG.* Angst flutete meinen Körper, aber auch Erleichterung, denn ich hatte mein Versprechen gehalten. Ich hatte alles gegeben.

Damit andere leben können.

Die nächste Welle zog mich in die Tiefe. Ich hatte keine Kraft mehr und keine Luft.

Ich ersticke!

»Patrick, kannst du mich hören?«

Louisas Stimme durchstieß den Nebel in meinem Kopf. Ihr Gesicht formte sich vor meinem geistigen Auge. Die hellen Sprenkel auf ihrer Nase und über ihrer Oberlippe. Das sanfte Lächeln und ihr traurig-schöner Blick.

»Konzentrier dich auf meine Stimme, hörst du? Du musst kämpfen. Nur noch einen Moment, okay? Hilfe ist unterwegs. Halte nur noch einen Moment durch!«

Ich durchstieß die Wasseroberfläche, ruderte mit den Armen, zwang Sauerstoff in meine Lungen.

»Da ist Feuer, Louisa! Und Rauch. Ich kann nicht atmen«, keuchte ich und trat verzweifelt Wasser, um nicht wieder unterzugehen. Um nicht von den Flammen verschlungen zu werden.

»Dann machen wir das zusammen«, sagte sie, ihre Stimme so leise, dass ich mich fragte, warum ich sie trotz des donnernden Ozeans hören konnte. »Weißt du noch, wie wir auf dem Flughafen zusammen geatmet haben? Als ich Angst um Elliot hatte? Weißt du noch, wie ruhig du warst? Wie entspannt?«

Ja. Das weiß ich noch.

Ich sah zum Himmel. Der Heli schob sich über mich, teilte das Wasser und die Flammen. An dem Seil hing mein Bruder und streckte seine Hand nach mir aus.

»Greif verdammt noch mal zu, Patrick!«

Ich wollte, doch meine Hände, meine Arme, alles zitterte. Die Flammen wollten mich nicht loslassen.

»Ich kann nicht!«

Kyle brüllte etwas, doch ich hörte nur das knisternde Feuer. Und Louisas Stimme, ganz nah an meinem Ohr, als würde sie die Worte direkt hineinflüstern.

»Stell dir einfach vor, wir sind wieder am Flughafen«, sagte sie. »Wir atmen zusammen. Wir atmen, und du gibst nicht auf, hörst du? Du gibst nicht auf!«

Ich gebe nicht auf!

Ich dachte an ihr Gesicht, zählte die Sprenkel auf ihrer Nase, auf ihrer Oberlippe und griff nach Kyles Hand.

16. Louisa

Es fühlte sich seltsam an, wieder festen Boden unter den Füßen zu haben. Als ich in meinem unförmigen Lifesuit aus dem Helikopter stieg, wankte ich von links nach rechts, mit butterweichen Knien und Drehschwindel.

»Bei Sturm in einem Helikopter zu fliegen ist besser als jede Achterbahnfahrt, oder?« Scott griff nach meiner Hand, damit ich beim Aussteigen nicht stolperte. Sein Mund war zu einem Grinsen verzogen, doch an seinen Augen hafteten noch Reste der Angst, die er um seinen besten Freund ausgestanden hatte. »Danke, dass du heute dabei warst. Ich weiß nicht, was wir ohne dich gemacht hätten.« Er sah über meine Schulter ins Innere des Helis, wo Patrick in eine goldene Rettungsdecke gehüllt auf seinem Platz saß und vor sich hinstarrte.

»Wir sollten dich auch rüber zum Rettungswagen schaffen«, rief Scott ihm zu, offensichtlich um einen unbekümmerten Tonfall bemüht. »Allein schon, damit Kyle nicht alle Lorbeeren für sich einheimsen kann.«

Patricks Bruder hatte es sich nicht nehmen lassen, den jungen Kajakfahrer zu einem der beiden Krankenwagen zu begleiten, die mit eingeschalteten Blaulichtern unweit des Helikopters parkten. Mit stolzgeschwellter Brust hatte er dem Captain die Hand geschüttelt, noch bevor dieser die Chance gehabt hatte, seinen Sohn in die Arme zu schließen.

»Hauptsache, der Junge ist versorgt.« Patrick löste seine Sicherheitsgurte und tastete nach den Griffen, die an der Seitentür des Helis befestigt waren. Scotts ausgestreckte Hand ignorierte er, als er ins Freie kletterte. »Und einen Rettungswagen brauch ich nicht. Mir geht's gut.«

»Wie kannst du sagen, dass es dir gut geht?«, fragte ich fassungslos, nachdem Scott uns allein gelassen hatte. Ich verstand nicht, wie Patrick nach diesem dramatischen Einsatz immer noch an seiner Lüge festhalten konnte. »Du wärst da draußen beinahe gestorben!«

Patricks Augen waren kalt, als sein Blick mit meinem kollidierte. »Das ist mein Berufsrisiko, Louisa. Du kennst unser Motto. Du hast die Tafel mit den Bildern gesehen.«

Sein Kinn ruckte rüber zum Hangar, und mir wurde schlecht. Er hatte damit gerechnet zu sterben. Heute. Da draußen. Vor meinen Augen. Und so, wie er mich ansah, kühl und gefasst, wirkte er fast, als hätte es ihm nicht mal etwas ausgemacht.

»Was da draußen passiert ist, hatte nichts mit eurem Motto zu tun. Du hast die Kontrolle verloren und dich und alle anderen damit in Gefahr gebracht.«

Die goldene Rettungsfolie knisterte, als Patrick sie wie einen Schutzschild enger um seine Schultern zog. »Ich habe den Jungen gerettet. Ich hatte alles im Griff.«

»Du hast von Flammen geredet. Von Hitze und Rauch. Davon, dass du erstickst. Du konntest kaum nach Kyles Hand greifen, weil du so gezittert hast.«

»Das sagt mein Bruder. Er erzählt dir alles, solange er dadurch besser dasteht.«

»Aber du hast ...«

»Ich. Hatte. Die. Situation. Im. Griff. Okay?«

Hattest du nicht, wollte ich brüllen, um dieser verfluchten Ohnmacht in meinem Bauch Luft zu machen. Ich wollte ihn packen, ihn schütteln, gegen seine verdammte Brust trommeln, bis er verstand, wie wichtig es war, sich helfen zu lassen. Gebracht hätte es überhaupt nichts. Eher im Gegenteil. Also musste ich ruhig bleiben, einen kühlen Kopf bewahren – so, wie man es von einer Therapeutin erwarten würde.

»Wir sollten in meinem Sprechzimmer weiterreden«, sagte ich um einen ruhigen Ton bemüht. »Ich würde gern Dr. Ortega hinzuziehen und ihre Meinung zu dem Thema hören.«

Eine steile Falte grub sich zwischen Patricks Augenbrauen. »Ich kann jetzt nicht. Ich bin noch im Dienst.«

»Und ich bin bis heute Abend hier, wenn es sein muss.«

»Ich habe Bereitschaft. Auch heute Abend noch. Du hörst von mir.« Er hob die Hand und wandte sich zum Gehen.

Er wollte mich abschütteln, doch ich würde nicht loslassen. Dieses Mal nicht! »Ich kann es nicht verantworten, dass du unter diesen Voraussetzungen noch einmal da rausfliegst. Auch nicht mit Unterstützung«, rief ich Patrick hinterher.

Sein Lifesuit quietschte, als er zu mir herumfuhr. Sämtliche Farbe war aus seinem Gesicht gewichen. »Was?«

»Du brauchst eine adäquate Diagnostik und einen Behandlungsplan. Vorher kann ich nicht zulassen, dass du wieder in einen Helikopter steigst und dich und andere damit in Gefahr bringst.«

Innerhalb eines Atemzugs stand er wieder vor mir, so nah, dass ich die feinen Adern in seinen Augen erkennen konnte. »Du kannst mir nicht verbieten rauszufliegen!«, zischte er.

»Ich werde gleich morgen mit Captain Reynolds und Dr. Ortega sprechen und eine Beurlaubung in die Wege leiten. Zu deinem eigenen Schutz.«

»Das kannst du nicht!«

Ich reckte das Kinn vor. »Ich kann und ich muss! Ich habe eine Verantwortung, dir und auch meinem Arbeitgeber gegenüber!«

»Du bist eine Uniabsolventin, Louisa. Du bist eine Anfängerin und keine fertige Therapeutin! Ohne mich hättest du noch nicht einmal die Stelle in der Klinik bekommen. Wer bist du, dass du dir die Entscheidung anmaßt, mir meinen Job wegzunehmen?«

Die Worte schossen mit der Durchschlagskraft von Kanonenkugeln aus seinem Mund und trafen mitten ins Schwarze. Sie hinterließen hässliche Krater in meinem Panzer. Krater, auf die die Wut und die Enttäuschung, die Ohnmacht und der verletzte Stolz nur gewartet hatten, um mit aller Macht aus mir herauszubrechen. Doch ich kämpfte die Emotionen zurück, klammerte mich an meiner Professionalität fest. Meine Gefühle gehörten nicht hierher, auch wenn Patrick sie noch so sehr herausforderte. »Ich verstehe deine Wut, aber ...«

»Gar nichts verstehst du! Du hast ja keine Ahnung, was du damit anrichtest. Du zerstörst meine Karriere. Du zerstörst ...«

»Mr. Bradshaw, da sind Sie ja!«

Captain Reynolds, ein hochgewachsener Mann mittleren Alters, mit grauen Schläfen und freundlichen braunen Augen, kam mit ausgebreiteten Armen auf uns zu. Er war in Begleitung eines zweiten Mannes mit grauem Bürstenschnitt, dessen stechender Blick mich wie ein Schwert durchbohrte. Patrick wollte Haltung annehmen, doch da zog der Captain ihn schon in eine herzliche Umarmung.

»Sie haben da draußen eine außerordentliche Leistung vollbracht. Wirklich außerordentlich! Ihnen gebühren mein tiefster Respekt und meine ewige Dankbarkeit. Sie haben mir meinen Jungen zurückgebracht.« Der Captain strahlte, als er Patrick auf Armeslänge von sich schob.

»Das war doch selbstverständlich, Sir.«

»Mitnichten, mein Lieber. Sie waren selbstlos da draußen, ein echter Held.« Er wandte sich an den zweiten Mann. »Sie können stolz auf Ihren Sohn sein, Harrison. Es gibt viel zu wenig Rettungsschwimmer von seinem Kaliber!«

Das war also Patricks Vater. Ich hatte ihn mir freundlicher vorgestellt, nahbarer, nachdem er sich so selbstverständlich bereit erklärt hatte, mich dabei zu unterstützen, in der Klinik angestellt zu werden.

»Deswegen wird Patrick sich auch um die Stelle als Chief bewerben. Um unsere Rekruten zu genauso furchtlosen Coast Guards auszubilden, wie er einer ist.« Er klopfte seinem Sohn gönnerhaft auf die Schulter, der mit einem gezwungenen Lächeln reagierte.

»Das freut mich zu hören. Sie erweisen der Coast Guard damit einen großen Dienst.« Der Captain tätschelte Patricks andere Schulter, und ich konnte mich nicht länger zurückhalten. Ich räusperte mich und lenkte damit die Aufmerksamkeit aller drei Männer auf mich.

»Bitte entschuldigen Sie, Sir, aber ich würde mich gern zeitnah mit Ihnen zum heutigen Einsatz und meiner Einschätzung zu Mr. Bradshaws Tauglichkeit austauschen«, sagte ich an den Captain gewandt. »Sie wissen sicher, dass Mr. Bradshaw aktuell nur über eine eingeschränkte Arbeitserlaubnis verfügt?«

Der Captain runzelte die Stirn, als wäre er wütend, dass ich den Freudentaumel um die Rettung seines Sohnes unterbrochen hatte. »Ich glaube, wir hatten noch nicht das Vergnügen?«

»Louisa Richards, ich gehöre zum Team von Dr. Ortega.«

»Ms. Richards, ich erinnere mich. Sie sind noch neu bei der Coast Guard, nicht wahr?« Sein Händedruck war fest, als er mich begrüßte. »Sie klingen beinahe so, als würden Sie Mr. Bradshaws Tauglichkeit infrage stellen.«

»Genau darüber möchte ich mich mit Ihnen unterhalten, Sir.«

Patricks Vater stieß ein Schnauben aus. »Das ist doch lächerlich. Die Mission war ein voller Erfolg. Ich finde es eine Frechheit, dass Sie die Leistung meines Sohnes mit Ihrer haltlosen Unterstellung schmälern wollen.«

»Ich will niemandes Leistung schmälern, sondern sicherstellen, dass die Retterteams nur dann auf ihre lebensgefährlichen Missionen gehen, wenn sie voll einsatzfähig sind.«

»Ich bin voll einsatzfähig!«, erwiderte Patrick mit Nachdruck.

»Nicht nach meiner Einschätzung!«

»Sie sind Dr. Ortegas Schülerin und nicht ihre Kollegin.« Die Stimme von Patricks Vater triefte vor Spott. »Wie belastbar kann Ihre Einschätzung da bitte sein? Tun Sie uns einen Gefallen, gehen Sie nach Hause und verderben Sie uns die Freude über die geglückte Mission nicht mit Ihren fixen Ideen.«

Wut explodierte in meinem Bauch über so viel Geringschätzung – nicht nur mir, sondern auch der Gesundheit seines eigenen Sohnes gegenüber. Hitze wallte durch meinen Körper und staute sich unter dem verfluchten Lifesuit. »Bei allem Respekt, Sir! Ihr Sohn wäre da draußen beinahe ums Leben gekommen, weil er mental angeschlagen ist. Da kann ich nicht einfach nach Hause gehen und zulassen, dass das ein zweites Mal geschieht. Als Vater sollte das doch auch in Ihrem Interesse sein, oder liege ich da falsch?«

»Ms. Richards, bitte, zügeln Sie sich.« Der Captain hob beschwichtigend die Hände. Ein Schatten hatte sich auf seine warmen Augen gelegt. »Ich weiß Ihr Engagement zu schätzen, auch wenn ich Ihre Aussagen nicht ganz nachvollziehen kann. Kommen Sie bitte in einer Stunde in mein Büro, bringen Sie Dr. Ortega mit, und dann klären wir die Angelegenheit in aller Ruhe. Und jetzt entschuldigen Sie mich bitte. Ich würde gern sichergehen, dass mein Sohn wohlbehalten in die Klinik gebracht wird.«

Der Captain war kaum außer Hörweite, da baute sich Patricks Vater vor mir auf. Seine Nasenflügel bebten wie die Nüstern eines Drachen, kurz bevor er Feuer spuckte.

»Ich hoffe, Sie sind sich der Konsequenzen bewusst, die Ihr Handeln unweigerlich nach sich ziehen wird, Teuerste. Es kostet mich ein Fingerschnippen und Sie sind Ihre Stelle wieder los.«

Mir rutschte das Herz bei dieser offensichtlichen Drohung in die Hose. Tatsächlich hatte ich im Eifer des Gefechts nicht darüber nachgedacht, dass ich mir mit meiner Einschätzung Feinde machen könnte. Feinde, die nicht nur meinen Job, sondern auch meinen Kampf um Elliots Vormundschaft gefährden konnten.

»Die Entscheidung über meine Beschäftigung obliegt dem Captain, und ich bin mir sicher, dass er zu den richtigen Schlüssen kommen wird. Wenn Sie mich jetzt also entschuldigen würden, ich würde gern diesen Anzug loswerden.«

Ich versuchte ein letztes Mal, Patricks Blick aufzufangen, doch er sah demonstrativ zur Seite, die Arme vor der

Brust verschränkt. Also straffte ich die Schultern und verließ den Flugplatz erhobenen Hauptes.

Carla entschied, ohne mich zu dem Termin beim Captain zu gehen. Angeblich, weil ich nach den dramatischen Eindrücken vor Raspberry Island Ruhe brauchte. Was vollkommener Quatsch war. Ich hatte eher das Gefühl, sie wollte mich aus der Schusslinie bringen. Ich hatte die Aufmerksamkeit zweier mächtiger Männer auf mich gezogen, und das konnte meine Karriere bei der Coast Guard schneller wieder beenden, als mir lieb war. Auch wenn ich nach bestem Wissen und Gewissen gehandelt hatte. Mit einem Stein im Bauch trat ich aus der Klinik ins Freie und hoffte, dass Carla den Captain von der Beurlaubung überzeugen konnte. Denn wenn nicht ...

»Überraschung!«

Wie vom Donner gerührt blieb ich stehen und starrte meinen kleinen Bruder an, als wäre er ein Geist aus einem anderen Leben. Er breitete die Arme aus, und die lange zurückgekämpften Emotionen brachen aus mir heraus. Schluchzend stürmte ich zu ihm, zog ihn in meine Arme und drückte ihn, als könnte er sich jeden Moment wieder in Luft auflösen.

»Du zerquetschst mich ja«, sagte Elliot lachend direkt neben meinem Ohr, und Tränen schossen wie Sturzbäche aus meinen Augen.

Himmel, ich hatte ihn vermisst. So sehr. Als hätte ein Teil von mir gefehlt, ohne den ich nicht richtig atmen konnte, denken konnte, sein konnte.

»Was machst du hier?« Ich schob ihn eine Armeslänge von mir weg und sah ihm in die Augen, in denen ebenfalls Tränen schwammen.

»Ich hab's da nicht mehr ausgehalten.«

»Du bist abgehauen?«

Elliot zuckte mit den Schultern. »Ich hab einen Ausflug gemacht. Mit Grannys altem Fahrrad.« Er deutete auf ein rostrotes Damenrad mit breitem Sattel und Korb vor dem Lenker, das er in einen der Fahrradständer geschoben hatte.

»Hast du Bescheid gesagt, wo du hinfährst?«

»Dann hätten sie mich niemals fahren lassen.« Er schob die Unterlippe vor. »Aber ich musste einfach bei dir sein.«

Ich sah ihn an, wusste nicht, ob ich schimpfen oder lachen sollte, und zog ihn stattdessen erneut an mich, vergrub meine Nase in seinen Locken und vergaß für einen Moment meine Mutter und die verlorene Vormundschaft, Patricks PTBS und die Drohung seines Vaters, für meine Kündigung zu sorgen.

»Ich hab dich so vermisst, Lou. Ich will wieder bei dir wohnen. In Seattle. In unserem Haus.«

Ein leises Schluchzen entkam seiner Brust und ließ mich meine Arme nur noch fester um meinen Bruder schließen. »Und das wirst du, aber wir müssen uns noch etwas gedulden.«

»Warum? Du hast einen Job. Davon kannst du unser Haus kaufen und ich sage diesem Mr. Ambler, dass ich nur bei dir sein will. Reicht das nicht?«

»So einfach ist das leider nicht.« Weder mit der Vormundschaft noch mit unserem Haus. Niemals würde das Gehalt für das praktische Jahr reichen, um einen Kredit zu bezahlen, geschweige denn überhaupt erst mal einen zu bekommen.

Elliot löste sich aus unserer Umarmung. Tränen hingen noch an seinen Wimpern, doch da zupfte auch ein kleines Lächeln an seinen Mundwinkeln.

»Weißt du, Mom kriegt es kaum hin, mit mir zu reden. Gestern Abend hat sie zum Beispiel angefangen zu heulen, weil ich ihre Bolognese nicht essen wollte, obwohl das doch immer mein Lieblingsessen gewesen sei. Wenn sie mich gefragt hätte, hätte ich ihr gesagt, dass ich kein Fleisch mehr esse. Aber das kriegt sie nicht hin. Sobald ich neben ihr am Tisch sitze, werden ihre Augen groß, und ihr Mund ist wie zugeklebt. Vielleicht lässt sich mich ja auch freiwillig wieder zu dir.«

Ein leiser Funke Mitleid flackerte in mir auf, doch die Genugtuung war stärker. Es war ein gutes Gefühl zu wissen, dass die Jahre der Trennung auch an ihr nicht spurlos vorbeigegangen waren.

»Wir werden bald wieder zusammen sein, Ell. Versprochen. Aber jetzt müssen wir dich erst einmal zurückbringen«, sagte ich schweren Herzens.

»Jetzt schon? Warum?« Elliot machte einen Schritt zurück. »Wir haben uns doch gerade erst wieder.«

»Ich weiß, aber unsere Großeltern haben die Vormundschaft für dich. Wenn ich dich mutwillig von ihnen fernhalte, bringt mein Job überhaupt nichts. Dann wird Mr. Ambler mir weiterhin vorwerfen, dass ich einen schlechten Einfluss auf dich habe.« *Dass ich ein Störfaktor bin.*

Elliot zog an den Kordeln seines Hoodies, bis die Kapuze die Hälfte seines Gesichts bedeckte. »Und wie lange muss ich noch durchhalten?«

Diese Frage war zu viel. Neue Tränen schossen mir in die Augen, und ich zog Elliot zurück in meine Arme und hätte mich am liebsten mit ihm wegteleportiert. Weit weg. Ans andere Ende der Welt, wenn das bedeutet hätte, dass ich ihn für immer bei mir haben könnte. »Wir haben gute Karten, Ell«, flüsterte ich, um ihm Mut zu machen. Und mir auch. »Ich habe einen Job und hoffentlich bald eine Wohnung, und dass June überfordert ist und mit der ganzen Situation nicht umgehen kann, wird das Jugendamt auch sehr bald erkennen. Bis dahin müssen wir nach deren Regeln spielen.«

»*Du* musst nach deren Regeln spielen.« Ein leises Kichern ließ Elliots Schultern beben. »Ich kann ihnen das Leben zur Hölle machen, damit sie sich wünschen, sie wären niemals auf die Idee gekommen, dir die Vormundschaft wegzunehmen.«

Ich stimmte in sein Lachen ein. »Aber übertreib es nicht, okay?«

Ein paar Minuten später rief ich meine Großeltern an und gab Bescheid, dass Elliot bei mir aufgetaucht war. Granny war direkt in Tränen ausgebrochen und hatte sich tausendmal bedankt, dass ich mich sofort gemeldet hatte. Grandpa und June hätten schon halb Kodiak nach ihm abgesucht.

Wir schwangen uns auf die Fahrräder, doch je näher wir dem Haus unserer Großeltern kamen, desto schwerer fielen uns die Tritte in die Pedale. Die Zeit des Abschieds war viel zu schnell gekommen.

»Wir halten zusammen!«, rief ich, bevor wir die letzte Kurve nahmen.

»Wie Pech und Schwefel«, erwiderte Elliot. »Und für immer und ewig!«

Für immer und ewig!

Das Haus unserer Großeltern sah aus wie auf den Fotos, die sie uns vor fünf Jahren kurz nach ihrem Umzug geschickt hatten. Efeu bedeckte den Großteil der beigen Bretterfassade und sparte nur die Fenster aus. Weiße Korbmöbel mit gelb-blauen Sitzbezügen standen auf der Veranda, und Grandpas alter Ford parkte vor einer windschiefen Garage. Es sah idyllisch aus, gemütlich, wie ein

Ort, an dem man sich wohlfühlen konnte, wäre er nicht durchzogen gewesen von den unzähligen Scherben einer zerbrochenen Familie.

»Elliot, Gott sei Dank!« June kam auf Hausschuhen und in einem dünnen Pulli aus dem Haus gestürmt und warf aufgelöst ihre Arme um meinen kleinen Bruder. Der stand nur stocksteif da und ließ ihre überschwängliche Begrüßung über sich ergehen. »Wir haben uns solche Sorgen gemacht!«

»Ich war nicht mal zwei Stunden weg. Meine Güte«, brummte er und löste sich von ihr. Dann drehte er sich zu mir um und umarmte mich zum Abschied – so innig, dass ich sicher war, dass er June damit verletzen wollte. Dann schob er Grannys Fahrrad neben die Garage und verschwand im Haus. June und ich blieben unschlüssig zurück.

»Danke, Louisa.« Ihre Stimme bebte vor Tränen, die sie krampfhaft versuchte zurückzuhalten. »Ich weiß, wie schwer es dir fallen muss, ihn zurückzubringen.«

Ich schnaubte und schloss die Hände fester um den Fahrradlenker. »Ich habe das nicht für dich getan.«

Sie schlang die Arme um ihren Oberkörper und sah auf ihre Hausschuhe. Bei der Kälte musste sie frieren.

»Möchtest du noch einen Moment mit reinkommen?« Die Frage kostete sie Überwindung. »Grandma hat Kartoffelsuppe auf dem Herd. Die mochtest du doch immer so gern.«

Der Gedanke an eine Schüssel warme Suppe war wirklich verlockend. Vor allem, weil ich das Gefühl hatte, seit dem Flug im Helikopter nicht mehr richtig warm zu werden. Trotzdem schüttelte ich den Kopf. »Ich hab noch zu tun. Aber ich möchte Elliot gern regelmäßig sehen. Er braucht mich und ...«

»... und du vermisst ihn.«

Ich nickte.

»Du kannst ihn besuchen kommen. Granny und Grandpa hätten dich sicher gern öfter hier.« Ein zaghaftes Lächeln vertiefte die Falten um ihre Augen. »Und ich auch. Wir haben so viel, über das wir reden müssen, Lou.«

Über den Verkauf unseres Hauses zum Beispiel.

»Okay, dann komme ich morgen wieder vorbei. Für Elliot.« Mehr brachte ich nicht heraus, bevor der vertraute Spitzname – dieses Lou – mir die Kehle zuschnürte. Ich schwang mich aufs Fahrrad und raste davon, ohne Tschüss zu sagen, aber mit tränennassen Wangen.

17. Patrick

Das Büro meines Vaters war großzügig geschnitten, und doch kam es mir vor wie ein Käfig, in dem ich mich kaum um die eigene Achse drehen konnte. Seit einer halben Stunde lief ich zwischen seinem Schreibtisch und der Mauer aus Aktenschränken Spurrillen in den Boden, während er mit Dr. Ortega und Captain Reynolds über meine Beurlaubung verhandelte. Als die Bürotür endlich aufflog und mein Vater sie mit hochrotem Kopf zurück ins Schloss knallte, brauchte ich nicht fragen, ob er die Katastrophe hatte abwenden können.

»Der Captain hat sich um den Finger wickeln lassen. Von einer verdammten Absolventin. Weil es ihm imponiert hat, wie sie mir die Stirn geboten hat, um sich für deine Gesundheit einzusetzen.« Er warf die Hände in die Luft. »Das muss man sich mal auf der Zunge zergehen lassen. Der Captain der Kodiak Coast Guard beurlaubt seinen besten Rettungsschwimmer, weil ein dahergelaufenes Mädchen vom Festland sein loses Mundwerk nicht halten kann!«

Instinktiv wollte ich Louisa verteidigen, obwohl es totaler Irrsinn war. Schließlich hatte sie mein Leben ins Chaos gestürzt. Wegen ihr durfte ich keine Einsätze mehr fliegen, meine Beförderung zum Chief stand auf dem Spiel und noch dazu die Zukunft meines kleinen Bruders.

Wegen ihr musste ich mich gegen meinen Willen durch eine Therapie quälen.

Mit zusammengekniffenen Augen nahm mein Vater mich ins Visier. »Du kriegst dich in den Griff, haben wir uns verstanden? Du zeigst dich während der Sitzungen von deiner besten Seite und machst diesem Mädchen klar, dass sie einen Fehler gemacht hat. Dass ihre Einschätzung völliger Irrsinn ist. Schließlich rettest du Menschenleben wie kein Zweiter.«

»Ja, Sir!«

»Sie muss kapieren, dass die Coast Guard nicht auf dich verzichten kann. Einen Rettungsschwimmer von deinem Format kann man nicht einfach aus dem Dienst nehmen. Das ist unverantwortlich!«

»Ja, Sir.« Die Zustimmung kam mir automatisch über die Lippen, doch dieses Mal hinterließ sie einen bitteren Nachgeschmack auf meiner Zunge.

Das ist unverantwortlich!

Louisa hatte dieselben Worte benutzt, nur hatte sie das genaue Gegenteil gemeint und ich fragte mich, ob sie nicht recht hatte.

Ich hätte den Sohn des Captains heute beinahe verloren. Nicht wegen der Wellen oder der Strömung, sondern weil ich versagt hatte. Erinnerungen hatten mich gelähmt und meine Wahrnehmung auf den Kopf gestellt. Ich hatte die Kontrolle verloren und nur mit viel Glück die Katastrophe abwenden können.

Doch was war beim nächsten Mal? Würde ich mich da im Griff haben? Und was, wenn nicht? Wollte ich noch einmal schuld am Tod eines Menschen sein, weil ich zu egoistisch war? Weil meine eigene Angst schwerer wog?

»Sechs Wochen!« Mein Vater bohrte mir seinen Zeigefinger in die Brust und riss mich damit aus meinen Gedanken. »Du hast sechs Wochen, damit der Captain dich noch für die Beförderung in Betracht ziehen kann. Mehr als genug Zeit, um dieses Mädchen in den Griff zu kriegen.«

Seine Wortwahl irritierte mich. »In den Griff kriegen?«

Mein Vater atmete hörbar aus. »Du überzeugst sie davon, dir die Tauglichkeit zu attestieren. Wie du das machst, überlasse ich ganz dir. Aber es kann sicherlich nicht schaden, deinen Charme spielen zu lassen.«

Meinen Charme? Bittere Galle stieg in mir auf. »Du willst, dass ich mit ihr flirte?«

»Flirten.« Er stieß ein Lachen aus, als hätte ich etwas besonders Lustiges gesagt. »Ich meine, dass sie sicherlich um einiges kooperativer sein wird, wenn sie sich mit dir in den Laken gewälzt hat. Sei es, weil ihr kleines Herz ganz laut für dich schlägt oder weil sie verhindern will, dass du ihre Chefin über ihre Verfehlung informierst. Schließlich könnte sie das ihre Lizenz kosten, und das möchte sie bestimmt verhindern.«

Du widerst mich an! »Vergiss es!«, sagte ich. »Das kommt nicht infrage.«

Mein Vater zuckte mit den Schultern. Er ging um seinen Schreibtisch herum und ließ sich auf seinen Drehstuhl sinken. »Wenn du meinst, sie anderweitig überzeugen zu können, gut. Ich möchte dich nur daran erinnern, was auf dem Spiel steht. Joseph verlässt sich auf dich.«

Joey.

Ich biss die Zähne zusammen, als die Wut in mir aufstieg. Natürlich zog er wieder seinen Trumpf, um zu unterstreichen, dass er die Zügel in der Hand hielt. Er konnte die Schlinge um meinen Hals jederzeit enger ziehen, damit ich auch ja in die Richtung lief, die er für mich vorgesehen hatte. »Ich finde einen anderen Weg.«

»Das ist dein gutes Recht. Solange du es in sechs Wochen über die Bühne bringst. Ich habe dir nur die schnellste Lösung aufzeigen wollen, wie du zu deiner Tauglichkeitsbescheinigung kommst.«

»Ich mache es auf meine Art.«

»Gut.« Mein Vater klappte seinen Laptop auf und schaltete ihn ein. Bevor er sich vollends auf den Bildschirm konzentrierte, hob er noch einmal den Blick. »Ich erwarte entsprechende Updates von dir. Solltest du nicht in der Lage sein, das Mädchen um den Finger zu wickeln oder wie auch immer zu überzeugen, brauche ich genügend Zeit, um deinen Bruder nachrücken zu lassen. Auf Kyle werde ich mich mit Sicherheit verlassen können.«

Ich nahm Haltung an und nickte, weil mir das *Ja, Sir!* dieses Mal im Hals stecken blieb. Dann stürmte ich mit brennender Wut im Bauch aus dem Büro.

Sie wird sicherlich um einiges kooperativer sein, wenn sie sich mit dir in den Laken gewälzt hat.

Mein Herz donnerte wie eine Gewehrsalve gegen meine Brust, als ich den Flur im Laufschritt hinter mir ließ. Ich brauchte frische Luft und Klarheit im Kopf und eine Lösung, wie ich dieses ganze Chaos auflösen konnte. Dabei wusste ich längst, dass es einen Verlierer geben musste.

Entweder mich und meinen Bruder Joey oder Louisa und ihren Bruder Elliot. Es gab kein dazwischen. Keine Möglichkeit, beide Ziele zu erreichen. Außer ich schaffte das Wunder und konnte dieses Zittern innerhalb von sechs Wochen abschütteln.

Ich stieß die Tür des Administrationsgebäudes auf, und kalte Frühlingsluft schlug mir entgegen, prickelte auf meinem glühenden Gesicht und ließ mich endlich atmen.

»Das scheint ja kein sehr erbauliches Gespräch gewesen zu sein.« Scott stand an seinen Pick-up gelehnt auf dem Parkplatz. Er hatte die Hände in den warmen Taschen seiner Jacke vergraben und grinste auf diese furchtbar unbeschwerte Weise, die ich kaum ertragen konnte.

»Was willst du hier?«

Scotts Mundwinkel sanken, wenn auch nur um ein paar Millimeter. »Dich abholen. Taya und Cho warten schon im Henrys. Wie immer.«

»Ich komm nicht mit.« Ich zog den Schlüssel meines Wagens aus der Hosentasche und drückte den Knopf für die Zentralverriegelung. Ich wollte nur noch nach Hause, meine Laufsachen anziehen und rennen. Einfach nur rennen. Bis meine Beine brannten und ich nicht mehr denken musste.

»Du willst mit unserer Tradition brechen?«

Scott versuchte es weiterhin mit seiner zwanglos fröhlichen Stimme, doch ich hörte den besorgten Unterton genau heraus, was die Wut in meinem Bauch nur noch weiter anfachte. Ich hatte weder Bock auf diese übertriebene Fröhlichkeit noch wollte ich mir eine seiner Predigten anhören, dass ich mehr auf mich aufpassen musste.

»Du findest, die Rettung heute liefert einen Grund zum Feiern? Worauf willst du im Henrys anstoßen? Auf meinen heroischen Bruder oder doch lieber auf Louisa, die gerade dafür gesorgt hat, dass ich auf unbestimmte Zeit beurlaubt werde?«

Scotts Augen weiteten sich vor Überraschung und doch kommentierte er die Neuigkeit über meine Suspendierung nicht. Stattdessen stieß er sich von seinem Wagen ab und kam auf mich zu. »Ich dachte, du könntest ein bisschen Gesellschaft gebrauchen, um auf andere Gedanken zu kommen.«

»Es geht mir gut, Scott. Ich brauche keinen Babysitter.«

»Aber vielleicht brauchst du Freunde und ein bisschen Zeit zum Reden.« Sein Blick wurde ernst. »Du hättest es heute beinahe nicht geschafft.«

Ich rollte mit den Augen. »Na, ein Glück, dass sich mein Bruder selbstlos in die Fluten gestürzt hat.«

»Zum Glück, das kannst du laut sagen. Ich bin Kyle wirklich dankbar, dass er da war und dich da rausgeholt hat.« Scott schluckte und presste für einen Moment die Lippen aufeinander. »Sonst hätte ich heute meinen besten Freund an den Ozean verloren.«

Seine Stimme klang schwer und voller Emotionen, und für einen Moment wurde die grollende Wut in mir leiser. Scotts Vater war vor ein paar Jahren während eines missglückten Einsatzes auf See geblieben. Thomas Chadwick war ein ausgezeichneter Rettungsschwimmer gewesen. Ein großes Vorbild – für Scott und für mich. Er hatte eine Lücke hinterlassen, die Scott immer noch zu schließen versuchte. Aber ich konnte dafür nicht herhalten. Ich konnte mich nicht in Watte packen, nur weil Scott Angst hatte, noch jemanden an die unerbittlichen Wellen zu verlieren.

»Dann frag doch deinen neuen Kumpel Kyle, ob er mit euch auf die gelungene Rettung seines verrückten Bruders anstößt. Ich bin raus.« Ich wollte die Tür meines Wagens aufziehen, doch Scott drückte sie mit einer Hand wieder zu »Lass den Scheiß«, zischte ich.

»Sonst was? Patrick, wir machen uns alle Sorgen um dich.«

»Das ist euer Problem, nicht meins. Ich will meine Ruhe. Akzeptier das!« Erneut zog ich an der Autotür, und dieses Mal ließ Scott los.

»Dann lass uns morgen sprechen. Vor …« Er stockte und ich schnaubte.

»… dem Dienst? Noch einmal zum Mitschreiben: Ich bin suspendiert worden! Aber wenn du ganz viel Glück hast, bekommst du Kyle als neuen Schwimmer zugeteilt. Wäre das nicht großartig?«

»Jetzt hör doch mal mit deinem verdammten Bruder auf. Hier geht es um dich, Pat. Und darum, dass es dir nicht gut geht. Das ist offensichtlich. Auch wenn du noch so sehr versuchst, es ins Lächerliche zu ziehen.«

»Vielen Dank, ich habe schon eine Therapeutin. Ich brauche nicht noch jemanden, der zu wissen glaubt, was in meinem Kopf vorgeht.«

»Ich bin dein Freund. Ich will nur, dass du weißt, dass ich da bin und dass wir reden können. Über alles. Du musst vor mir nicht den unnahbaren Superhelden spielen wie vor deinem Bruder.« Er holte kurz Luft. »Und wie vor deinem Vater.«

Ich ging auf Scott zu, die Augen zu Schlitzen verengt. »Willst du damit sagen, dass ich ein Lügner bin?«

»Ich will damit sagen, dass dir schon immer eingetrichtert wurde, alles für deinen Job zu machen. Für das Ansehen der Familie. Und nur das zeigst du nach außen. Nicht, wie es wirklich in dir drin aussieht.«

»Ach ja? Meine Familie zwingt mich dazu, meine Gefühle zu unterdrücken? Und diese Behauptung nimmst du woher? Weil ich nicht ständig heulend in meinem Zimmer sitze und jedem Dahergelaufenen erzähle, ach wie sehr mein Herz doch schmerzt?« Das *Wie du!* verkniff ich mir, doch für Scott musste ich es auch nicht laut aussprechen. Der Schmerz in seinem Gesicht zeigte nur zu gut, dass er mich genau verstanden hatte.

Er schluckte, blinzelte und reckte dann das Kinn vor. »Ich verstehe, dass du gerade um dich schlagen musst und jeden wegstößt, der dir helfen will. Aber mich wirst du nicht los, Patrick. Ich werde dich nicht im Stich lassen, auch wenn du es noch so sehr herausforderst.«

»Was willst du tun? Mich erdrücken? So wie Yuna damals? Solltest du nicht wissen, dass das nach hinten losgeht?«

Scotts Miene war wie versteinert, kaum dass ich Yunas Namen ausgesprochen hatte, und mein Plan ging auf. Endlich zog er seinen Autoschlüssel aus der Jackentasche. Endlich würde er mich in Ruhe lassen.

»Ruf mich an, wenn du mich brauchst. Egal, wann.«

Das Knallen der Autotür hallte überlaut in meinen Ohren wider und dann war auch mir endlich nach Heulen zumute.

18. Louisa

Ich begann meinen Arbeitstag wieder auf einer der drei Bänke in dem winzigen Park hinter der Klinik. Das Holz war noch feucht vom Nebel, den die aufgehende Sonne gerade erst vertrieben hatte, aber das war mir egal. Ich zupfte meinen Mantel zurecht, sodass er meine Hose vor der durchdringenden Nässe schützte, und hielt mein Gesicht in die wärmenden Sonnenstrahlen. In tiefen Atemzügen sog ich die kühle Morgenluft ein und versuchte, meine Gedanken zu sortieren, bevor ich mich gleich mit Carla treffen würde. Wir wollten die nächsten Schritte besprechen, die Patricks Beurlaubung nach sich ziehen würde.

Knirschende Schritte nährten sich, und ich blinzelte überrascht, als ich Patrick auf mich zukommen sah. Dieses Mal hatte er nicht die vertraute Coast-Guard-Uniform an, sondern eine verwaschene Jeans und einen dunkelgrünen Parka. In seinen Händen trug er zwei dampfende Becher.

»Ich hatte gehofft, dich hier zu finden. Kaffee?« Er hielt mir einen der To-go-Becher hin, auf dessen Deckel er einen handtellergroßen Cookie balancierte.

Überrumpelt griff ich zu. »Wow, danke. Ich wusste gar nicht, dass die Cafeteria um diese Uhrzeit schon geöffnet hat.«

»Hat sie nicht. Ich hab auf dem Weg hierher bei Maisies Diner angehalten.« Er ließ sich neben mich auf die

Bank sinken und starrte auf den feinen Dampf, der von seinem Becher aufstieg. »Ich wollte mich bei dir entschuldigen. Für mein Verhalten gestern. Und für das, was ich über dein Urteilsvermögen gesagt hab. Ich wollte dich nicht beleidigen. Ich war gestern nicht ich selbst, weil ich …« Er hielt inne und sah mich an. »Weil diese Anfälle einen anderen Menschen aus mir machen und ich nicht weiß, was ich dagegen tun soll. Jedenfalls nicht allein.«

Sein Blick war so offen, so voller Ehrlichkeit, dass er mich mitten ins Herz traf. Ich schluckte gegen den Kloß in meinem Hals an und versuchte, mit einem Lächeln zu überspielen, wie sehr mich seine Worte berührten. »Das war gerade ein erster wichtiger Schritt.«

Er nahm einen tiefen Schluck aus seinem Becher. »Findest du?«

»Es ist nicht leicht, um Hilfe zu bitten. Schon gar nicht, wenn man sonst derjenige ist, der anderen zur Hilfe kommt.«

Patrick zog die Schultern hoch. »Das dachte ich auch immer. Und trotzdem ist es mir gerade leichter gefallen als gedacht. Ich hoffe, das ist ein gutes Zeichen?«

»Ist es. Ein sehr gutes sogar.« Ich brach ein Stück von dem Cookie ab, den Patrick mir mitgebracht hatte, schob ihn mir in den Mund und konnte nicht anders, als genießerisch zu seufzen. »Der schmeckt ja himmlisch!«

Patrick lachte leise. »Das ist ein *Tongass Forest Cookie.* Den sollte jeder einmal probiert haben, der nach Kodiak kommt.«

»Auf jeden Fall!« Ich steckte mir ein zweites Stück in den Mund, schloss die Augen und kaute langsam, um die Geschmacksexplosion voll auszukosten. »Ist da etwa Salz drin?«

»Salz, Zimt und Kokos. Die perfekte Kombination, wenn du mich fragst.« Er beugte sich vor. »Du hast da noch einen Krümel.«

Bevor ich wusste, wie mir geschah, strich er mit dem Daumen über meine Unterlippe, und die Zeit blieb stehen. Ich atmete nicht, dachte nicht, schmeckte nicht einmal mehr die Süße des Cookies auf meiner Zunge. All meine Sinne waren mit dem Prickeln beschäftigt, mit der Hitze, die mein Gesicht in Flammen setzte, mit der Intensität in Patricks Blick und seinem Mund, der sich zu einem verheißungsvollen Lächeln verzog.

»Entschuldige.« Er rutschte von mir weg, und die Welt drehte sich mit einem Ruck weiter. »Das war ein Reflex. Ich wollte nicht ...«

»Schon gut«, sagte ich hastig und fuchtelte mit einer Hand vor meinem Gesicht herum, um von meiner bescheuerten Atemlosigkeit abzulenken. »Lass uns lieber darüber reden, wie wir mit der Therapie weitermachen wollen. Fühlst du dich bereit für die nächsten Sitzungen?«

»Mir bleibt ja nichts anderes übrig, wenn ich die Suspendierung wieder loswerden will, oder?«

»Ich hoffe, du weißt, dass ich dir mit der Beurlaubung niemals schaden wollte. Sollte das Ganze trotzdem zwischen uns stehen, könnte Dr. Ortega ...«

»Schon gut. Es steht nichts zwischen uns. Ich weiß, dass du gestern nur getan hast, was dein Job von dir verlangt.« Er zerdrückte den leeren Kaffeebecher in seiner Hand. »Also, was muss ich tun, damit du mich wieder in den Heli lässt?«

»Vor allem Offenheit mitbringen. Und Geduld.«

»Geduld?« Sein Blick verfinsterte sich. »Wie lange wird es denn dauern, bis ich wieder ganz der Alte bin?«

Ich stellte meinen Kaffeebecher und den Rest des Cookies zur Seite, weil die Frage mir den Magen zuknotete. Mein Dad hatte sie mir oft gestellt. Meist, wenn er von seinen Therapiesitzungen nach Hause gekommen war, die ihm alles abverlangt hatten. Die ihn mit Erinnerungen konfrontiert hatten, die er einfach nur aus seinem Kopf löschen wollte.

Wie lange dauert es noch, Lou? Wie lange muss ich noch durchhalten, bis es besser wird?

»Das kann ich dir nicht genau sagen. Ein paar Wochen, vielleicht Monate.« Ich schluckte. »Aber das sollte jetzt erst einmal nicht im Vordergrund stehen. Wichtig ist, dass es dir besser geht. Dass du Strategien lernst, um den Reaktionen deines Körpers nicht hilflos ausgeliefert zu sein.«

»Monate?« Patrick sprang auf. »Aber das geht nicht!«

»Wegen der Beförderung?«

»Ja ... nein.« Er raufte sich die Haare.

Etwas quälte ihn. Ich sah es in seinen Augen, die ziellos hin- und herhuschten, als suchten sie verzweifelt eine Lösung zwischen all dem Chaos.

»Kannst du mich schneller fit machen?«

Das Flehen in seiner Stimme schnürte mir die Kehle zu. »Du hast keine Grippe, die man mit den richtigen Medikamenten im Nu in den Griff bekommen kann. Eine Psychotherapie ist harte Arbeit, für die du Zeit brauchst und Ruhe. Dabei sollte man nichts überstürzen und nicht zu viel von sich verlangen.« Ich versuchte mich an einem Lächeln. »Es ist ein bisschen wie mit dem Anziehen eines Lifesuits. Am Anfang ist alles schwer, und man schafft es nicht allein. Doch wenn man sich durchgebissen hat, wenn man Hilfe annimmt, klappt es immer besser. Bis man es allein hinkriegt.« Mein Lächeln vertiefte sich. »In unter einer Minute.«

»Ich würde es gern direkt in unter einer Minute schaffen«, gab Patrick zurück. »Aber gut, wann legen wir los mit dem Lifesuit-Therapieding?«

»Morgen. Kennst du einen Strand in der Nähe? Einen, der nicht so überlaufen von Touristen ist?«

Patrick hob irritiert die Augenbrauen. »Dem Gedankensprung vom Lifesuit zum Strand kann ich nicht ganz folgen.«

»Ich würde unsere Sitzung morgen gern nach draußen verlegen. An einem Strand. Kennst du einen schönen?«

»Ja, na klar. Ich frag mich nur, warum? Was soll das bringen?«

»Unsere Sitzungen sind an keinen Ort gebunden. Im Gegenteil. Wir sollten uns dort treffen, wo du dich wohlfühlst. Und das ist bestimmt nicht hier in der Klinik. Hab ich recht?«

Patricks Lächeln genügte, um mir zu zeigen, wie richtig ich mit meiner Vermutung lag.

Am Nachmittag fuhr ich mit gemischten Gefühlen zu Taya, um mir ihre Wohnung anzuschauen. Ich hatte ewig hin und her überlegt, ob ich nicht lieber absagen sollte. Schließlich war sie Patricks Kollegin. Weitere Treffen mit ihr würden mein Privatleben nur weiter mit Patricks vermischen, und das war etwas, was ich als seine Therapeutin nicht zulassen durfte.

Andererseits brauchte ich eine Wohnung, idealerweise eine bezahlbare, um weiter um Elliot kämpfen zu können. Wie ich es auch drehte und wendete, ich saß in einer verfluchten Zwickmühle. Also entschied ich mich dazu, mir die Wohnung wenigstens einmal anzuschauen. Vielleicht passte sie auch überhaupt nicht zu Elliot und mir.

Dass die Wohnung perfekt passen würde, wusste ich in dem Moment, als ich mit dem Fahrrad die Auffahrt hinauffuhr. Sie lag in einem zweistöckigen Haus mit hellblauer Fassade, weißen Fensterläden und einer Veranda, die das gesamte Gebäude umsäumte. Rhododendronbüsche schmiegten sich an die weiß gestrichenen Holzstreben, und ich konnte mir nur vorstellen, wie märchenhaft es aussehen musste, wenn die Büsche erst einmal blühten. Was für ein herrlicher Duft mich umfangen würde.

Ich stieg die Stufen hinauf, die ein fast schon heimeliges Knarzen von sich gaben, und drückte auf die Klingel. Das harmonische Läuten verband sich mit einer zarten Melodie, die aus dem Inneren des Hauses drang und mich sofort an Elliot und sein Geigenspiel denken ließ.

»Louisa, schön, dass du da bist!«, rief Taya, kaum dass sie die Haustür aufgezogen hatte. Die Musik und ein herrlicher Duft nach Minze und frisch aufgeschnittener Zitrone schwappten wie eine sanfte Woge über mich hinweg. Taya trug eine enge Trainingshose und ein lockeres Shirt und schien ein bisschen aus der Puste.

»Komm doch rein. Scott und ich machen gerade Power-Yoga. Hast du Lust mitzumachen? Ich könnte dir Sportklamotten leihen.« Taya plapperte munter vor sich hin, während ich wie angewurzelt in dem blaugrau gestrichenen Flur stehen blieb.

»Scott ist auch hier?«

Tayas Lächeln wich einem verständnisvollen Gesichtsausdruck. »Du musst dir keine Sorgen machen. Wir wissen, dass du mit uns nicht über Patrick sprechen darfst. Wir werden dich nicht mit Fragen löchern oder dir irgendwelche Ratschläge aufdrängen oder was auch immer. Wir blenden das Thema einfach aus, in Ordnung?«

Mit einem erleichterten Lächeln folgte ich ihr ins Wohnzimmer. »Waren meine Befürchtungen so offensichtlich?«

»Sie standen dir quasi in Leuchtbuchstaben ins Gesicht geschrieben.«

»Hi, Louisa!« Scott begrüßte mich mit hochrotem Kopf und einem breiten Grinsen. Er stand in der Position des Kriegers auf einer knallgrünen Yogamatte, das vordere Knie angewinkelt, den hinteren Fuß in die Matte gedrückt und die Arme zu beiden Seiten ausgestreckt. Sein Achselshirt klebte dunkel an seiner Brust. »Und herzlich willkommen in der Villa Kunterbunt.«

Villa Kunterbunt.

Das traf den Nagel auf den Kopf. Für das Wohnzimmer hatte ohne Zweifel ein Regenbogen Modell gestanden. Vor einer pastellgrünen Wand stand ein türkises Sofa mit Kissen unterschiedlichster Farben und Texturen. Der pink gestreifte Sessel und der gelb lackierte Couchtisch waren etwas zur Seite gerückt worden, um für die Yogamatten Platz zu schaffen. Doch der eigentliche Blickfang befand sich hinter Scotts Rücken. Ein Erker mit Panoramafenster, das einen atemberaubenden Blick auf die Bucht von Kodiak freigab.

»Wow! Das ist ja Wahnsinn!« Mit großen Augen trat ich näher ans Fenster. Bunte Sitzkissen waren davor auf dem Boden drapiert. Ich konnte es jetzt schon kaum erwarten, hier meine Abende zu verbringen und die Lichter im Hafen zu beobachten.

»Es gibt nichts Besseres, als nach einem stressigen Arbeitstag bei diesem Ausblick Yoga zu machen.« Taya stieß ein tiefes Seufzen aus. »Ich werde das kleine Paradies hier echt vermissen.«

»Unser Haus hat eine mindestens genauso schöne Aussicht.« Ein hochgewachsener Mann mit rotem Haar, getrimmten Vollbart und Nickelbrille betrat das Wohnzimmer mit einer dampfenden Tasse in der Hand. Mit seiner grauen Anzughose, dem Manschettenhemd und der Weste darüber hätte er in dem knallbunten Zimmer nicht exotischer wirken können.

»Ich bin Curtis Reed, Tayas Lebensgefährte.« Seine Hand war weich und kühl, als er sie mir zur Begrüßung reichte. »Freut mich, dich kennenzulernen, Louisa.«

»Lebensgefährte? Du klingst, als wärst du mindestens hundert Jahre alt, Curt.«

Scotts Lachen war ansteckend, doch ich biss mir schnell auf die Unterlippe, als Tayas Freund missbilligend eine Augenbraue hob.

»Dass ich mich bisweilen gewählter ausdrücke als du, hat nichts mit meinem Alter zu tun.«

Scott verdrehte die Augen, immer noch lachend, als wären Curtis' durchaus verletzende Worte einfach an ihm abgeprallt. »Es würde dir echt guttun, deinem inneren Kind mal mehr Auslauf zu gönnen. Glaub mir, du musst nicht immer und überall den seriösen Anwalt raushängen lassen.«

»Du bist Anwalt?«, fragte ich sofort. »Kennst du dich zufällig mit Familienrecht aus?«

»Es gibt nichts, womit unser Curt sich nicht auskennt.« Scott verpasste Curtis einen Ellenbogenstoß in die Rippen, der darüber nur müde lächelte und stattdessen mich interessiert musterte.

»Familienrecht ist nicht gerade mein Steckenpferd, aber ich könnte mich sicher einlesen. Worum geht es denn? Brauchst du rechtlichen Beistand?«

»Ich weiß nicht genau. Vielleicht ist es gar nicht so eine gute Idee, dich damit zu behelligen.« Gerade noch hatte ich überlegt, ob es zu weit ging, wenn ich die Wohnung von Patricks Kollegin übernahm, und da engagierte ich im nächsten Atemzug auch noch ihren Freund als meinen Rechtsbeistand. Das überschritt auf jeden Fall eine Grenze.

»Vergiss am besten was ich gesagt, ja? Es ist gar nicht so wichtig.«

Curtis holte ein kleines Etui aus seiner Westentasche, aus dem er eine glänzende Visitenkarte zog. »Ich helfe gern. Ruf mich an, falls du es dir anders überlegst.«

»Danke, das mach ich.«

Ich wandte mich wieder Taya zu, die mich nachdenklich ansah, aber sofort wieder lächelte, als sie meinen Blick auffing.

»Ich glaube, ich habe mich jetzt schon in die Wohnung verliebt.«

Ihr Gesicht erhellte sich. »Heißt das, du ziehst hier ein?«

»Ich denke, ich ziehe ein.«

»Fantastisch!« Taya zog mich in eine stürmische Umarmung. »Darauf müssen wir unbedingt anstoßen!«

19. Patrick

Am nächsten Tag peitschte ein kräftiger Südostwind Wolken über die Insel und ließ meinen Körper vor Unruhe vibrieren. Immer wieder erwischte ich mich dabei, wie ich nach dem Pieper in meiner Hosentasche tastete und einen Blick auf das Display warf. Dabei war das absolute Zeitverschwendung. Mein Pieper würde stumm bleiben. Heute. Morgen. Und wer wusste, wie lange noch. Ich war zur Untätigkeit verdammt, während da draußen Menschen um ihr Leben kämpften. Diese beschissene Beurlaubung fesselte mich an die Insel, obwohl ich da draußen sein sollte. Auf dem Ozean. In den Wellen. Wie es sich für einen Rettungsschwimmer gehörte.

»Du wirst wieder da rausfliegen können.«

Louisas sanfte Stimme kam einem Schlag in die Magengrube gleich. Sie saß auf dem Beifahrersitz meines Wagens und musterte mich mit diesem mitfühlenden Blick, seit wir den Parkplatz der Rockmore-King Clinic verlassen hatten. Trotz des eher mäßigen Wetters hatte sie darauf bestanden, dass wir für unsere Sitzung an einen Strand fuhren, und ich hatte mich für den White Sands Beach entschieden, der zwanzig Minuten vom Stadtzentrum entfernt lag.

»Und wann?«

»Ich habe dir doch schon gesagt, wie wichtig Geduld ist.«

Das sollte sie mal meinem Vater und seiner irrwitzigen Deadline erzählen. Ich hatte sechs Wochen. Mehr nicht. In dieser Zeit musste ich das Therapieprogramm durchgezogen haben. Bis dahin musste ich Louisa davon überzeugen, dass ich fit war. Ohne sie dafür verführen zu müssen.

»Ich will das Ganze trotzdem beschleunigen. Die Coast Guard braucht mich da draußen und nicht hier.«

»Die Coast Guard braucht dich vor allem gesund«, erwiderte sie mit Nachdruck. »Ohne eine richtige Behandlung stellst du ein Sicherheitsrisiko dar. Für dich und für andere.«

Und der zweite Schlag in die Magengrube.

Treffer. Versenkt.

»Eine Therapie ist harte Arbeit, Patrick.«

»Dessen bin ich mir bewusst. Trotzdem muss es doch etwas geben, was die Chancen auf einen schnellen Erfolg erhöht.«

Sie atmete hörbar aus und sah aus dem Fenster auf die vorbeifliegenden Nadelbäume, zwischen denen raue Felsen und vereinzelte Schaumkronen des dahinterliegenden Ozeans hindurchschimmerten.

»Sei offen mit deinen Gefühlen und Gedanken. Dir selbst gegenüber und auch mir gegenüber. Verschließ dich nicht gegen die therapeutischen Maßnahmen, hör dir meine Vorschläge an, und probier sie aus!«

Aus Louisas Mund klang das wie die leichteste Übung. Für mich kam das einer Mammutaufgabe gleich, denn wenn ich eines gelernt hatte, dann dass meine Gefühle meine Sache waren und nicht an die große Glocke gehängt gehörten. Ich schloss die Hände fester um das Lenkrad.

»Ich werd's versuchen.«

Sie musste den verkniffenen Ausdruck auf meinem Gesicht bemerkt haben, denn sie fügte sofort hinzu: »Du musst nichts überstürzen. Nimm dir die Zeit, die du brauchst. Eine Therapie ist kein Sprint, sondern ein Marathon. Teil dir deine Kräfte ein.«

»Gibt es im Psychologiestudium eigentlich ein Seminar, in dem euch all diese Kalendersprüche beigebracht werden?«

Aus dem Augenwinkel sah ich, wie ein Lächeln ihr Gesicht erhellte. »Klar, das lernt man schon im zweiten Semester. Gleich nachdem man die Vorlesung übers Gedankenlesen besucht hat.«

Ich stimmte in ihr Lachen ein, und für einen Sekundenbruchteil fühlte es sich an, als wären wir wieder Louisa und Patrick. Und nicht Therapeutin und Patient. Doch das Gefühl rann mir durch die Finger, bevor ich es richtig greifen konnte.

Die Abfahrt zum White Sands Beach tauchte vor uns auf, und ich setzte den Blinker auf den komplett leeren Parkplatz. Dank des Wetters mussten sich die Touristen heute andere Ziele herausgesucht haben.

»Was möchtest du fragen?« Louisa löste den Sicherheitsgurt und setzte sich seitlich hin, kaum dass ich den Motor ausgeschaltet hatte.

»Was meinst du?«

»Deine Kiefermuskeln arbeiten schon die ganze Zeit, als würdest du Worte in deinem Mund hin und her schieben.« Sie grinste. »Außerdem kann ich Gedanken lesen. Schon vergessen?«

Ich schluckte und ließ mich tiefer in meinen Sitz sinken. »Wenn ich all das mache, was du gesagt hast, wenn ich offen bin. Kann ich dann so weit kommen, dass du in sechs Wochen die Beurlaubung zurückziehst?«

Ihr Grinsen verschwand. »Das ist heute unsere erste richtige Sitzung, Patrick. Lass uns noch nicht über das Ende der Therapie sprechen.«

Sie wich meinem Blick aus. Für einen Moment nur, doch sie hätte mir das Nein nicht lauter ins Gesicht brüllen können. Ich schlug mit der flachen Hand gegen das Lenkrad und stieß einen unterdrückten Fluch aus.

»Entschuldige«, sagte ich sofort, während sich das Gespräch mit meinem Vater mit aller Macht zurück in meine Gedanken drängte.

Überzeug das Mädchen von deiner Tauglichkeit, Patrick. Egal, wie!

Egal, wie.

»Du musst dich nicht entschuldigen. Es ist völlig normal, dass du wütend bist und enttäuscht. Dein Beruf ist dir wichtig. Er ist deine Konstante. Er gibt dir Sicherheit.«

Die Treffsicherheit ihrer Worte gab mir beinahe den Rest, also atmete ich, statt etwas zu erwidern. Ich atmete und starrte durch die Fensterscheibe hinaus auf die Nadelbäume, die sich im Wind bogen.

»In sechs Wochen werden wir einiges schaffen können. Wir werden einfach sehen, wie weit wir kommen, okay? Wenn du ein Ziel vor Augen hast, das dich motiviert, ist das ein guter Ausgangspunkt.«

»Okay«, erwiderte ich und klammerte mich an den winzigen Funken Hoffnung, den ihre Worte in mir geweckt hatten. »Dann sollten wir besser direkt anfangen.«

Ich stieß die Autotür auf, und feine Regentropfen schlugen mir ins Gesicht. Draußen roch es nach Kiefernnadeln und feuchter Erde und echter Wildnis. Nach Meersalz und Freiheit. Sehnsucht nach dem Ozean stach in meiner Brust, als ich den Kofferraum öffnete und einen Regenschirm herausholte. »Ich hab leider nur einen«, sagte ich und stockte.

Louisa hatte sich ein Stück vom Wagen entfernt und hielt ihr Gesicht in den Nieselregen, ihr traurig-schönes Lächeln auf den Lippen. Feine Tropfen setzten sich auf ihre Nase, ihre Lippen. Auf die Sprenkel, die ich vor zwei Tagen noch gezählt hatte, um nicht zu ertrinken.

»Es ist wirklich so herrlich hier draußen, wie ich es erwartet habe.«

»Du kennst White Sands Beach?«

Sie wandte ihr Gesicht vom Regen ab und sah mich an. »Nicht wirklich. Aber ich habe ein paar Bilder gesehen. In Elliots Notizbuch. White Sands Beach ist Pin Nummer achtundzwanzig.« Sie winkte mich zu sich. »Komm, lass uns runter zum Strand laufen.«

Ihre Schritte waren beschwingt, als sie auf den schmalen Weg zusteuerte, der sich zwischen den Nadelbäumen hindurchschob. Schon nach wenigen Metern verwandelte sich der Mutterboden unter unseren Stiefeln in Sand, der durch den Regen ganz dunkel und fest geworden war. Die Bäume wichen Sträuchern und Strandhafer, der im auffrischenden Wind wogte wie die Wellen des Ozeans.

White Sands Beach breitete sich vor uns aus. Eine Bucht umringt von Nadelwald, im Hintergrund die Schatten des Bergmassivs, das heute nur schwach durch die Wolken hindurchschimmerte. Möwen kreischten über unseren Köpfen und ließen sich von den Windböen zu waghalsigen Flugmanövern animieren.

Ich schloss die Augen und sog die klare Luft tief ein. Obwohl wir nur zwanzig Minuten von der Stadt entfernt waren, fühlte ich mich hier mitten in der Natur anders. Ruhiger irgendwie. Geerdeter. Vielleicht war es doch eine gute Idee gewesen, für die erste Sitzung hierherzukommen.

»Bei Ebbe sieht die Bucht aus wie eine Mondlandschaft.« Louisas Stimme war schwer von Emotionen. Ihr Blick glitt über die freigelegten Steine, über das feine Wellenmuster, das das Wasser bei seinem Rückzug auf dem Meeresboden unterlassen hatte. »Alles wirkt irgendwie karg und so gänzlich ohne Leben ohne das Wasser.«

»Bis die Wellen zurückkommen.« In der Ferne konnte man das Blau des Ozeans erahnen, der die Bucht schon bald wieder für sich erobern würde.

»Stimmt, bis die Wellen zurückkommen.« Louisa sah zu mir auf und lächelte, bevor wir weiter am Strand entlangliefen.

»Wie geht es dir heute?«, wollte sie irgendwann wissen.

»Ist das eine ernst gemeinte Frage?«

»Warum sollte sie nicht ernst gemeint sein?«

Ich bückte mich nach einem Stein und schleuderte ihn in die leer gelaufene Bucht. »Weil die Antwort offensichtlich ist.«

»Manchmal hilft es, auch das Offensichtliche laut auszusprechen.«

Ich schnaubte und warf einen zweiten Stein. Und dann einen dritten.

»Ich kann meinen Job nicht machen, mein Bruder versucht, sich die Beförderung unter den Nagel zu reißen, die für mich vorgesehen ist. Und mein Vater …« Ich stockte, hob einen vierten Stein auf und rieb mit dem Daumen über die feinen Sandkörner, die an seiner harten Oberfläche klebten. »Ich bin wütend und …« Ich stieß meinen Atem ruckartig aus, dass sich eine Wolke vor meinem Gesicht auftürmte. »Warum sind wir eigentlich hier? Was soll es bringen, hier rumzustehen und sich vom Regen durchweichen zu lassen?«

»Ich möchte mit dir über den Einsatz sprechen. Darüber, was mit dir passiert ist, wie du dich gefühlt hast und warum du so gefühlt hast.«

Ich spannte den Schirm auf. Um mich gegen den Nieselregen zu schützen. Aber auch, um ihrem bohrenden Blick auszuweichen. »Du bist nicht die erste Psychologin, mit der ich rede. Ich weiß, was eine Posttraumatische Belastungsstörung ist und wie sie sich äußert. Du brauchst mir keine Vorlesung zu halten über Traumata und Trigger und Panikattacken.«

»In Ordnung«, sagte sie, ohne weiter nachzubohren. Stattdessen bückte sie sich und löste die Schnürsenkel ihrer Stiefel. »Komm, zieh deine Schuhe aus.«

»Ich soll was tun?«, fragte ich vollkommen überrumpelt.

»Deine Schuhe ausziehen«, wiederholte sie, als wäre es das Normalste der Welt, bei gerade einmal vier Grad und Nieselregen seine nackten Füße im feuchten Sand zu vergraben. »Oder hast du Angst, dich zu erkälten?« Sie stemmte die Hände in die Hüften und funkelte mich herausfordernd an.

Das konnte ich nicht auf mir sitzen lassen. Ich streifte Schuhe und Socken ab und krempelte meine Hosenbeine bis zu den Waden hoch. Ein Schaudern durchrann meinen Körper, als meine Fußsohlen den kalten Boden berührten. »Und jetzt? Wozu soll das gut sein?«

»Jetzt schließt du die Augen und konzentrierst dich ganz auf deine Füße. Du fühlst die Kälte, die langsam deine Beine emporkriecht. Du fühlst das körnige Kratzen des Sandes zwischen deinen Zehen. Die kleinen Steinchen unter deinen Fußsohlen.«

Gefangen zwischen Faszination und Verwirrung schaute ich ihr dabei zu, wie sie den Kopf in den Nacken legte, die Augen schloss und tief und gleichmäßig zu atmen begann. Sie bewegte ihre Zehen, wippte hin und her und lächelte dabei so wunderschön, dass ich es kaum aushielt, sie weiter anzusehen.

Ihre Augen sprangen auf und als sie mich beim Starren erwischte, legte sich ein roter Hauch auf ihre Wangen. »Na komm schon. Du hast gesagt, du möchtest offen sein für meine Vorschläge.«

»Langsam frage ich mich, wer von uns beiden hier verrückt ist.« Mit einem Grinsen folgte ich ihren Anweisungen und schloss die Augen. Zuerst war da nur die Kälte, die wie Tausende Nadeln auf meiner Haut stach, doch dann spürte ich die Reibung der Sandkörner unter meinen Fußsohlen und die feuchte Kühle der Wasserrinnsale, die die Gezeiten nicht raus auf den offenen Ozean gezogen hatten. Die zurückgeblieben waren. Bewegungsunfähig. Dazu verdammt zu warten, bis die Wellen von ihren Abenteuern wiederkehrten. Dazu verdammt, die majestätischen Wellen nur aus der Ferne zu sehen, aber doch nicht Teil von ihnen sein zu können.

»Das ist eine Übung, die dir dabei helfen soll, dich im Hier und Jetzt zu verwurzeln.« Louisas Stimme schwappte wie eine sanfte Woge in meine Gedanken.

Ich schlug die Augen auf und blinzelte. »Ich bin im Hier und Jetzt.«

»Aber während des Einsatzes warst du es nicht.«

Meine Füße sanken tiefer in den feuchten Boden. Sie hatte recht. Während des Einsatzes hatte ich die Kontrolle verloren. Ich hatte zugelassen, dass die Gedanken stärker waren. Die Erinnerungen. Die Angst.

»Das nächste Mal habe ich das besser im Griff.«

Louisa sagte nichts und ihr Blick alles. Wir wussten beide, dass mein Vorsatz Unsinn war. Dass ich machtlos war gegen die Bilder, die Panik, gegen das Gefühl zu ersticken.

Ich senkte den Schirm, um einen Moment unbeobachtet zu sein, und grub die Füße tiefer in den Sand, bis die stechende Kälte einer Taubheit wich, die die Unruhe in meiner Brust dämpfte. »Das heißt, ich muss jetzt jedes Mal meine Schuhe ausziehen, wenn ich das Gefühl habe, die Kontrolle zu verlieren?«, fragte ich mit heiserer Stimme.

»Wenn es dir hilft, kannst du es probieren. Du kannst aber auch andere Dinge versuchen. Wichtig ist nur, dass deine Sinne angesprochen werden.«

»Meine Sinne?« Ich hob den Schirm. Louisa schob mit ihrem Zeh einen Stein hin und her und schien gänzlich darauf konzentriert.

»Wenn du an dein Trauma erinnert wirst, durch einen Geruch, ein Bild, Worte, ein Geräusch, wirst du aus der Realität zurück in die Situation gerissen, in der du das Trauma erlebt hast. Erinnerungen drängen sich auf, Bilder, Emotionen. Dein Körper reagiert wie damals in der Situation mit einer Flucht- oder Angriffsreaktion. Dein Puls beschleunigt sich, alle Muskeln spannen sich an, deine Atmung wird schneller und flacher. Überwältigende Emotionen fluten deinen Körper – Panik, Verzweiflung, Wut.«

Ich presste die Lippen aufeinander. Das kam mir alles viel zu vertraut vor.

»Starke, sinnliche Reize wie der kalte Sand signalisieren deinem Körper, dass er sich noch im Hier und Jetzt befindet. Dass er nicht zurück in die Situation geworfen wurde, in der das Trauma passiert ist. Sie vermitteln deinem Körper Sicherheit, zeigen ihm, dass keine Gefahr besteht. Dass alles in Ordnung ist und es nicht notwendig ist, in den Überlebensmodus zu schalten.«

»Ich verstehe.«

»Du könntest dir zum Beispiel einen Stein von diesem Strand mitnehmen und seine glatte Oberfläche reiben, wenn die Panik kommt. Oder du suchst dir einen Duft, der dich an etwas Schönes erinnert, kaust einen scharfen Kaugummi. Irgendetwas in der Art. Mit der Zeit wirst du Anker finden, die gut für dich funktionieren.«

Ich nickte und schloss erneut die Augen, fühlte den Sand und die Kälte. Das Hier und Jetzt.

»Gestern bist du mein Anker gewesen«, sagte ich leise, bevor ich den Gedanken überhaupt richtig zu Ende denken konnte.

»Was?«

Mein Blick fand ihren, und das Blut in meinen Ohren rauschte wie der Wind in den Halmen des Strandhafers.

»Deine Stimme, die Ruhe darin. Das hat mich zurückgeholt. Ich weiß nicht, ob ich sonst die Kraft gehabt hätte, nach Kyles Hand zu greifen.«

Ich machte einen Schritt auf sie zu und dann noch einen, bis sie ihr Kinn leicht anheben musste, um mir in die Augen zu sehen.

»Dafür habe ich mich noch gar nicht bei dir bedankt.«

Die Sprenkel auf ihrer Nase traten deutlich hervor, als sich ein tiefes Rot auf ihre Wangen legte. Auf ihre Lippen. Für einen Moment blieb mein Blick an ihnen hängen und die Worte meines Vaters kamen mir in den Sinn.

Überzeuge sie, egal, wie!

Ich sog die Luft ein, roch das Salz und die Kiefern und … Louisa. Jasmin mit einem Hauch von Vanille.

»Du musst dich nicht bedanken. Das hätte jeder getan.« Sie schluckte schwer, ihre Lippen leicht geöffnet.

Ich hätte mich nur zu ihr herunterbeugen müssen. Nur einen weiteren, winzigen Schritt gehen müssen.

Überzeuge sie, egal, wie!

»Aber nicht jeder hätte mich erreicht.«

»Patrick …«, sagte sie noch, doch da zog ich sie bereits in meine Arme, und der Regenschirm fiel neben uns zu Boden.

»Danke«, flüsterte ich, ganz nah an ihrem Ohr und übertönte damit die Worte meines Vaters, schob sie von mir und vergrub mein Gesicht in Louisas Locken. Ließ mich einhüllen von ihrem süßen Duft, der mein Herz wie wild gegen meine Brust schlagen ließ. Oder war das ihr Herzschlag?

»Patrick«, sagte sie erneut, atemlos, mit zitternder Stimme und legte mir beide Hände auf die Brust. Sanft, aber bestimmt schob sie mich von sich. »Das geht so nicht. Wir überschreiten damit eine Grenze, die wir als Patient und Therapeutin nicht überschreiten sollten.«

»Entschuldige.« Schuldbewusst machte ich einen Schritt zurück und fuhr mir mit einer Hand über das Gesicht. »Ich war einen Moment nicht ganz bei mir.« Ich wandte mich ab, hob den Regenschirm wieder auf, versuchte zu atmen und mich auf den kalten Sand zu konzentrieren, nur dass er mir gar nicht mehr so kalt vorkam. »Ich wollte dir nicht zu nahe treten.«

»Schon gut.« Sie bückte sich nach ihren Stiefeln. Ihre Finger bebten. »Unsere Stunde ist um. Wir sollten zurück nach Kodiak fahren.«

20. Louisa

Die kommende Woche war vollgepackt mit To-dos, mit denen ich verzweifelt versuchte, meine Gedanken vom White Sands Beach abzulenken. Ich bereitete den Umzug in Tayas Wohnung vor und rang mich dazu durch, doch einen Termin mit Curtis zu vereinbaren. Gemeinsam besprachen wir eine mögliche Strategie, sollte es zu einer gerichtlichen Auseinandersetzung wegen der Vormundschaft kommen. Außerdem traf ich mich im Beisein meiner Großmutter einmal am Tag mit Elliot – meist nur kurz –, doch ich klammerte mich an jede Minute, die mir mit meinem Bruder vergönnt war.

Patrick sah ich für zwei weitere Sitzungen. Beide Male blieben wir in meinem Sprechzimmer in der Klinik. Ich auf einem Sessel, Patrick auf dem anderen. Mit ausreichend Abstand zwischen uns. Unsere Umarmung am White Sands Beach sprach ich nicht noch einmal an, obwohl ich ihm eigentlich hätte erklären müssen, warum in einer Patienten-Therapeuten-Beziehung möglichst auf Körperkontakt verzichtet werden sollte. Auch wenn es sich gut angefühlt hatte und irgendwie richtig, so war es trotzdem falsch gewesen. Dieses bescheuerte Herzklopfen war falsch, ebenso wie das Bedürfnis, wie eine Blöde zu grinsen, wann immer ich an seinen Herzschlag denken musste, der wie verrückt gegen meine Fingerspitzen getrommelt hatte. So etwas durfte einer Therapeutin nicht passieren. Ich musste mich abgrenzen und meine eigenen Gefühle aus der Sache heraushalten können. Gelang mir das nicht, gab es eigentlich nur einen vernünftigen Weg, um damit umzugehen.

»Also, wie ist der Plan?« Elliot beugte sich über den Küchentisch zu mir rüber und sah mich mit einem verschwörerischen Grinsen an. Wie immer, wenn ich ihn am Nachmittag nach der Arbeit bei meinen Großeltern besuchte, saßen wir zusammen in der Küche und tranken einen Kakao.

»Plan?« Ich blinzelte und bemerkte erst da, dass meine Großmutter uns für einen Moment allein gelassen hatte. »Welcher Plan?«

Elliot verdrehte die Augen. »Ich meine den Plan, wie ich möglichst schnell hier wegkomme. Was hast du dir überlegt?«

»Das weißt du doch längst. Ich habe mit Curtis gesprochen. Dem Anwalt. Er prüft gerade unsere Möglichkeiten, jetzt, wo ich mit meinem Job und demnächst der Wohnung besser dastehe.«

»Das meine ich nicht.« Er rückte noch ein Stück näher und senkte die Stimme. »Ich meine, was wollen wir machen, damit das alles ein bisschen schneller geht.«

»Wir können nichts tun. Wir müssen abwarten.«

»Ich will aber hier weg!«

»Es sind bestimmt nur noch ein paar wenige Wochen«, sagte ich, obwohl ich keine Ahnung hatte, ob das stimmte. Curtis hatte sich bisher sehr vage gehalten, was den Zeitpunkt einer möglichen gerichtlichen Begutachtung anging.

»Das dauert noch Ewigkeiten. Ich will jetzt nach Hause!«

Ich griff über den Tisch hinweg nach Elliots Hand und drückte sie. »Das weiß ich doch, und ich tue alles, damit es schneller geht. Aktuell fahren wir trotzdem am besten, wenn wir uns an die Spielregeln des Jugendamts halten und alle Auflagen erfüllen.«

»Und wenn die anderen das genauso machen? Wenn sie sich auch vorbildlich verhalten? Kann es dann passieren, dass der Anwalt und das ganze Gerichtszeug völlig umsonst sind und ich hier versauern muss?«

Ich presste die Lippen aufeinander, weil Elliot mit seiner Befürchtung genau ins Schwarze getroffen hatte. Niemand konnte uns garantieren, dass ich die Vormundschaft zurückbekam. Da kam es auf zu viele Faktoren an, auf die ich nur bedingt Einfluss hatte. Die Laune des Richters, die Beurteilung meiner Großeltern als Erziehungsberechtigte, meine finanziellen Möglichkeiten, wenn ich nicht nur für Elliot sorgen wollte, sondern auch unser Zuhause vor dem Verkauf retten wollte. Und das war nur die Spitze des Eisbergs.

»Siehst du! Genau deswegen brauchen wir ja einen Plan. Um ein bisschen nachzuhelfen.« Das Grinsen war auf Elliots Gesicht zurückgekehrt.

»Das klingt, als hättest du dir schon einen einfallen lassen.«

»Sagen wir mal so, ich hab da ein paar Ideen, damit das Jugendamt schneller kapiert, dass Granny und Mom mit mir überfordert sind.«

»Ich bin gespannt.«

Elliot warf einen schnellen Blick in Richtung Küche und sagte mit gesenkter Stimme: »Ich könnte gleich am Anfang ein paar Klassenarbeiten verhauen, keine Hausaufgaben machen.« Sein Grinsen vertiefte sich. »Oder ich sorge dafür, dass sie nicht richtig mit meinen Medikamenten umgehen können und …«

»Auf gar keinen Fall«, unterbrach ich ihn sofort. »Du setzt deine Gesundheit nicht aufs Spiel. Das ist es nicht wert. Wir …«

Schritte im Flur ließen mich verstummen, obwohl ich Elliot ansehen konnte, dass meine mahnenden Worte nicht zu ihm durchgedrungen waren. Warnend riss ich die Augen auf, hoffte, dass er verstand, und drehte mich dann zur Küchentür um, in Erwartung, dass Granny zurückkommen würde.

»Louisa, schön dich zu sehen.«

Junes Anblick verschlug mir den Atem. Ihr graues Haar hatte sie zu einem unordentlichen Knoten zusammengesteckt. Ihre Hände und Unterarme waren mit Farbklecksen bedeckt. Doch es war nicht die Tatsache, dass sie wieder malte, die mir den Boden unter den Füßen wegzog, sondern das Shirt, das sie trug. Der einst schwarze Stoff war zu einem dunklen Grau verblichen und wie ihre Hände mit Farbsprenkeln bedeckt. Es war ihr mindestens zwei Nummern zu groß und wies die Reste eines Logos auf, dessen Anblick ich kaum ertrug. Schon gar nicht an ihr.

»Das ist Dads Shirt«, presste ich hervor.

Sie sah an sich herunter, als wäre ihr erst jetzt aufgefallen, was sie sich da heute Morgen aus dem Kleiderschrank gegriffen hatte.

Wut fuhr in meine Muskeln und ließ sie zittern. »Wie kannst du es wagen, sein Shirt zu tragen? Ausgerechnet du?«

Sie schlang die Arme um ihren Oberkörper, als wollte sie den zerschlissenen Schriftzug vor mir verstecken, doch ich hatte das Metallica-Logo längst erkannt.

»Entschuldige, ich wollte dich damit nicht verletzen.«

Ich schnaubte. »Weißt du, was? Das glaube ich dir sogar. Du hast wahrscheinlich nicht mal bemerkt, dass du sein Shirt trägst, oder? Für dich ist es nur irgendein Stück Stoff, das du zum Malen anziehst, weil es ruhig dreckig werden darf. Weil dir egal ist, was damit passiert. Genauso, wie es dir egal war, was mit Dad passiert.«

»Das war mir nie egal. Ich habe immer ...« Ihre Stimme brach und sie schloss für einen Moment die Augen und tastete nach dem Saum des Shirts. In einer fließenden Bewegung zog sie es sich über den Kopf. Nur noch mit einem schwarzen Tanktop bekleidet, faltete sie Dads Shirt ordentlich, fast schon liebevoll zusammen und legte es vor Elliot und mich auf den Esstisch. Ihre Augen schimmerten feucht, als sie uns ansah und lächelte.

»Ich habe gesehen, dass ihr das alte Notizbuch dabeihabt. Das, in dem wir damals alle Dinge gesammelt haben, die wir zusammen hier auf Kodiak unternehmen wollten.« June rieb an ihren Fingern, als wollte sie die getrocknete Farbe daran lösen. »Was haltet ihr davon, wenn wir am Wochenende auf das Whale Festival gehen? Wir könnten uns zusammen die Stände anschauen, Zuckerwatte essen und eine Whale-Watching-Tour machen. Wir könnten uns wieder besser kennenlernen, miteinander reden und lachen. Wir könnten ...«

»Ist das dein Ernst?«, rief ich, bevor ihre Worte zu tief in verschorfte Wunden schneiden konnten. »Erst trägst du Dads Shirt und dann fängst du von dem Notizbuch an ... und von den Walen? Ausgerechnet von den Walen?«

Die majestätischen Meeressäuger waren der erste Pin auf unserer Karte gewesen, die erste Seite in Elliots und Dads Insel-Notizbuch. Dad hatte sie uns zeigen wollen. Unbedingt. So oft hatten wir uns zu dritt auf eines dieser Schiffe geträumt. Wir hatten uns im Wohnzimmer auf den Boden gelegt, Musik mit Meeresrauschen eingeschaltet, und er hatte uns Geschichten erzählt von den Wanderungen der Wale und den zahlreichen Abenteuern, die sie auf ihren Reisen erlebten. Elliot hatte jedes Wort in sich aufgesaugt, Dad war für den Moment wieder der Alte gewesen, und ich hatte die Minuten in meinem Herz eingeschlossen, in denen wir fast eine normale Familie gewesen waren. Die Wale verbanden uns drei. Und nur uns drei.

»Euer Dad hätte gewollt, dass ihr Kodiak erkundet. Er hätte gewollt, dass ihr die Schönheit der Natur genießt, die Wale seht, den Ozean spürt. Er hätte ...«

»Sag du mir nicht, was Dad gewollt hätte! Du hast dich vor zwei Jahren dazu entschieden, uns im Stich zu lassen, weil du feige und egoistisch warst. Du hast keine Ahnung davon, was er gewollt hätte. Du warst nicht da!«

June rieb immer fester an ihren Fingern. Sie rang um Fassung, versuchte, ihr Lächeln aufrechtzuerhalten, doch ihre Unterlippe bebte zu stark. »Aber ich möchte jetzt da sein. Ich weiß, dass ich viel kaputt gemacht habe und dass es dafür keine Entschuldigung gibt. Ich verlange nicht von euch, dass ihr mich wieder als Teil eurer Familie seht. Ich weiß, dass das Zeit braucht. Viel Zeit.« Sie rang nach Luft. »Trotzdem würde ich mich freuen, wenn ihr uns dreien eine Chance gebt. Früher waren wir so viel draußen unterwegs. Haben Ausflüge gemacht, Kurzurlaube, Picknicks. Wir hatten so viel Spaß zusammen. Mir fehlt das unendlich ... Ihr fehlt mir unendlich!«

Aber Spaß reicht nicht!, wollte ich rufen. *Wir hätten dich gebraucht, als der Spaß vorbei war. Als es schwer und erdrückend und unerträglich wurde.*

Doch die Worte blieben an meiner Zunge haften, weil ich Elliots Gesicht sah. Pur und echt leuchtete die Sehnsucht in seinen Augen, und er war sich dessen wahrscheinlich nicht einmal bewusst. Es war die Sehnsucht eines kleinen Jungen, der in Kindheitserinnerungen schwelgte, der daran zurückdachte, wie es sich anfühlte, eine Familie zu haben, und der genau das vermisste. Gemeinsame Ausflüge, Spaß und unbeschwertes Lachen – und Eltern, die einem die Sorgen von den Schultern nahmen.

Elliot braucht eine Familie, Louisa.

Das hatte June gesagt, und ich hatte es abgetan. Weil ich Elliots Familie war. Aber war das genug? Brauchte er mehr? Brauchte er seine Mutter?

Du bist ein Störfaktor, Louisa. Du verhinderst, dass er sich hier einleben kann.

Störfaktor.

Störfaktor.

Störfaktor.

»Elliot, was hältst du davon, eine Whale-Watching-Tour zusammen zu machen?«, fragte June. Auch ihr war der Ausdruck auf Elliots Gesicht nicht entgangen.

»Ich weiß nicht.«

Elliots Blick brach mir das Herz. Er war vollkommen verunsichert, gefangen zwischen seiner Loyalität mir gegenüber und dem Wunsch, die Wale zu beobachten. Und ausgerechnet ich hatte ihn in diese Zwickmühle gebracht.

Ich legte ihm eine Hand auf den Arm und zwang mich zu einem Lächeln. »Geh mit June auf das Festival«, sagte ich mit einem Kloß im Hals. »Bestimmt kommen Granny und Grandpa auch mit, und ihr macht euch einen schönen Tag, okay?«

»Und was ist mit dir?«

Ich schaffe das nicht. Ich kann nicht so tun, als wäre nie etwas passiert. Ich kann ohne Dad nicht zu den Walen rausfahren. »Ich muss arbeiten.«

»Am Wochenende?« Die Enttäuschung in Elliots Augen war beinahe zu viel für mich.

»Ich muss Berichte schreiben. Dazu komme ich unter der Woche nicht.«

»Ohne dich will ich die Wale nicht sehen.«

»Ell, bitte. Mach es mir doch nicht so schwer.«

»Mach ich nicht. Ich will nur, dass du mitkommst.«

June trat neben Elliot. Die beiden sahen mit ihren flehenden Blicken auf einmal so sehr wie eine Einheit aus, dass ich keine Luft mehr bekam.

»Überleg es dir noch mal, Louisa«, sagte sie. »Wir würden uns freuen, wenn du uns begleitest.«

Junes Worte echoten in meinen Ohren, während ich wie von Sinnen in die Pedale trat und so viel Abstand wie möglich zwischen mich und das Haus meiner Großeltern brachte. Ich hatte nachgegeben, einfach nur, damit sie aufhörten, mich zu beknien. Damit sie endlich aufhörten, dieses verdammte Wort zu sagen.

Wir.

Dieses Wort hatte uns gehört: Dad, Elliot und mir. June hatte sich davon losgesagt. Sie hatte es mit Füßen getreten, es aus ihrem Leben gelöscht und vergessen. Warum konnte sie es nicht dabei belassen? Warum musste sie auf einmal wieder die treu sorgende Mutter spielen und Elliot Hoffnungen auf eine Familie machen, die es nicht mehr gab? Warum kapierte sie nicht, dass es in unserem *Wir* keinen Platz mehr für sie gab?

Locken klebten mir im Gesicht, als ich schweißgebadet an der Klinik ankam. Mein Arbeitstag war längst vorbei, doch ich hätte jetzt nicht in die neue Wohnung fahren können. Wahrscheinlich wäre Taya da gewesen und hätte Umzugskartons gepackt. Sie hätte gute Laune gehabt und Fragen gestellt und bestimmt versucht, mich zu trösten. Allein der Gedanke daran presste mir die Luft aus der Lunge.

Mein Puls hämmerte in den Ohren, als ich durch die Flure zu meinem Sprechzimmer hetzte. Mit zitternden Händen schloss ich die Tür auf, schlüpfte in den kargen Raum und konnte das Schluchzen nicht eine Sekunde länger unterdrücken. Ich ließ mich an der Tür hinabsinken und rang nach Luft, nach Fassung, doch der Schmerz in meiner Brust, in meinem Körper war stärker. Ich schlang die Arme um meinen Oberkörper und ließ die Tränen laufen, bis mir der Hals wehtat. Keine Ahnung, wann ich das das letzte Mal getan hatte. Ob ich es überhaupt schon einmal getan hatte. Jedenfalls fühlte es sich an, als könnte ich nie wieder aufhören.

Ein Klopfen an der Tür ließ mich zusammenzucken.

»Louisa, bist du noch da?« Patricks tiefe Stimme drang durch die geschlossene Tür, und ich hielt die Luft an.

Geh weg!, wollte ich rufen. *Geh nach Hause! Lass mich in Ruhe!*

Eine unendliche Minute verstrich, doch Patrick blieb vor der Tür stehen.

»Ist alles in Ordnung?«, fragte er leise, besorgt.

Ich presste mir die Hand vor den Mund, um nicht zu schluchzen.

»Soll ich wieder gehen?«

Ja, wollte ich antworten. Sollte ich antworten. Doch der Gedanke, dass er auf der anderen Seite der Tür stand, nur wenige Zentimeter von mir entfernt, hatte etwas seltsam Tröstendes. »Ich hab schon Feierabend«, rief ich mit gepresster Stimme und atmete durch den Mund, um mich nicht durch ein Schniefen zu verraten. Ich hörte, wie er ausatmete.

»Du klingst, als solltest du jetzt nicht allein sein.«

»Es geht mir gut.«

»Das sage ich auch immer.« Seine Stimme klang näher, als wäre er noch dichter an die Tür herangetreten.

Ich presste mir die Hände auf die Augen, doch die Tränen waren stärker. »Geh nach Hause, Patrick. Bitte!«

Seine Schuhsohlen quietschten auf dem Linoleumboden. Durch den Türschlitz sah ich, wie er sich auf den Boden setzte und sich mit dem Rücken am Türblatt anlehnte. Er sagte nichts weiter, sondern blieb einfach da und ließ mich nicht allein.

Ein Schluchzen entkam meiner Kehle.

»Soll ich jemanden für dich anrufen? Taya vielleicht?«

»Nein.« Ich biss mir auf die Lippen, weil ich beinahe schon wieder gesagt hätte, dass es mir gut ging. Wie oft verwendeten wir diesen Satz, dieses »Es geht mir gut«, weil er uns leicht über die Lippen kam. Weil wir genau wussten, dass er von uns erwartet wurde, dass unser Gegenüber aufatmen würde, weil die Bürde des Nachfragens, des Interesse-Zeigens von seinen Schultern genommen wurde. Wie oft wurde uns dieser Satz sofort geglaubt, obwohl wir eigentlich genau das Gegenteil sagten.

»Dann bleibe ich einfach noch einen Moment hier sitzen, wenn das für dich in Ordnung ist.«

Ich ließ den Kopf gegen die Tür sinken. »Okay.«

Minuten verstrichen, vielleicht auch Stunden. Ich verlor jegliches Zeitgefühl, je länger wir zusammen schwiegen. Es war kein unangenehmes Schweigen, das man unbedingt füllen wollte, sondern eins, das sich wie eine tröstende Umarmung anfühlte. Trotz der Tür zwischen uns.

»Warum bist du hergekommen?«, fragte ich irgendwann, als von den Tränen nur noch das nachträgliche Brennen in meinen Augen übrig geblieben war.

»Ich wollte mit dir über die nächsten Schritte der Behandlung sprechen. Aber das ist jetzt nicht so wichtig.«

»Welche Schritte?«, fragte ich trotzdem. Ablenkung war vielleicht eine ganz gute Idee.

»Wir haben uns bisher vor allem mit Ankern und Entspannungstechniken beschäftigt. Ich würde gern einen Schritt weitergehen.« Er zögerte einen Moment. »Um die Behandlung voranzutreiben.«

»Du meinst, um sie zu beschleunigen.«

Er stieß ein tiefes, heiseres Lachen aus. »Deine Gedankenlesekräfte funktionieren ja auch durch Wände.«

Jetzt kratzte auch ein Lachen in meinem wunden Hals. »Aufbaukurs im dritten Semester. War gar nicht so einfach.«

»Hat sich aber gelohnt.«

»Hat es.« Meine Augen fühlten sich geschwollen an, als ich darüberrieb. »An welche Schritte hast du gedacht?«

»Ich möchte meine Anker ausprobieren. Unter realen Bedingungen.«

»Was meinst du mit realen Bedingungen? Der Therapieplan sieht vor, dass wir uns als Nächstes eingehender mit dem Unglück beschäftigen, das …«

»Damit sollten wir keine Zeit verschwenden. Das steht alles in meiner Akte.«

»Der Ablauf des Unglücks, ja. Aber deine Sichtweise fehlt.«

Er sog scharf die Luft ein. »Damals ist ein Whale-Watching-Boot verunglückt. Ein Brand ist ausgebrochen und …« Ein dumpfes Geräusch ertönte, als er seinen Kopf gegen die Tür sinken ließ. »Ich war seitdem nie wieder auf einem dieser Boote. Ich hab das Whale Festival gemieden. Die Touristenströme. Alles, was damit zu tun hat.«

»Wir sollten in der nächsten Sitzung darüber sprechen.« Jetzt war nicht der richtige Zeitpunkt. Ich war mit meinen Gedanken noch viel zu sehr bei Elliot und meiner Mutter und ihrem Plan, zusammen die Wale zu beobachten. Ich konnte mich jetzt nicht genug konzentrieren, nicht genug Therapeutin sein.

»Unsere nächste Sitzung ist erst nächste Woche.«

»Ich kann dir morgen einen Termin geben.«

»Begleite mich auf das Whale Festival. Auf eines der Boote.«

Mein Magen krampfte sich zusammen. »Das Festival ist am Wochenende«, wandte ich ein.

»Deswegen wollte ich mit dir sprechen. Gibt es eine Möglichkeit, dass du mich begleitest, auch außerhalb deiner Arbeitszeiten?«

Natürlich gab es die. Wenn eine Therapiemaßnahme andere Arbeitszeiten erforderte, machte man dies als Therapeut möglich. Doch ich hatte Elliot versprochen, dass ich mit ihm hingehen würde, und ich wollte ihn nicht mit June allein lassen.

»Konfrontationen sollten nicht übers Knie gebrochen werden. Wir sollten uns Schritt für Schritt herantasten. Gleich auf ein Schiff zu gehen, auf dem das Unglück passiert ist, halte ich für überstürzt.«

»Aber ich muss es versuchen. Ich kann nicht unnütz herumsitzen, während da draußen Menschen ihr Leben verlieren. Ich muss etwas tun, damit ich wieder fit werde«, sagte Patrick voller Leidenschaft.

»Das verstehe ich, und wir sollten das Whale-Watching-Boot im Hinterkopf behalten. Für einen späteren Zeitpunkt.«

»Okay, dann sehen wir uns zu unserer Sitzung nächste Woche.« Er erhob sich, und die Tür in meinem Rücken fühlte sich mit einem Mal kalt und hart an.

»Patrick?«

»Ja?«

»Du wirst es am Wochenende trotzdem auf dem Boot versuchen, richtig?«

Er lachte leise. »Du bist wirklich Profi, was das Gedankenlesen angeht.«

Ich schloss die Augen und massierte mir meine Nasenwurzel. »Dann bespreche ich mich morgen dazu mit Dr. Ortega.«

»Das heißt, du begleitest mich?«

»Ich begleite dich.«

21. Louisa

Am Samstag hingen Nebelschwaden tief über der Bucht und lockerten die Muskeln, die meinen Brustkorb wie ein Korsett zusammengeschnürt hatten. Nebel bedeutete eine eingeschränkte Sicht und damit eine geringere Chance, Wale zu sehen. Vielleicht hatte ich sogar Glück und die Whale-Watching-Boote fuhren gar nicht erst raus. Wobei das bei dem Andrang am Hafen eher unwahrscheinlich war. Trotz des schlechten Wetters tummelten sich Einheimische wie Touristen um die zahlreichen Stände, die die Hafenpromenade säumten und Souvenirs rund um das Thema Wale anboten. Von Kaffeebechern über T-Shirts bis hin zu Kuscheltieren und Schmuck war für jeden etwas dabei. Die Luft war erfüllt von aufgeregtem Stimmengewirr und dem Duft nach frittiertem Fisch. Alle waren gelöst und glücklich und konnten es kaum erwarten, auf eines der auslaufenden Boote zu kommen, während ich am liebsten zurück in meine Wohnung gefahren wäre, um mir die Decke über den Kopf zu ziehen.

»Lou, hier sind wir!« Elliot stand mit Granny neben den beiden überdimensionalen Walballons, die am Eingang des Besucherzentrums im Wind wehten, und winkte mir mit strahlenden Augen zu. Auf seinem Kopf saß bereits ein Base Cap mit aufgestickter Walflosse. Er sah glücklich aus – wie ein Kind, das sich auf einen tollen

Ausflug freute, und nicht mehr wie ein ernster Junge, der viel zu schnell hatte erwachsen werden müssen.

»Cooles Cap hast du da«, sagte ich zur Begrüßung und war überrascht, als Elliot sich überschwänglich in meine Arme warf. Meine Grandma legte mir zur Begrüßung eine Hand auf die Wange und lächelte, jedoch ganz ohne das typische Granny-Strahlen. Überhaupt sah sie unglaublich müde und abgespannt aus.

»Schön, dich zu sehen, Louisa«, sagte sie und zwang ihre Mundwinkel noch ein bisschen höher, als sie meinen fragenden Blick bemerkte.

»Ist alles in Ordnung? Wo sind June und Grandpa?« Ich sah mich suchend um, konnte aber keinen der beiden in der Menschenmenge um uns herum entdecken.

»Mom hat sich nicht gut gefühlt, und Grandpa ist bei ihr geblieben«, erklärte Elliot mit einem Schulterzucken und stellte sich auf die Zehenspitzen. »Als Entschädigung hat sie mir dafür erlaubt, dass ich mit Joey diesen Sommer ins Musikcamp darf. Cool, oder?«

»Ins Musikcamp? Davon weiß ich ja gar nichts«, sagte ich, während ein dumpfes Stechen in meiner Brust verhallte, weil ich sonst immer als Erste über Elliot und seine Wünsche Bescheid wusste.

»Damit liegt er uns schon seit dem ersten Tag in den Ohren«, erwiderte Granny. »Und wir waren ehrlich gesagt froh, dass er mit Joey so schnell Anschluss gefunden hat.«

»Ich hab ihn auch gefragt, ob er heute mitkommen will. Dann kann ich ihm die Neuigkeit gleich erzählen. Hast du ihn zufällig schon irgendwo entdeckt?«

Wie ein Flummi sprang Elliot auf und ab, während ich mich wieder Granny zuwandte.

»Und June hat sich nicht gut gefühlt, sagst du? Sie kommt nicht, obwohl der ganze Ausflug ihre Idee war?«

Granny hielt an ihrem Lächeln fest, das von Minute zu Minute verkrampfter aussah. »Sie wollte kommen, aber die letzten Nächte hat sie kaum geschlafen, und noch dazu kündigt sich eine Migräne an. Sie hat es wirklich versucht, aber ...«

»Aber ihr ist alles zu viel geworden, und deswegen sind wir nun zu dritt.« Elliot zuckte mit den Schultern und sah bei Weitem nicht so enttäuscht aus, wie ich es nach seiner anfänglichen Freude über den Familienausflug erwartet hätte. Im Gegenteil. Er zwinkerte mir verschwörerisch zu und flüsterte: »Stufe eins unseres Plans *Zurück nach Hause* ist abgeschlossen. Stufe zwei wird eingeleitet.«

»Stufe zwei?«, fragte ich irritiert.

»Du wirst schon sehen.« Elliot grinste und warf sich noch einmal in meine Arme, bevor er nach meiner und Grannys Hand griff. »Lasst uns schon mal aufs Schiff gehen, damit wir uns einen guten Platz sichern können. Joey kommt bestimmt nach. Ich habe ihm gesagt, dass wir Tickets für die *Ocean Lady* haben.«

»Ell, warte mal.« Ich blieb stehen und Elliots Grinsen erlosch, als er mein ernstes Gesicht sah. »Ich hab dir doch erzählt, dass ich heute wahrscheinlich arbeiten muss.«

Seine Augen wurden groß, und da war sie, die tiefe Enttäuschung. Sie übermalte die bunte Freude in Elliots Gesicht in einem deckenden Grau, und ich hasste es, dass ich der Grund dafür war.

»Du kommst auch nicht mit aufs Schiff?«, fragte er.

»Doch, natürlich«, beeilte ich mich zu sagen. »Nur kann ich erst ab der zweiten Hälfte der Tour zu euch stoßen. Vorher habe ich einen Termin mit einem Klienten, den ich nicht verschieben konnte.«

»Du hast einen Termin? Auf einem Whale-Watching-Boot?«, fragte Granny entrüstet.

»Es ist Teil der Therapie. Sobald ich fertig bin, komme ich zu dir, versprochen.« Ich strich Elliot über den Oberarm, und er setzte sein tapferes Lächeln auf. Sein erwachsenes Lächeln. Die kindliche Freude war verschwunden.

»Aber Zeit, um nach einem coolen Platz zu suchen, hast du noch, oder?« Er griff nach meiner Hand und zog mich hinter sich her in Richtung Anlegestelle.

Natürlich hatte ich die.

Zusammen mit Granny kämpften wir uns auf das obere Deck der *Ocean Lady*, auf dem sich bereits einige Touristen drängten, eingepackt in dicke Wintermäntel, Mützen und Schals und mit Fotoapparaten im Anschlag, um alles, was auch nur ein bisschen nach Wal aussah, für die Ewigkeit festzuhalten.

»Hey, Joey!«, rief Elliot auf einmal und beugte sich so weit über die Reling, dass ich gerade noch seine Jacke zu fassen bekam, damit er nicht abstürzte. »Stell dir vor, meine Mom erlaubt mir, mit ins Musikcamp zu fahren!«

Joeys Jubelschrei ertönte vom unteren Deck, bevor ich auch Patricks Stimme hörte – ruhig und entspannt. Genau wie vor ein paar Tagen, als wir Rücken an Rücken dagesessen und geschwiegen hatten. Eine Gänsehaut wanderte über meine Unterarme bis zwischen meine Schulterblätter. Ein Gefühl, das ich auf die Kälte schob, weil ein anderer Grund völlig inakzeptabel gewesen wäre.

»Dann hab mal viel Spaß mit Joey. Wir sehen uns dann später.« Ich verpasste Elliot einen sanften Klaps auf den Hinterkopf.

»Okay, ich hoffe, die Wale lassen sich Zeit bis zur zweiten Hälfte.«

»Vorher mache ich einfach die Augen zu.«

»Versprochen?«

»Versprochen.«

Ich nickte auch noch mal in Richtung Granny und machte mich dann auf die Suche nach Patrick. Ich fand ihn am Bug der *Ocean Lady*. Der Bereich war mit einem schmalen Seil abgetrennt, damit sich kein Tourist dorthin verirrte. Mit Blick in die Ferne stand er an der Reling und schaute hinüber zur *Near Island*-Brücke, die im Nebel nur schemenhaft zu erkennen war. Um seinen Hals baumelte ein Fernglas.

»Was musstest du tun, um diesen exklusiven Platz zu ergattern?« Ich kletterte nicht gerade elegant über die Absperrung und trat neben ihn an die Reling.

»Der Kapitän ist ein guter Freund meines Vaters.« Er deutete hoch zu dem Führerhäuschen, in dem sich die Brücke befand. »Die beiden gehen regelmäßig zusammen angeln und nutzen die Ausfahrt, um ihren nächsten Ausflug zu planen.«

»Dein Vater ist auch hier?«

»Keine Sorge, er wird sich nicht in deine Arbeit einmischen.«

Ich nickte, obwohl die Nähe des Commanders ein ungutes Gefühl in meinem Bauch heraufbeschwor.

»Wie fühlt es sich für dich an, wieder auf einem Whale-Watching-Boot zu sein?«

»Ehrlich gesagt ist es weniger beängstigend als erwartet. Mein Puls ist etwas schneller, aber ich spüre kein Zittern oder irgendwas in die Richtung. Meinst du, das ist ein gutes Zeichen?«, fragte er voller Hoffnung in der Stimme.

»Es bedeutet zumindest, dass das Boot selbst kein Auslöser für deine Flashbacks ist. Zumindest nicht, solange es noch im Hafen liegt.«

Wie aufs Stichwort heulte das Schiffshorn auf, und ein Ruck ging durch das Boot. Die Touristen juchzten und jubelten, und mein Herz wurde schwer.

Ich musste an Dad denken. Wie er mit leuchtenden Augen am Küchentisch gesessen hatte, die Tischplatte voller Karten, Prospekte und Ausdrucke. Der Urlaub in Kodiak, mitten in der rauen Natur, mit seiner Familie – seinen Kindern –, war immer sein Traum gewesen. Er sollte jetzt hier sein. Auf diesem Schiff. Die salzige Meeresluft in der Nase, die feinen Wassertropfen der Gischt auf dem Gesicht. Er sollte lachen und staunen und juchzen. Mit Elliot und mit mir.

»Louisa?« Patricks Stimme drang durch das dumpfe Dröhnen, das sich auf meine Ohren gelegt hatte. Der Wind zerzauste sein Haar und hauchte ein schwaches Rot auf seine Wangen.

Ich blinzelte. »Entschuldige, ich war gerade mit meinen Gedanken woanders. Was hast du gesagt?«

»Ich wollte wissen, ob es dir wieder besser geht.«

Sein Blick war viel zu besorgt. Es sollte ihm egal sein, wie es mir ging. Ich war seine Therapeutin. Hier ging es nicht um mich, sondern um ihn. Also schüttelte ich die Gedanken an meinen Dad ab und legte meinen Therapeutenschild um. Ich war jetzt nicht Louisa, die es kaum ertrug, ohne ihren Dad auf diesem Schiff zu sein. Ich war jetzt die Therapeutin, die ihrem Patienten dabei helfen würde, sein Trauma zu verarbeiten.

»Alles gut. Lass uns lieber darüber sprechen, wie wir die heutige Sitzung gestalten werden.«

Kurzer Unwille flackerte über Patricks Gesicht, bevor er in seine Jackentasche griff und drei kleine Gegenstände hervorholte. »Ich habe mir wie besprochen Anker gesucht, die mir helfen sollen, im Hier und Jetzt zu bleiben.«

In seiner Hand hielt er ein kleines Plastikröhrchen mit Sprühkopf, den Stein vom White Sands Beach und ein Armband aus Plastikperlen und Muscheln, das selbst gemacht aussah.

»Die können wir gut gebrauchen, wenn wir über das Unglück sprechen.«

Patrick versteifte sich. »Aber ich wollte nur die Anker ausprobieren.«

»Das kannst du auch. Sich an die traumatischen Ereignisse zu erinnern, davon zu erzählen und sich gleichzeitig im Hier und Jetzt zu verankern, ist ein wichtiger Bestandteil, um ein Trauma zu verarbeiten.«

»Ich weiß nicht ...«

»Wenn dir das zu schnell geht, können wir weiter an Entspannungstechniken arbeiten und lieber später, in meinem Sprechzimmer, über das Unglück sprechen. Du bestimmst das Tempo, Patrick, nicht ich.«

Seine Hände schlossen sich fest um die drei Gegenstände. »Ist es denn wirklich nötig, dass wir die Vergangenheit wieder hochholen? Gibt es keine effizientere Möglichkeit, mich wieder fit zu machen?«

»Du stehst unter Strom, sobald ich das Unglück nur erwähne. Dein ganzer Körper vibriert vor Anspannung, du willst und kannst nicht darüber reden. Das alles sind Zeichen dafür, dass du nicht verarbeitet hast, was damals passiert ist.«

»Es war eine Verkettung unglücklicher Umstände!«, rief er.

»Das schmälert die Schwere des Traumas nicht.«

»Ich will nicht darüber reden.«

»Ich verstehe, dass es dich Überwindung kostet. Dass es schwer ist. Schwerer als alles, was du bisher getan hast.«

Er schob seine Ankergegenstände zurück in die Jackentasche und hielt sein Gesicht mit geschlossenen Augen in den Fahrtwind. Feine Gischttropfen landeten auf seinen Wangen, seiner Stirn und zeichneten dunkle Punkte auf den Stoff seiner Jacke.

»Manchmal habe ich Angst, den Verstand zu verlieren, wenn ich nicht hier draußen bin«, sagte er irgendwann. »Auf der Insel kriege ich kaum Luft.«

Seine Hände schlossen sich um die Reling. Ich blieb stumm, während sich seine Kiefermuskeln bewegten, als probierte er all die Worte aus, die er sagen wollte, die aber doch so schwer auf seiner Zunge lagen, dass sie keinen Weg über seine Lippen fanden.

»Ich weiß nicht, wo ich anfangen soll.«

Er sah so hilflos aus, dass ich beinahe meine Vorsätze über Bord geworfen und ihm eine Hand auf den Arm gelegt hätte.

»Lass uns ganz langsam starten. Und wir sollten uns setzen.« Ich deutete auf die kleine Bank, die an der Wand des Führerhäuschens stand. »Setz dich hin und schließ die Augen.« Ich ließ mich neben ihn sinken und beobachtete jede Regung in seinem Gesicht. Die Falte zwischen seinen Brauen, die zusammengekniffenen Augen, die zu Fäusten geballten Hände.

»Ruf dir den Tag des Unglücks ins Gedächtnis. Erzähl mir, wie der Tag damals begonnen hat«, sagte ich. »Wie war das Wetter? Wie war die Stimmung deiner Crew? Während du erzählst, möchte ich, dass du alle Emotionen zulässt, die da kommen. Angst, Trauer, Scham. Ich will, dass du versuchst, die Emotionen rauszulassen, sie zu fühlen und auszuhalten.«

Patricks Augen flogen auf. »Das kann ich nicht!«

»Emotionen, die wir in uns einschließen, haben Macht über uns. Sie haben die Kontrolle und brechen wie eine Sturmflut über uns herein, wenn wir am verletzlichsten sind. Dann sind sie zerstörerisch und roh und stark, und wir sind ihnen hilflos ausgeliefert.«

»Und was kann ich dagegen tun?«

Ich lächelte. »Fühl sie, lern sie kennen. Mit Angst, Trauer oder Wut kannst du am besten umgehen, wenn du sie kennst. In all ihren Facetten. Mit all der Wirkung, die diese Emotionen auf dich haben. Fühl sie und nimm ihnen damit den Schrecken.«

Patricks Adamsapfel hüpfte, als er mehrfach schwer schluckte und die Tragweite meiner Worte realisierte.

»Du kannst jederzeit abbrechen. Ich bin hier. Du hast deine Anker. Du bist in Sicherheit.« Ich lächelte ihm aufmunternd zu. »Das ist eine Mammutaufgabe, die du nicht in einem Rutsch erledigen musst. Wir müssen heute auch gar nicht über das Unglück selbst sprechen. Wir tasten uns langsam vor. Erzähl mir vom Tag davor, wie ging es dir da?«

Er schloss erneut die Augen und seine Kieferknochen traten deutlich hervor, als er die Zähne aufeinanderbiss. Am liebsten hätte ich nach seiner Hand gegriffen, um ihm Mut zu machen, um ihm die Kraft zu geben, sich zu öffnen.

»An dem Tag hatte ich einen meiner ersten Bereitschaftsdienste. Ein paar Wochen vorher hatte ich die A-School abgeschlossen. Ich war also noch ziemlich grün hinter den Ohren.« Der Schatten eines Grinsens huschte über sein angespanntes Gesicht. »In der Nacht war ein heftiger Sturm über Kodiak hinweggezogen und …« Er stockte einen Moment, und tiefe Falten gruben sich in seine Stirn, dann schüttelte er kurz den Kopf. »Ich hatte schlecht geschlafen. Während des Sturms mussten mehrere Crews rausfliegen. Meine nicht. Unsere Bereitschaft begann erst am nächsten Morgen gegen sechs Uhr. Genau wie die von …« Seine Stimme brach, sodass er sich räuspern musste. »Genau wie die von Colins Crew.«

Colin. Mein Herz wurde schwer. Das musste der zweite Rettungsschwimmer sein. Der, der bei dem Unglück ums Leben gekommen war.

»Wir bekamen die Information, dass ein Whale-Watching-Boot mit sechs Menschen an Bord am Morgen rausgefahren war, obwohl die Ausläufer des Sturms die See immer noch aufwühlten. Das Boot erlitt einen Motorschaden. Wir sollten wegen des starken Wellengangs mit einer Evakuierung über den Luftweg unterstützen. Ich dachte, das würde ein Kinderspiel. Etwas, was wir schon Hunderte Male geübt hatten.«

Ein Beben ging durch seinen Körper, und seine Schultern hoben sich schnell und immer schneller.

»Versuche, ruhig zu atmen, wie wir es geübt haben. Einatmen. Halten. Ausatmen. Halten.«

Wir atmeten zwei Minuten lang gemeinsam. Ruhig und tief. Wir lauschten den Wellen und dem Wind und dem entfernten Geschnatter der Touristen, bis sich Patricks Schultern lockerten.

Sein Blick fand meinen. »Ich bin jedes Mal überrascht, wie viel die Atmung ausmacht.«

»Sie gibt uns Kraft und Fokus und hilft bei der Entspannung.« Ich lächelte. »Das hast du sehr gut gemacht. Du hast die Angst ausgehalten. Und es ist nichts Schlimmes passiert.«

»Ganz so leicht, wie es sich bei dir anhört, hat es sich gerade aber nicht angefühlt.«

Er erwiderte mein Lächeln, und ein zartes Kribbeln wanderte von meinem Bauch bis in meine Fingerspitzen.

Ich unterbrach unseren Blickkontakt. »Möchtest du weitermachen?«

Patrick wollte gerade etwas erwidern, als sich seine Augen weiteten. »Da hinten, siehst du das?«, fragte er mit aufgeregter Stimme und sprang auf.

Er deutete in Richtung Horizont, und erst da registrierte ich, dass sich der Nebel längst gelichtet hatte.

»Da sind sie. Gleich zwei. Oder sogar drei!«

Wale!

Patrick hob sein Fernglas an die Augen und rief etwas, doch seine Worte kamen nur als Rauschen bei mir an. Wie gebannt starrte ich auf die sanften Buckel, die sich zwischen den Wellen erhoben und wieder abtauchten. So perfekt. So majestätisch. So wunderschön.

»Das musst du dir aus der Nähe ansehen!«

Patrick hielt mir das Fernglas hin und durchschnitt damit die Watte, die sich auf meine Ohren gelegt hatte. Ich hob abwehrend die Hände. »Wir sind mitten in einer Sitzung, Patrick.«

Ein irritierter Ausdruck trat in seine strahlenden Augen. Der Anblick der gewaltigen Meeressäuger schien ihn vollkommen vergessen zu lassen, worüber wir gerade gesprochen hatten.

»Das sind Wale, Louisa. Möglicherweise Grauwale, vielleicht sogar Buckelwale. Dafür kann die Sitzung kurz warten, findest du nicht?«

Jubelschreie ertönte vom hinteren Teil des Bootes, gefolgt von einem ohrenbetäubenden Platschen. Einer der Wale war aus dem Wasser gestiegen. Und dann noch einer. In einer formvollendeten Kür glitt dieses erhabene Wesen aus den Fluten und stieg mit einer Leichtigkeit in die Lüfte, als hätte es Flügel. Die Sonne tupfte goldene Lichtreflexe auf seinen Körper, bevor Millionen Wassertropfen auseinanderstoben, als der Wal wieder in die Fluten eintauchte.

Tränen schossen mir in die Augen. Dieser Anblick war schön. So unerträglich schön, dass ich glaubte, es müsste mich zerreißen. Vor überwältigender Freude und bodenloser Traurigkeit, vor Wut und bohrender Schuld, weil ich die Wale sehen konnte. Und Dad nicht.

Ich blinzelte die Tränen fort, bevor sie ihren Weg über meine Wangen fanden. »Wir sollten jetzt wirklich weitermachen.«

»Unsinn.« Patrick streckte mir eine Hand hin, um mich von der Bank hochzuziehen. »Wale zu beobachten ist etwas Magisches. Das darf man sich nicht entgehen lassen. Vergiss jetzt mal die Therapeutin in dir und lass los, Louisa.«

Lass los, mein Schatz.

Die Tränen kehrten mit aller Gewalt zurück und rissen ein Loch in mein Herz, das ich all die Jahre so verzweifelt gestopft und versteckt und ignoriert hatte. Doch es war immer noch da. Tief und schwarz und leer. Ich klammerte mich an die Armlehne der Bank, bis meine Fingerknöchel knackten.

Lass los, mein Schatz.

Dads Worte echoten in meinem Ohr, und sein Gesicht schob sich über das von Patrick. Seine erschlafften Mundwinkel, die leeren Augen, die wächserne Haut. Er konnte nicht hier sein. Die Wale nicht sehen. Weil ich losgelassen hatte.

22. Patrick

»Es tut mir so leid.« Schluchzend wiegte Louisa sich auf der Bank vor und zurück. Ihr Körper, die schmalen Schultern, die Hände, alles bebte, zitterte, vibrierte. Endlose Tränen benetzten ihre geröteten Wangen und versickerten in ihrem Schal. »Es tut mir alles so unendlich leid.« Ihre Augen lösten sich von dem Punkt, an dem eben noch die Wale aus dem Wasser gestiegen waren, und fanden meine. Traurige Augen. Augen voller Schmerz und Schuld, die mich ansahen und irgendwie doch nicht.

»Was tut dir leid?«, fragte ich.

»Alles.« Sie schlug sich die Hände vor das Gesicht und begann, noch hemmungsloser zu weinen, während ich hilflos danebenstand. Ihre Schultern hoben sich schneller und immer schneller, bis sie hörbar nach Atem rang. Sie schlang die Arme um sich, als versuchte sie, ihren zitternden Körper mit aller Macht zusammenzuhalten.

»Hey, Louisa.« Ich ging vor ihr auf die Knie, sprach ruhig und so leise, wie es das Rauschen der Wellen und das Jubeln der anderen Passagiere zuließen, und versuchte, ihren Blick wieder auf mich zu lenken. Sie schüttelte den Kopf. Wie ein Vorhang fielen ihre dunklen Locken vor ihr Gesicht, während sie nach Atem rang.

»Ich hab dich im Stich gelassen. Es ist alles meine Schuld.«

Ihre Worte echoten durch meinen Kopf, und erst da wurde mir bewusst, dass sie weit weg war. Nicht bei mir, nicht auf diesem Schiff, sondern an einem dunklen Ort, einem Ort voller Trauer und Schmerz und Schuld, den ich selbst nur zu gut kannte.

»Versuch es einmal hiermit.« Ich zog das kleine Plastikröhrchen aus meiner Jackentasche und sprühte etwas von dem Inhalt auf den Ärmel ihres Mantels.

»Konzentrier dich auf den Duft.« Ihre Arme lockerten sich, als sie tief einatmete. »Atme einfach weiter. Drei Sekunden einatmen, drei Sekunden halten. Ausatmen und wieder halten.« Ich wiederholte genau die gleiche Technik, die *mir* vor ein paar Minuten geholfen hatte, mich im Hier und Jetzt zu verankern.

Ihr Kopf ruckte nach oben, ihre Augen fanden meine, und dieses Mal sah sie mich wirklich an.

»Das ist Jasmin.«

Ihre überraschte Stimme ließ mich lächeln. »Jemand hat mir empfohlen, einen Duft auszusuchen, der mir Sicherheit gibt. Ich dachte, vielleicht hilft er dir auch.« Ich ließ das Plastikröhrchen zurück in meine Tasche gleiten.

»Wir hatten immer Winterjasmin vor unserer Haustür stehen. Mein Dad …« Erneut schlug sie sich die Hände vor das Gesicht.

Ich wollte sie in den Arm nehmen und nie wieder loslassen. Ich wollte sie halten und wiegen, bis die Schatten vorübergezogen waren, doch ich musste an White Sands Beach denken. Daran, wie sie sich in meinem Arm versteift hatte … Und wenn ich eins verhindern wollte, dann dass sie sich noch unwohler fühlte als sowieso schon. Also hockte ich weiter vor ihr und hoffte, dass meine Nähe tröstend genug war.

»Was ist mit deinem Dad?«, fragte ich vorsichtig.

»*Er* sollte hier sein. Heute. Auf diesem Schiff. *Er* sollte die Wale sehen.«

Ich schluckte die weiteren Fragen hinunter, die in meinem Kopf aufpoppten. Es stand mir nicht zu, sie zu drängen, mehr zu erzählen. Es war ihre Geschichte. Sie entschied, was sie davon teilen wollte und was nicht.

»Er ist gestorben. Letztes Jahr.« Sie sah nach oben, schniefte, blinzelte gegen die Tränen an, die trotzdem kamen. »Wegen mir. Weil ich ihn im Stich gelassen hatte.«

Ihre Hände verknoteten sich in ihrem Schoß, und ich konnte nicht anders, als meine Hand auf ihre zu legen. Ich wollte ihr zeigen, dass sie nicht allein war, weil ich genau wusste, wie schwer diese Art von Schuld wog. »Das tut mir leid«, sagte ich.

»Ich war nicht da, weißt du? Als er mich brauchte, war ich nicht da. Ich hab nicht genug auf ihn aufgepasst. Ich habe losgelassen, und dann war er fort.« Die Verzweiflung in ihrer Stimme und der Selbsthass schnitten tief in mein Herz.

»Er würde nicht wollen, dass du dir die Schuld gibst«, sagte ich, obwohl es so eine bescheuerte Floskel war. Doch ich wusste nicht, was ich sonst hätte sagen können.

»Wenn ich aufgepasst hätte, wäre alles nicht so weit gekommen. Dann müsste ich nicht um Elliot kämpfen. Wir wären zu Hause. In Seattle. Wir wären glücklich und alles wäre gut. Irgendwie.«

Ihre Hände schlossen sich um meine. Weiche Fingerkuppen glitten über meine Knöchel und zeichneten die Sehnen auf meinem Handrücken nach. Gänsehaut wanderte meinen Arm hinauf bis zwischen meine Schulterblätter.

»Wir wollten immer zusammen hierher nach Kodiak kommen. Urlaub machen, auf den Ozean schauen und

Wale beobachten. Durch die Wälder streifen und die Hektik des Alltags und den Schrecken von Dads Job hinter uns lassen. Es fühlt sich so falsch an, ohne ihn hier zu sein und all das zu erleben, was er erleben wollte.«

Ihre Worte brachten die Enge in meiner Brust zurück. »Ich weiß, was du meinst.«

Louisas Blick löste sich von unseren verschlungenen Händen, fand meinen, und ich sah, wie die Erkenntnis tiefer und tiefer sank. Etwas in meiner Stimme, etwas in dem, was ich gesagt hatte, musste die Blase zerstochen haben, in der sie sich sicher genug gefühlt hatte, um sich zu öffnen.

»Entschuldige.« Sie zog ihre Hände an ihre Brust und lehnte sich auf der Bank nach hinten. So weit wie möglich weg von mir. »Das war vollkommen unprofessionell von mir, so die Fassung zu verlieren. Ich sollte mich viel besser im Griff haben. Vergiss bitte, was ich gesagt habe, ja?«

Sie zog die Mauern innerhalb von Sekunden hoch, dabei hatte es sich so richtig angefühlt, dass sie mir von ihrem Dad erzählt hatte.

»Wir sollten hier abbrechen. Ich muss kurz durchatmen. Ich …« Sie schob sich an mir vorbei, griff sich an die Stirn und schüttelte den Kopf. »Wir sehen uns am Montag, denke ich. Entschuldige.«

Louisa wandte sich zum Gehen, während ich ebenfalls aufsprang.

»Ich habe auch jemanden im Stich gelassen«, rief ich ihr hinterher, bevor ich überhaupt darüber nachdenken konnte, was ich da sagte.

Louisa hielt inne. Für einen Moment rang sie mit sich, doch dann straffte sie die Schultern und drehte sich wieder zu mir um. Sie hatte den Schalter umgelegt. Die Therapeutin in ihr war zurück, ihr Blick wachsam und offen, obwohl ihre Augen immer noch feucht schimmerten. Mein Brustkorb schnürte sich weiter zu, doch ich atmete dagegen an, hielt die Angst aus, wie Louisa es mir gezeigt hatte.

»Während des Einsatzes auf dem Whale-Watching-Boot. Ich hab Colin im Stich gelassen.« Ich atmete weiter, während mein Puls in die Höhe schnellte und das Blut in meinen Ohren lauter rauschen ließ als die Wellen, die gegen den Bug des Schiffes prallten. »Ich hab ihn im Stich gelassen, weil ich Angst hatte.« Ich stockte, und Louisa machte einen Schritt auf mich zu und gab mir damit die Kraft, die ich brauchte, um weiterzureden. »Wir waren zwei Teams. Colins und meins. Zusammen hatten wir schon vier Personen von dem Boot evakuiert, als wir die Flammen bemerkten. Sie schlugen aus dem Motorraum und griffen schnell auf das restliche Boot über. Ich hatte gerade die vorletzte Person an der Seilwinde befestigt, als der Pilot meiner Crew mir den Befehl gab, sofort in den Heli zurückzukehren. Der Sturm und der Wind der Rotorblätter hatten die Flammen zu einer undurchdringlichen Wand aufgepeitscht, die uns Rettungsschwimmern, aber auch der Crew im Hubschrauber zu gefährlich wurde.«

Ich schloss für einen Moment die Augen, um mich besser auf meine Atmung konzentrieren zu können, doch das war ein Fehler. Statt einer beruhigenden Schwärze schoben sich die Bilder vor mein geistiges Auge. Flammen, die aus dem Boden schossen und an der Passagierkabine leckten. Rauch, der in meiner Lunge brannte, in meinen Augen. Der Geschmack von Asche auf meiner Zunge. Ich schob die Hand in meine Manteltasche und umklammerte das kleine Plastikröhrchen, als hinge mein Leben davon ab. Ich rief mir den Duft von Jasmin ins Gedächtnis, versuchte, mich zu erinnern, wie er roch, wenn er sich mit einem Hauch von Vanille vermischte und mit dieser dunklen Note, die ganz Louisa war.

»Du machst das gut.« Louisas sanfte Stimme legte sich über das Knacken der Flammen, über das Bersten des Glases. »Du bist in Sicherheit. Dir kann nichts passieren.«

Ich schlug die Augen auf und atmete, bis das Zittern nachließ und die Luft nicht länger nach Rauch roch.

»Ich hab nach Colin gerufen, habe gezögert, mich ebenfalls einzuhaken, obwohl mein Pilot immer ungehaltener wurde. Dann ist er endlich aus den Flammen aufgetaucht. Hustend und mit rußverschmiertem Gesicht. Aber er wollte nicht hoch zum Heli. Er wollte nach dem Kapitän suchen. Er wollte niemanden im Stich lassen.«

Druck baute sich hinter meinen Augen auf, doch ich blinzelte dagegen an. Ich war niemand, der heulte. Ich war stark. Ich konnte das aushalten. Ich musste.

»Ich hab auf Colin eingeredet, doch er wollte nicht hören. Stattdessen wollte er mich überzeugen, ihm bei der Suche nach dem Mann zu helfen. Er hat mich an unsere Pflicht erinnert, an unseren Leitspruch, auf den wir Rettungsschwimmer geschworen hatten.«

Ich hielt die Luft an, um nicht zu schluchzen wie ein kleiner Junge, und sah in den Himmel, wo die Sonne immer mehr Löcher in die tief hängende Wolkendecke brannte.

»Damit andere leben können.«

Aus Louisas Mund klang unser Motto weich und wunderschön, obwohl es uns alles abverlangte. Es forderte Selbstaufgabe. Ein Kämpfen bis zum Schluss. Auch wenn das eigene Leben damit verwirkt war.

»Ich habe mich in die Seilwinde eingehakt und nach oben ziehen lassen, weil ich ein verdammter Feigling war.

Ich hab Colin im Stich gelassen, dabei hätte ich bei ihm sein sollen, als der Maschinenraum explodiert ist.«

Dieses Mal half kein Blinzeln und kein Luftanhalten. Die Tränen waren stärker als ich. So viel stärker. Sie rissen die letzten Reste meines Schutzschildes ein, bis ich wund und hilflos dastand und den Emotionen nichts mehr entgegenzusetzen hatte.

Louisa war neben mir. Ich konnte sie nicht sehen, doch ich spürte ihre Anwesenheit, ihre Wärme und Unterstützung, obwohl sie mich nicht berührte.

»Ich hätte Colin nicht im Stich lassen dürfen«, presste ich hervor, als endlich wieder genug Luft in meiner Lunge ankam, um sprechen zu können.

»Du hast einen Befehl befolgt.«

»Ich war ein verdammter Feigling. Mir war mein eigenes Leben wichtiger. Außerdem war ich …« Ich brach ab, bevor die ganze Wahrheit einfach aus mir heraussprudeln konnte. Ich hatte schon genug gesagt, mich viel zu verletzlich gemacht.

»Es ist in Ordnung, Angst zu haben, und es ist in Ordnung, sein eigenes Leben zu schützen. Du bist keine Maschine, Patrick.«

Die gleichen Worte hatte sie schon einmal zu mir gesagt. Damals hatte ich sie weggeschoben, hatte sie nicht hören wollen. Doch dieses Mal legten sie sich auf den pulsierenden Schmerz in meiner Brust, dämpften ihn, machten das Atmen leichter.

»Ich bin Rettungsschwimmer«, antwortete ich dennoch, weil es stimmte. Und weil ich nicht wusste, wer ich sonst war. Wer ich sonst sein konnte.

»Du bist vor allem ein Mensch. Einer, der genauso unperfekt sein darf wie wir alle.« Louisa hielt mir ein Taschentuch hin. »Danke für deine Offenheit.«

Danke für deine, wollte ich sagen, doch ich hatte Angst, dass sie sofort die Flucht ergreifen würde, wenn ich sie an ihren Gefühlsausbruch erinnerte. Ich wischte mir die Tränen von den Wangen, die sich so fremd und irgendwie doch befreiend anfühlten. »Ich hab das so noch niemandem erzählt.«

Louisa lächelte. »Danke, dass du es mir erzählt hast.«

Sonnenstrahlen fielen auf ihr Gesicht, auf die gerötete Nase und die Sommersprossen und setzten goldene Lichtreflexe auf ihre Locken. Sie ließen ihre Augen strahlen und ihre Lippen. Ich musste einen Schritt auf sie zumachen, angezogen von ihrem Blick wie eine Motte vom Licht. Ich hob eine Hand, um ihr eine Locke hinters Ohr zu streichen, und Louisa blieb einfach stehen, ihr Blick vertieft in meinen. Sie hielt den Atem an. Genauso wie ich, als ich mich zu ihr hinunterbeugte.

»Louisa.« Ich hauchte ihren Namen gegen ihre Lippen und küsste sie, bevor ich mich überhaupt bewusst dafür hatte entscheiden können. Ich küsste sie mit getrockneten Tränen auf meinen Wangen und auf ihren. Ich küsste sie, weil es sich richtig anfühlte und echt. Weil ich die neue Leichtigkeit in meiner Brust nicht anders hätte zum Ausdruck bringen können.

Für einen Moment sank Louisa gegen mich, und ich schloss meine Arme um sie, hielt sie zusammen und mich – und irgendwie uns beide. Ich schmeckte ihre Süße und das Salz auf ihren Lippen, und ich wusste, dass ich nie wieder etwas anderes tun wollte, als sie zu küssen und zu halten und zu spüren.

»Louisa?« Die zittrige Stimme ihrer Grandma schlug wie ein Blitz zwischen uns ein. Für einen Sekundenbruchteil sah Louisa mich mit weit aufgerissenen Augen an, bevor sie herumwirbelte.

»Was ist los? Wo ist Elliot?« Sie eilte zu ihrer Großmutter, deren Blick tränenverschleiert war, und packte sie an den Schultern.

»Er braucht sein Insulin, aber ich …« Ihre Stimme brach, und Tränen benetzten ihre faltigen Wangen.

»Bring mich zu ihm.« Louisa drehte sich noch einmal zu mir um.

Ich wollte etwas sagen, mich entschuldigen und irgendwie auch nicht. Mein Puls raste zu schnell, um auch nur einen klaren Gedanken zu fassen.

»Wir reden später«, sagte sie und klang wieder ganz wie die Therapeutin und nicht mehr wie die Frau, die ich gerade geküsst hatte. Ein Stein versackte in meinem Magen, als sie mit ihrer Grandma auf dem Oberdeck verschwand. Wie ein Idiot hob ich die Hand an meinen Mund und befühlte meine brennenden Lippen, als könnte ich unseren Kuss damit noch ein paar Sekunden länger festhalten.

»Du hast meinen Ratschlag ja doch ernster genommen, als ich gedacht habe.«

Mein Herz setzte einen Schlag aus, als mein Vater mit einem süffisanten Grinsen aus dem Schatten des Führerhauses trat.

»Hut ab, ich bin stolz auf dich, mein Sohn.«

Wie erstarrt ließ ich sein gönnerhaftes Schulterklopfen über mich ergehen. »Das hast du falsch verstanden«, presste ich hervor.

»Ich glaube kaum. Das Mädchen war ja regelrecht Wachs in deinen Händen … Chief Bradshaw.«

23. Louisa

Als ich mit rasendem Herzen bei Elliot ankam, saß er neben Joey auf einer der Bänke auf dem Oberdeck, hatte die Arme vor der Brust verschränkt und trotzig die Unterlippe vorgeschoben. Vor Erleichterung wurden mir die Knie weich. Ich hatte Granny nur »Insulin« sagen hören, und schon war ein Horrorszenario allererster Güte vor meinem geistigen Auge abgelaufen. Elliot zitternd auf dem Boden, schweißgebadet, bewusstlos. Womit ich nicht gerechnet hatte, war das freche Grinsen, das sich auf sein Gesicht stahl, kaum dass er mich entdeckte.

»Was ist hier los?«, fragte ich noch ganz außer Atem. »Granny war ganz aufgelöst. Ist alles okay?«

»Sie hat meinen Insulin-Pen vergessen«, jammerte Elliot. Das Grinsen war wieder dem Schmollmund gewichen. Anklagend sah er hinter mich, wo Granny sich gerade an einem jungen Paar mit Kinderwagen vorbeischob. »Jetzt kann ich nichts essen. Dabei müsste ich, damit mein Blutzuckerspiegel nicht verrücktspielt.«

»Ich versteh das nicht.« Mit aschfahlem Gesicht ließ Granny sich neben Elliot auf die Bank fallen und begann, mit zitternden Fingern in ihrer Handtasche zu kramen. »Ich war mir so sicher, dass ich den Pen eingesteckt hatte. Er muss irgendwo dazwischengerutscht sein. Anders kann ich mir das nicht erklären.«

»Nein, du hast ihn vergessen, weil du den ganzen Morgen mit Mom beschäftigt warst. Du hattest gar nicht mehr im Blick, dass ich Medikamente brauche! Du bist mit mir überfordert, genau wie Mom und Grandpa auch.«

Granny brach in Tränen aus, während bei mir der Groschen fiel. »Gib mir deinen Rucksack, Elliot!«, forderte ich, woraufhin der selbstsichere Gesichtsausdruck meines Bruders ins Wanken geriet.

»Was? Warum denn?«

»Weil du da den Pen drin hast, hab ich recht? Du hast ihn aus Grannys Tasche genommen.«

Elliot riss die Augen auf. »Mann, Louisa! Was soll denn das? Du machst alles kaputt!«

»Ich habe dir gestern schon gesagt, dass das nicht der richtige Weg ist. Du kannst deine Krankheit nicht benutzen, um anderen Menschen Angst zu machen! Bist du denn von allen guten Geistern verlassen?«

Elliot sprang auf, das Kinn trotzig nach vorn gereckt. »Aber wenn mir doch sonst keiner glaubt! Die sind alle überfordert mit mir, aber sie wollen es nicht zugeben. Da musste ich einfach nachhelfen, weil ich sonst bei denen versauern muss!«

Ich sah zu Granny, die nach Elliots Worten die Hände vor ihrem Gesicht zusammenschlug und noch herzzerreißender schluchzte. Jetzt verstand ich gar nichts mehr. Noch nie hatte ich meine Großmutter so aufgelöst erlebt. Sie war immer tough und stark. Sie wusste immer eine Lösung, egal, wie verzwickt das Problem war. Hilflos ließ ich mich neben sie sinken und nahm sie in den Arm, während Elliot und Joey mit großen Augen vor uns standen und genauso wenig wussten, wie sie mit der Situation umgehen sollten wie ich.

»Kommt, Jungs, wir holen uns was zu trinken.«

Patricks raue Stimme traf mich unvorbereitet. Wie ein Fels in der Brandung tauchte er hinter Elliot und Joey auf und legte den beiden jeweils eine Hand auf die Schulter. Dann fand sein Blick meinen, und ich hielt die Luft an. »Wir sind auf dem Unterdeck. Melde dich, wenn du Unterstützung brauchst.«

Eine warme Woge flutete meinen Körper und ließ eine Sehnsucht in meiner Brust zurück, die beinahe unerträglich war.

»Danke«, sagte ich, woraufhin Patrick lächelte und mit den Jungs verschwand.

»Du magst ihn, oder?« Grannys Augen waren immer noch feucht und gerötet von all den Tränen, doch das hielt sie nicht davon ab, mich mit nur einem Blick zu durchschauen.

»Wir sprechen jetzt nicht über mich, sondern über dich«, sagte ich und hoffte, damit zu überspielen, wie sehr mir ihre Frage unter die Haut ging. »Ist was mit Grandpa? Bist du deswegen so aufgelöst?«

Granny kratzte mit dem Zeigefinger über ihren Daumennagel, von dem ein kleines Stück roter Nagellack abgeplatzt war. »Deinem Grandpa geht es gut. Es ist deine Mom, um die ich mir Sorgen mache.«

Ich konnte ein Schnauben nicht unterdrücken. »Wegen ihrer Migräne oder weil sie sich heute wieder mal aus der Verantwortung gezogen hat?«

»Dein Besuch vor ein paar Tagen hat sie sehr aufgewühlt. Seitdem ist sie in alte Muster zurückgefallen.« Granny schluchzte, und ein weiterer bissiger Kommentar blieb mir im Hals stecken. »Sie schläft kaum und kommt trotzdem nur selten aus dem Bett. Sie weint viel und dann fühlt sie sich schuldig, weil sie eigentlich glücklich sein sollte. Schließlich hat sie ihre Kinder wieder um sich, die ihr so gefehlt haben.« Granny griff nach meiner Hand und drückte sie fest. »Ich hab solche Angst, dass sie wieder abrutscht. Dass sie …«

Ich entzog ihr meine Hand. »Du willst mir die Schuld dafür geben, dass sie vor einem möglichen Rückfall steht?«

»Nein, um Gottes willen, nein. Eure Auseinandersetzung hat mir nur vor Augen geführt, wie zerbrechlich deine Mom immer noch ist. Dabei hab ich gedacht, dass wir über dem Berg sind. Dass jetzt endlich alles gut wird. Jetzt, wo ihr bei uns in Kodiak seid.«

»Wir sind kein Heilmittel gegen Depressionen. Im Gegenteil. June zieht uns mit nach unten, indem sie uns entwurzelt. Indem sie unser Haus verkauft und Elliot und mich auseinanderreißt.«

»Es war nie ihre Absicht, euch zu verletzen.«

»Und trotzdem tut sie es. Trotzdem ist sie egoistisch und fesselt uns an diese Insel.«

»Weil sie sich eine Familie wünscht.«

»Sie hatte eine und die hat sie im Stich gelassen. Sie ist selber schuld!«, rief ich lauter als beabsichtigt.

Einige Passagiere drehten sich neugierig zu uns um, doch ich nahm davon kaum Notiz.

»Das weiß June doch längst. Und es gibt nichts, was sie mehr bereut.« Erneut benetzten Tränen Grannys faltige Wangen. »Bitte, gib ihr eine Chance. Rede mit ihr. Zwischen euch gibt es so viele unausgesprochene Gefühle und Ängste und Missverständnisse.«

»Für mich ist alles gesagt.«

»Bitte, Louisa. Wenn du es nicht für deine Mom tust, dann für mich und Grandpa. Wir können nicht noch einmal diesen Weg gehen. Das schaffen wir nicht mehr.«

Die Verzweiflung in ihrer Stimme hätte mich beinahe einknicken lassen, weil sie an mein verfluchtes Verantwortungsbewusstsein appellierte. Weil sie mir das Gefühl gab, sie im Stich zu lassen, wenn ich nichts tat. Doch das durfte ich nicht an mich heranlassen. Meine Schultern waren stark genug für Elliot und mich. Für niemanden sonst.

»Wenn euch alles zu viel wird, dann gebt mir Elliot zurück ... und unser Haus. Lasst uns zurück nach Seattle gehen.«

»Louisa, das funktioniert nicht.«

»Warum nicht? Du sitzt vollkommen aufgelöst vor mir, June ertrinkt in ihren Depressionen, und da wollt ihr noch Energie haben, ein Kind aufzufangen, das gerade seinen Vater verloren hat? Ihr braucht nicht Elliot und auch nicht mich, ihr braucht einen Therapeuten! Und das ist ein vollkommen ernst gemeinter Rat. Sucht euch professionelle Hilfe und lasst uns unser Leben leben!«

»Louisa, bitte, überleg es dir. Es wäre doch nur ein Gespräch. Ein Versuch.«

»Nein, *ihr* überlegt es euch. Kommt zur Ruhe, setzt euch zusammen und redet darüber, wie ihr weitermachen wollt. Bis ihr zu einem Entschluss gekommen seid, nehme ich Elliot mit zu mir. Er hat in den letzten Wochen und Monaten genug mitgemacht, und ich werde nicht zulassen, dass er in eurem Chaos untergeht! Einverstanden?«

Granny sah mich lange an, dann zog sie ein Taschentuch hervor und tupfte sich über die Augen. »Einverstanden.«

Elliot blieb das ganze Wochenende bei mir. Wir nutzten die Zeit, um den Umzug in die neue Wohnung über die Bühne zu bringen und ein Zimmer für ihn herzurichten.

Wir strichen eine der Wände in einem satten Blau und tapezierten eine andere Wand mit zahlreichen Rockband-Postern. Das lenkte mich zumindest tagsüber ab. Doch nachts waren die Gedanken laut. Die, die um Granny und June kreisten und mir einflüstern wollten, dass ich nicht tatenlos am Rand stehen konnte, dass ich verantwortlich war und helfen musste.

Wenn ich es endlich schaffte, sie stumm zu schalten, schlich sich Patrick in meinen Kopf. Seine Worte, sein Lächeln, die Tränen und der Kuss. Mein ganzer Körper vibrierte, wenn ich an den Geschmack seiner Lippen dachte, an seinen warmen Atem, an seine Hand in meinem Haar. Ich kämpfte mit meinem flatternden Herzen, mit den Tränen und mit der Wut auf mich selbst, weil ich es so weit hatte kommen lassen. Weil ich nun Konsequenzen ziehen musste, die ich nicht ziehen wollte.

Die Nacht zum Montag war die schlimmste. Ich legte mir Sätze zurecht, Erklärungen und Rechtfertigungen. Für Patrick, aber auch für Carla. Denn ihr würde ich beibringen müssen, dass sie die Therapie an meiner Stelle fortführen musste, weil ich befangen war. Weil Patrick und ich eine Grenze überschritten hatten, die Therapeutin und Patient nicht überschreiten durften.

Mein Magen machte einen Looping, als es am Montagmorgen pünktlich um zehn Uhr an der Tür meines Sprechzimmers klopfte. Ich stand auf und setzte mich wieder und wusste nicht, wohin mit meinen schweißnassen Händen.

»Komm rein«, rief ich mit zittriger Stimme und stand doch auf, als die Tür aufschwang. Meine Knie wurden weich, als Patrick den Raum betrat. Groß und breitschultrig und mit müden Augen. Er trug wieder eine Jeans und dazu ein blaues Flanellhemd, unter dem ein weißes T-Shirt hervorlugte.

»Guten Morgen«, sagte er und schloss die Tür, machte aber keine Anstalten, zu mir herüberzukommen und sich auf seinen angestammten Platz zu setzen.

»Guten Morgen.« Ich blieb ebenfalls stehen und suchte nach den Sätzen, die ich mir zurechtgelegt hatte. Doch sie mussten irgendwo zwischen Kopf und Lippen verloren gegangen sein.

»Ich muss mich bei dir entschuldigen«, begann er ohne Umschweife. »Für mein Verhalten am Samstag. Ich hab dich überrumpelt und dich in eine unmögliche Lage gebracht. Das tut mir leid.«

»Nein«, sagte ich sofort und hob beschwichtigend die Hände. »Wenn, dann war es meine Schuld. Ich hätte es gar nicht so weit kommen lassen dürfen.«

»Ich habe dich geküsst, Louisa.« Er sprach es einfach so aus, als wäre es das Normalste der Welt. Als passierte ihm das ständig.

»Ich bin deine Therapeutin. Ich trage die Verantwortung für den Verlauf unserer Sitzungen. Von daher muss ich mich bei dir entschuldigen. Und nicht andersherum.«

Patricks Mundwinkel zuckten. »Das ist schon etwas schräg. Dass du dich für etwas entschuldigst, das ich getan habe.«

»Und doch ist es richtig so.«

»Gut.« Patrick kam auf mich zu und ich musste den Impuls unterdrücken, einen Schritt nach hinten zu machen. »Das heißt, wir vergessen einfach, was passiert ist?«

Ich senkte den Blick, bevor ich den Kopf schüttelte. »Wir haben eine Grenze überschritten, Patrick. Ich kann dich so nicht weiterbehandeln.«

»Was? Warum?« Das ehrliche Entsetzen in seiner Stimme schmerzte mehr, als es sollte.

»Weil es falsch ist und verboten. Weil es deine Genesung gefährdet, wenn wir uns auf diese Weise nah sind und uns nicht genug voneinander abgrenzen können.« Ich ließ mich gegen meinen Schreibtisch sinken und verschränkte die Arme vor der Brust, setzte eine stoische Miene auf, obwohl mir das Herz gleich aus der Brust springen wollte.

»Aber du bist meine Therapeutin. Wir haben schon so viel geschafft. Ich habe dir Dinge erzählt, die ich noch nie jemanden so erzählt habe. Nicht einmal Scott.«

»Du hast erste wichtige Schritte gemacht. Du wirst auch mit Carla Ortega weiterarbeiten können. Sie ist eine exzellente Therapeutin mit viel mehr Erfahrung als ich.«

»Es war doch nur ein Kuss!«

Diese lächerlichen sechs Worte sollten mich aufatmen lassen, und doch hatte ich das Gefühl, unter Wasser gedrückt zu werden. Dabei hatte Patrick doch recht. Es war nur ein Kuss gewesen. Nichts Besonderes.

»Wir waren beide sehr emotional auf diesem Schiff. Da kann das doch passieren, oder? Da muss doch gar nicht mehr dahinterstecken.«

»Also kannst du mit Sicherheit sagen, dass der Kuss aus dem Affekt passiert ist?« Die Frage brannte auf meinen Lippen, und ich wollte mir am liebsten die Ohren zuhalten, um die Antwort nicht zu hören, weil sowohl ein Ja als auch ein Nein irgendwie wehgetan hätten.

»Absolut«, antwortete Patrick, sein Blick offen und ehrlich, und das war beinahe noch schlimmer als dieses eine endgültige Wort. »Ich möchte die Therapie mit dir fortsetzen.«

»Ich weiß nicht«, sagte ich, eben weil seine Worte mich trafen. Weil mein Herz schmerzte und viel zu schnell pochte und sich danach sehnte, etwas anderes aus seinem Mund zu hören. Und das war das eigentliche Drama daran. Es kam immer mal wieder vor, dass Patienten sich in ihre Therapeuten verliebten oder es zumindest glaubten. Schließlich war da plötzlich jemand, dem man alles erzählen konnte, der zuhörte, der einem half. Da schlichen sich schnell Emotionen ein, die sich stark anfühlten und doch nur ein Trugbild waren, das mit der Zeit wieder verblasste. Doch wenn sich Therapeuten verliebten, dann waren sie befangen. Dann konnten sie keine guten Entscheidungen mehr treffen. Dann machten sie sich strafbar und riskierten ihre Zulassung oder – wie in meinem Fall – überhaupt die Chance auf eine Zulassung.

»Ich habe das erste Mal das Gefühl, dass es vorangeht. Dass ich es schaffen kann, die Albträume loszuwerden und die Angst und …«, sein Adamsapfel hüpfte, als er schluckte, »… und die Schuld.«

»Ich verspreche dir, dass Dr. Ortega dich dabei genauso unterstützen kann wie ich.«

Sofort schüttelte er den Kopf. »Bitte, Louisa. Lass diesen einen bescheuerten Fehler von mir nicht alles kaputt machen. Hilf mir, das Ganze bis zum Ende durchzuziehen.«

Ich musste mich umdrehen, weil ich das Flehen in seinen Augen nicht eine Sekunde länger ertrug. Wie oft hatte ich mir diesen Satz von meinem Vater gewünscht. Wie oft hatte ich gebetet, dass er meine Hilfe endlich annahm und bereit war, gegen seine Dämonen zu kämpfen. Patrick hatte diesen Punkt erreicht, und es hatte ihn viel Kraft und Mut und Tränen gekostet. Und jetzt wollte ich ihn im Stich lassen? Weil mein Herz ein bisschen schneller klopfte? Natürlich tat es das. Das war doch normal, wenn man jemandem so nah gekommen war, oder? Das musste nichts heißen. Überhaupt nichts.

Vielleicht hatte Patrick recht. Vielleicht waren wir beide nur von unseren Emotionen überrollt worden und nicht mehr. Vielleicht hatten wir uns nur gegenseitig Halt geben wollen – auf die denkbar bescheuertste Art und Weise.

»Versprich mir, dass du ehrlich zu mir bist, wenn sich deine Gefühle wegen des Kusses ändern«, sagte ich, und Patricks Lippen teilten sich zu einem erleichterten Lächeln.

»Das mache ich.«

»Gut.«

»Also bleibst du meine Therapeutin?«

»Ich bleibe deine Therapeutin.«

Und bringe mich damit hoffentlich nicht in Teufels Küche.

24. Louisa

Patrick und ich brauchten drei Sitzungen, um die Befangenheit abzuschütteln, die der Kuss hinterlassen hatte. Trotzdem stellte ich meine Entscheidung für ein Fortsetzen der Therapie nicht infrage, denn wir machten Fortschritte. Endlich. Seit der Sitzung auf dem Whale-Watching-Boot war ein Knoten geplatzt. Patrick öffnete sich, er ging seiner Angst nicht mehr aus dem Weg, sondern stellte sich ihr und setzte all die Techniken ein, die ich ihm gezeigt hatte, um die Angst zu fühlen, auszuhalten und immer kleiner werden zu lassen. Er schöpfte Hoffnung, und das war so viel wichtiger als irgendein verirrtes Herzklopfen.

»Was hast du denn mit dem Museumsstück vor?«, fragte er, als wir uns für die nächste Sitzung vor dem Eingang zum Trainingscenter der Coast Guard trafen. Er deutete auf den alten CD-Player, den ich bei Taya aufgetrieben hatte und der ein wichtiger Bestandteil der heutigen Konfrontationstherapie sein würde.

»Ich hab mir überlegt, dass wir heute etwas Neues ausprobieren. Wir sind in den letzten Sitzungen gut vorangekommen, und ich glaube, du bist bereit dafür.«

Ein stolzes Lächeln flackerte über sein Gesicht und setzte einen warmen Funken in meine Brust. Er war motiviert. Mehr konnte man sich als Therapeutin nicht wünschen.

»Jetzt bin ich gespannt. Willst du mir Entspannungsmusik vorspielen, während ich ein paar Bahnen ziehe?«

»Eher das Gegenteil«, erwiderte ich. »Ich möchte mit dir eine Rettungssituation nachstellen. In einem der Trainingsbecken. Während wir uns die Funksprüche vom Unglückstag anhören.«

Patricks Augen weiteten sich, und sein Körper spannte sich an – die Schultern, sein Kiefer und die Hand, die gerade noch locker den Griff seiner Sporttasche umfasst hatte.

»Du hast die Funksprüche da drauf?«

»Wir müssen sie nicht anhören, wenn du das nicht möchtest.«

»Hast du sie dir angehört?«

Mir war bewusst gewesen, dass ihm die Aufzeichnungen Angst machen würden. Vor allem die, die den Austausch zwischen Colin und ihm dokumentierten. Doch das, was jetzt in seiner Stimme mitschwang, war keine Angst, sondern blanke Panik.

»Wie gesagt, wir müssen nicht damit arbeiten, wenn du dich noch nicht bereit fühlst.«

»Hast du sie dir angehört, Louisa?«, wiederholte er.

»Natürlich habe ich das.« Und ich bekam noch immer eine Gänsehaut, wenn ich an die eindringlichen Befehle des Piloten dachte, an Colins feurige Ansprache über die Pflichten eines Rettungsschwimmers, an Patricks Schrei, als es zur Explosion kam. »Schließlich muss ich wissen, womit ich dich da konfrontiere, damit ich dich nicht überfordere.« Oder im schlimmsten Fall retraumatisiere.

Patricks Blick bohrte sich in meinen, als suchte er etwas, von dem ich nicht wusste, was es sein könnte und ob er es finden wollte oder nicht. Es dauerte einen Augenblick, bis sich seine Schultern senkten und er bewusst tief und langsam einatmete. Ganz so, wie ich es ihm gezeigt hatte.

»Was macht dir solche Angst?«, fragte ich leise, sehr vorsichtig. Ich versuchte, den Blickkontakt zu halten, um zu verstehen, was genau ihn so aufwühlte. Doch Patrick wich mir aus.

»Gar nichts.« Er schob sich an mir vorbei und zog die Tür zum Trainingscenter auf. »Lass uns einfach reingehen und das Ganze hinter uns bringen.«

»Ich dachte, diesen Punkt hätten wir bereits hinter uns gelassen.«

Er hielt inne, drehte sich aber nicht zu mir um.

»Was hat dich gerade so erschüttert? Gibt es etwas, worauf ich während der Konfrontation gefasst sein sollte?«

Seine Hand schloss sich erneut fest um den Griff seiner Sporttasche, zitterte sogar. »Ich gehe mich umziehen. Durch die Tür da hinten kommst du zu den Schwimmbecken.«

Ich stieß ein frustriertes Stöhnen aus, als Patrick in der Herrenumkleide verschwand und verfluchte mich für die Idee mit den Funksprüchen. Ich hatte mit ihnen genau das Gegenteil von dem erreicht, was ich mir vorgestellt hatte. Patrick hatte wieder dichtgemacht, statt sich seinem Trauma auf einer neuen Ebene zu stellen. Ich konnte nur hoffen, dass er sich im Laufe der Sitzung wieder lockern würde.

Die Fliesen quietschten unter meinen Badelatschen, als ich die kleine Schwimmhalle betrat, die ich für unsere Sitzung geblockt hatte. Hier gab es nur ein Becken, zwei unterschiedlich hohe Sprungtürme, bei deren bloßem Anblick mir schon das Herz in die Hose rutschte, und einen Gittercontainer voller Trainingsequipment. Seile, Bojen und orange Dummie-Figuren, die mich an die Puppen erinnerten, die man im Erste-Hilfe-Kurs zum Üben von Reanimationsmaßnahmen nutzte.

Ich ließ mich auf eine Bank sinken, die neben dem Becken platziert war, stellte den CD-Player neben mich und zupfte die Träger meines Badeanzugs zurecht. Wenn Elliot und ich in der Vergangenheit ins Schwimmbad gegangen waren, hatte ich mich in Badeklamotten nie unwohl gefühlt. Doch der Gedanke, Patrick gleich gegenüberzustehen, mit nichts als einer hautengen Stoffschicht am Körper, die gerade mal die wichtigsten Stellen bedeckte, ließ meinen Puls in die Höhe schnellen. Ich sprang wieder auf und wollte zurück in die Umkleidekabine eilen, um mir ein T-Shirt zum Drüberziehen zu holen, als die Tür zum Schwimmbad aufschwang. In roter Badehose, weißem T-Shirt und mit grimmiger Miene marschierte Patrick an mir vorbei auf das Becken zu. Sein Blick blieb kurz an mir hängen, an meinen nackten Beinen, meiner Hüfte, und Hitze schoss mir ins Gesicht. Schützend verschränkte ich die Arme vor der Brust, wollte etwas sagen, doch da hechtete er schon mit einem Kopfsprung ins Becken. Ein Schwall Wasser klatschte auf die Fliesen und flutete meine Badelatschen.

»Ich glaube, das ist meine Schuld.« Scott betrat die Halle, ebenfalls in Badehose und T-Shirt, und zog entschuldigend die Schultern hoch. »Er war nicht gerade begeistert, mich hier zu sehen.«

»Weil ich ihm noch nicht erzählt habe, dass du kommen würdest.«

»Das erklärt einiges.« Scott stellte sich neben mich an den Beckenrand und verschränkte die Arme vor der Brust. Luftblasen, große und kleine, stiegen auf, während Patrick sich bis auf den Grund des Beckens sinken ließ. »Aber er wird sich schon wieder einkriegen. Sobald er im

Wasser ist, bekommt er wieder einen klaren Kopf. Meistens zumindest.«

Scott grinste so offen und entspannt, dass auch in mir die leise Hoffnung aufkeimte, dass Patrick sich wieder fangen würde.

Einen Augenblick später tauchte er auf, leise, unaufgeregt. Als hätte es ihn kaum Anstrengung gekostet, fast eine Minute unter Wasser zu bleiben. Wassertropfen liefen ihm über das Gesicht, als er in drei kräftigen Schwimmzügen zu uns herüberschwamm.

»Was macht *er* hier?«, fragte er ohne Umschweife, mit einer tiefen Falte zwischen seinen Augenbrauen.

»Ich hätte es dir gesagt, wenn du mich vorhin nicht stehen gelassen hättest.«

Patrick schnaubte und stützte sich auf den Beckenrand, um sich in einer fließenden Bewegung aus dem Wasser zu ziehen. Der weiße Stoff seines Shirts klebte wie eine zweite Haut an ihm und zeichnete die Muskeln seines Oberkörpers perfekt nach. Hitze schoss mir in die Wangen.

Warum hatte ich nicht daran gedacht, dass ein Besuch in der Schwimmhalle zwangsläufig eine Konfrontation mit Patricks trainiertem Oberkörper nach sich ziehen würde? Auch wenn er von einem Shirt bedeckt wurde, ließ der beinahe durchsichtige Stoff wenig Raum für Spekulationen. Ich räusperte mich und zwang meinen Blick von Patricks definierten Bauchmuskeln zurück zu seinen Augen.

»Ich hab Scott gebeten herzukommen, für den Fall, dass du während der Konfrontation im Schwimmbecken die Kontrolle verlieren und es nicht allein bis zum Beckenrand schaffen solltest. Ich dachte, das wäre dir lieber, als wenn ich einen deiner Rettungsschwimmerkollegen gefragt hätte.«

»Zumal wir doch alle wissen, dass ich die locker in die Tasche stecke.« Scott lachte, doch mir entging der wachsame Blick nicht, mit dem er seinen Freund musterte.

»Ich brauche keinen Retter«, brummte er und wischte sich das Wasser aus dem Gesicht, das sich in Tropfen aus seinen nassen Haarspitzen löste.

»Aber ich brauche eine Absicherung«, erwiderte ich. »Falls im Wasser etwas passiert, kann ich dich nicht allein rausziehen.«

Patrick überlegte einen Moment, dann nickte er. »Gut, meinetwegen. Du kannst da hinten warten.« Er deutete zu einer weiteren Bank am anderen Ende des Beckens, und Scott nickte.

Als er sich entfernt hatte, fiel Patricks Blick zurück auf mich. Er stemmte die Hände in die Hüften, woraufhin sich die Brustmuskeln unter seinem feuchten Shirt deutlich anspannten. Himmel, so konnte ich mich nicht konzentrieren.

»Wie willst du anfangen?«, fragte er.

»Ich dachte mir, wir gehen es langsam an«, sagte ich mit viel zu hoher Stimme. »Du ziehst ein paar Bahnen, und ich spiele die ersten Funksequenzen vom Anfang des Einsatzes ab.«

»Bahnen ziehen ist wie Atmen für mich. Das würde keinen großen Unterschied zu unseren sonstigen Übungen machen.«

»Dann nehmen wir eine davon dazu und stellen eine Bergungssituation nach.« Ich deutete auf die orangefarbenen Übungspuppen.

»Die werden von den Rekruten benutzt.«

»Wir können uns im Verlauf der Sitzung steigern, aber für den Anfang ...«

»Du könntest die Rolle der hilflosen Person übernehmen.«

»Ich?« Mein Herz rutschte mir in den Bauch und verursachte dort ein irritierendes Kribbeln. »Das halte ich für keine gute Idee. Was ist mit Scott? Er könnte …«

»Im Wasser kannst du meine Reaktionen besser beurteilen, du spürst, ob ich gestresst reagiere oder meinen Fokus halten kann. Jedenfalls besser als von deiner Bank aus.«

»Ich weiß nicht.« Allein der Gedanke, seine feuchte Haut auf meiner zu spüren, seine Hände auf meinen nackten Armen, verwandelte das Kribbeln in ein ausgewachsenes Feuerwerk. Ich atmete dagegen an. Ohne viel Erfolg.

»Hast du etwa Angst vor dem Wasser?« Er lachte, woraufhin sich ein weiterer Tropfen aus seinem Haar löste und eine nasse Spur über seine Wange bis hin zu seinem Kinn zog.

Ich straffte die Schultern. »Natürlich nicht.«

»Worauf wartest du dann noch?«

Mit einem erneuten Kopfsprung sprang Patrick zurück ins Becken, während ich mit weichen Knien über die Leiter ins Wasser kletterte.

»O Gott, das ist ja eiskalt!«, rief ich überrascht, was sowohl Patrick als auch Scott ein Lachen entlockte.

»Hier trainieren Rettungsschwimmer, die sich normalerweise in den Nordpazifik stürzen. Was hast du erwartet?«

Als Antwort spritzte ich Patrick eine Ladung Wasser ins Gesicht, was sein Grinsen nur noch breiter werden ließ. Ich stieß mich vom Beckenrand ab. Die ersten Schwimmzüge erinnerten mich an das Gefühl, wenn man das erste Mal wieder aufs Fahrrad stieg, nachdem man eine Ewigkeit nicht gefahren war. Alles fühlte sich wackelig und unbeholfen an, und man hatte das Gefühl, Pedale und Lenker niemals gleichzeitig koordiniert zu kriegen. Viel Fantasie, um eine hilflose Person zu spielen, brauchte es da nicht mehr.

»Bereit?«, fragte ich Patrick.

Als er nickte, gab ich Scott ein Zeichen, den CD-Player einzuschalten. Er drehte die Lautstärke voll auf, damit Patrick und ich die Aufnahme auch im Schwimmbecken deutlich hören konnten.

Die Aufzeichnungen begannen mit einem routinierten Austausch zwischen der Air Station und den Piloten der beiden Crews. Die Situation an Bord des Whale-Watching-Bootes wurde durchgegeben, die Wetterbedingungen besprochen, erste Anweisungen für die Bergung der sechs Personen übermittelt.

Patrick schwamm neben mich. »Stell dir vor, du bist stark erschöpft und kannst nicht mehr von selbst weiterschwimmen«, sagte er, seine Stimme sanft und ruhig, der Blick ernst. Er war ganz in seiner Rolle als Rettungsschwimmer. »Versuch, dich locker zu machen. Ich werde dich in Rückenlage zum anderen Beckenrand bringen. In Ordnung?«

Ich nickte, weil ich wusste, was jetzt passierte. Dafür hatte ich in meiner Kindheit genug Folgen *Baywatch* gesehen. Patrick schob sich hinter mich, seine Hände legten sich links und rechts an meinen Kiefer. Meine Haut kribbelte dort, wo seine Fingerspitzen mich berührten.

»Entspann dich«, sagte er ganz nah an meinem Ohr. »Ich hab dich. Du kannst locker lassen.«

Das tat ich und schwebte. Ich schwebte. Mit rasendem Herzen und einem ganzen Feuerwerksarsenal im Bauch. Mit jeder Faser nahm ich Patricks Körper direkt hinter mir wahr. Seinen Bauch an meinem oberen Rücken. Seine Hände an meinem Gesicht. Die kräftigen Bewegungen seiner Beine, die mich sicher durch das Wasser transportierten.

»Gut machst du das«, murmelte er immer wieder, bis ich nur noch seine ruhige Stimme hörte.

Ich entspannte mich so sehr, sodass ich unwillkürlich zusammenzuckte, als die energische Stimme des Piloten von der Aufnahme durch die Halle dröhnte.

»Schwimmer, wir müssen abbrechen. Das wird zu unübersichtlich da unten. Erteile Befehl zur sofortigen Rückkehr in den Helikopter!«

Ein Zittern rann durch Patricks Finger und ließ meinen Kiefer vibrieren. Wir näherten uns der Stelle der Katastrophe, und das wirkte sich nun auch auf Patricks Schwimmzüge aus. Sie wurden abgehackter, weniger ausgreifend. Zu gern hätte ich mich zu ihm herumgedreht, um in sein Gesicht zu sehen. Aber auch so konnte ich mir vorstellen, dass er die Lippen fest aufeinandergepresst hatte.

»Negativ, Sir. Wir haben den Kapitän noch nicht gefunden. Wir brauchen Zeit.«

Das war das erste Mal, dass Patricks Stimme für längere Zeit auf der Aufnahme zu hören war. Er klang unsicher, seine Zunge stolperte über das Wort *Kapitän*.

»Das war keine Bitte, sondern ein Befehl, Schwimmer! Die Flammen schlagen zu hoch. Haken Sie sich ein, sofort!«

»Colin!«, rief Patrick auf der Aufnahme, bevor ein lautes Husten zu hören war. *»Colin, wo bist du? Wir müssen abbrechen!«*

»Der Mann verlässt sich auf uns!« Die hellere Stimme von Colin ertönte, und mein Magen zog sich zusammen. Er klang so jung, so voller Energie und Idealismus. *»Wir können ihn nicht einfach im Stich lassen!«*

Patrick erstarrte hinter mir und löste seine Hände von meinem Gesicht. Ich fuhr zu ihm herum. Er blinzelte und fuhr sich immer wieder über die Augen, als hätte er Wasser hineinbekommen.

»Alles in Ordnung? Brauchst du eine Pause?«

Er sah mich an, als wäre er überrascht, mich zu sehen, blinzelte erneut und schüttelte dann den Kopf. »Nein, alles gut. Wir machen weiter.«

Weniger sanft als vorher schob er mich zurück in die Rückenlage. Dieses Mal griff er mir mit den Händen unter die Achseln, zog mich näher an seine Brust und schwamm weiter. Sein Herzschlag polterte gegen meinen Rücken. Schneller und immer schneller.

»Die Flammen sind zu hoch!«, rief Patrick vom Tonband, wieder stolperte seine Stimme. *»Wir müssen hier weg, jetzt!«*

»Schwimmer, sofort zurück an Bord!«, blaffte der Pilot. *»Sie missachten einen direkten Befehl!«*

»Wir haben geschworen, dass wir alles tun, um andere zu retten. Ich muss es versuchen!«

»Das ist doch Wahnsinn, Colin. Wir müssen weg. Die Flammen. Wir können nichts sehen. Wir müssen weg.« Patricks Stimme klang von Sekunde zu Sekunde schriller, angsterfüllter, bis es kaum noch zu ertragen war.

Patrick ließ mich so abrupt los, dass ich mich nicht schnell genug abfangen konnte. Wasser schlug über mir zusammen, drang in Mund und Nase und brannte in meinen Augen. Prustend und hustend tauchte ich auf.

»Mach das aus!« Die Panik in Patricks Stimme erschütterte mich bis ins Mark. »Mach das sofort aus!«

Ich fuhr zu ihm herum, blinzelte und erkannte Patrick bebend und zitternd hinter mir. Sein Brustkorb hob sich in heftigen, unregelmäßigen Zügen. Er konnte sich kaum über Wasser halten. Mit einem Schwimmzug war ich bei ihm, ließ meine Arme um seinen Oberkörper gleiten, zog seinen nassen Körper an meine Brust, doch er war zu schwer.

»Es ist alles gut«, rief ich ihm zu. »Du bist in Sicherheit. Patrick, du bist bei mir. Du bist nicht auf diesem Schiff.«

Er reagierte nicht. Er sah wie durch mich hindurch.

»Ich übernehme ihn!« Plötzlich war Scott neben mir und griff seinem besten Freund unter die Achseln.

Wann war er ins Wasser gesprungen?

Ich schwamm neben den beiden her, bis wir an den Leiter ankamen, die aus dem Becken führte.

»Schaffst du es allein raus?«, fragte Scott, und Patrick nickte wie ferngesteuert.

Am ganzen Körper zitternd schob er sich Stufe für Stufe nach oben, während ich mich über den Beckenrand aus dem Wasser zog. Ich hielt Patrick beide Hände hin, um ihm Halt zu geben, während Scott ihm vom Wasser aus absicherte.

»Es ist alles gut, du bist in Sicherheit«, sagte ich erneut, als seine eiskalte Hand nach meiner griff. Unsere Blicke kollidierten, und die Luft wurde mir aus der Lunge gepresst, als Patrick mich in eine feste Umarmung zog. Mit bebenden Muskeln umklammerte er mich, als wäre ich das letzte Rettungsboot inmitten der stürmischen See.

»Du bist in Sicherheit.« Dieses Mal flüsterte ich und schloss meine Arme um seinen breiten Rücken, fühlte den nassen Stoff seines Shirts unter meinen Fingern und das Flattern seines Herzschlags an meiner Brust. »Du bist nicht mehr dort.«

Scotts Räuspern ließ uns auseinanderfahren. Er hielt jedem von uns ein Handtuch hin. Seine Augen waren geweitet und sahen Patrick voller Unglaube an, als wollte er nicht wahrhaben, was gerade mit seinem besten Freund passiert war.

»Was war da draußen mit dir los, Pat?«, fragte er. »Deine Stimme. Das warst doch nicht du. Warst du …?«

Patrick versteifte sich. Abrupt löste er sich aus meinen Armen und machte einen wankenden Schritt auf Scott zu.

»Halt den Mund!«, herrschte er ihn an. »Du weißt nichts. Gar nichts, okay? Also halt dich da raus!«

Scott reckte das Kinn vor, öffnete den Mund und schloss ihn wieder, ohne etwas zu erwidern. Dabei konnte ich die Fragen weiterhin in seinen Augen sehen. Fragen, die ich hören wollte, weil ich Patricks Reaktion nicht verstand. Scott musste etwas auf der Aufnahme gehört haben, das mir entgangen war. Etwas, das Patrick mir bisher vorenthalten hatte.

»Mir reicht es für heute.« Patrick schwankte, als er einen weiteren Schritt nach vorn machte. Sofort war Scott neben ihm, stützte ihn, als hätte Patrick ihm nie diese harschen Worte an den Kopf geworfen.

»Ruft mich, wenn ich etwas tun kann«, rief ich beiden hinter, als sie die Schwimmhalle verließen. Dann eilte ich zu dem CD-Spieler hinüber, startete die Aufnahme noch einmal von vorn und hörte ganz genau hin.

25. Louisa

Für den Rest des Tages vergrub ich mich in meinem Büro und hörte mir zwischen den Sitzungen mit zwei anderen Patienten immer wieder die Aufnahme des Whale-Watching-Unglücks an. Ich konzentrierte mich auf jedes Wort, auf Patricks Tonlage, das Schwanken in seiner Stimme, das Stolpern über einzelne Wörter, doch statt Klarheit ploppten immer mehr Fragezeichen in meinem Kopf auf.

Mehr als einmal überlegte ich, Scott anzurufen und ihn zu fragen, was ihm aufgefallen war. Was ihn aus der Fassung gebracht hatte. Doch es wäre mir wie Verrat vorgekommen, ihn hinter Patricks Rücken auszufragen.

Also mussten stattdessen die Akten herhalten. Nicht nur die psychologischen Gutachten, sondern auch die restlichen Dokumentationen zu dem Vorfall. Nachdem ich die Dokumentation meiner heutigen Sitzungen abgeschlossen hatte, forderte ich die Untersuchungsberichte bei der Coast Guard an und hatte sie schon am nächsten Tag auf meinem Schreibtisch. Sie waren mehr als umfangreich und lieferten mir doch kaum neue Erkenntnisse. Ich las Protokolle von Gesprächen mit den restlichen Crewmitgliedern, die keinen Rückschluss darauf zuließen, dass Patrick an diesem Tag anders gewesen wäre – obwohl Scott das angedeutet hatte. Allerdings gingen ihre Aussagen zu ihm auch wenig ins Detail. Da lag es durchaus im Bereich des Möglichen, dass sie es nicht für wichtig erachtet und deshalb nicht benannt hatten.

Ich rief in der Zentrale der Air Station an und fragte nach dem Piloten, der damals das Kommando über Patricks Crew gehabt hatte – ein gewisser Lieutenant Daniele Garcia. Doch der Mann war kurz nach dem Vorfall versetzt worden. Ich fragte nach der Copilotin und dann nach dem Bordmechaniker. Und bekam dieselbe Antwort. Ein ungutes Gefühl breitete sich in meiner Magengegend aus. Irgendetwas stimmte hier nicht.

Ich hatte gerade den Hörer aufgelegt und mir ein paar Notizen zu den Telefonaten gemacht, als das Handy in meiner Tasche klingelte.

»Curtis«, begrüßte ich Tayas Freund und meinen Anwalt überrascht. »Gibt es etwas Neues? Ich dachte, unser nächster Termin wäre erst morgen.«

»Ist er auch, ich wollte dir nur schon ein kurzes Update geben. Als kleinen Vorgeschmack, sozusagen.«

Ich konnte sein selbstzufriedenes Grinsen durchs Telefon hören, und mein Herz machte einen Sprung. »Jetzt machst du mich aber neugierig.«

»Das will ich doch hoffen.« Er räusperte sich, um gleich darauf seinen Anwaltston anzuschlagen. »Ich habe heute mit Mr. Ambler vom Jugendamt gesprochen und ihm geschildert, was du mir über die Betreuungsdefizite deiner Mutter und deiner Großeltern berichtet hast.«

»Du hast Mr. Ambler schon davon erzählt? Ohne mein Beisein?« Ärger durchfuhr mich, gepaart mit einem schlechten Gewissen, weil ich nicht hatte verhindern können, dass so ein hässliches Wort wie *Betreuungsdefizit* in einem Atemzug mit Granny genannt wurde. Granny hatte keine Defizite. Ihr fehlte nur die Kraft. Sie war erschöpft, ausgebrannt, leer. Und das war nichts, was so eine abfällige Äußerung verdient hatte.

»Der Zeitpunkt heute war perfekt, Louisa. Es hat den Informationen über dein sicheres Arbeitsverhältnis und den Mietvertrag gleich ein ganz anderes Gewicht gegeben.«

»Trotzdem hättest du es mit mir absprechen müssen. Ich möchte nicht, dass schlecht über meine Großeltern geredet wird.«

Curtis gab ein ungeduldiges Brummen von sich. »Deine Großeltern sind die Gegenpartei in der Auseinandersetzung über die Vormundschaft. Wenn wir jetzt die Samthandschuhe auspacken, haben wir schlechte Karten. Deswegen sind Informationen wie die zu dem emotionalen Ausnahmezustand deiner Großeltern so wichtig. Sie verschaffen uns den entscheidenden Vorteil, beziehungsweise haben sie uns schon den entscheidenden Vorteil verschafft.« Er machte eine bedeutungsschwere Pause.

»Wie meinst du das?«, fragte ich atemlos, als er keine Anstalten machte weiterzusprechen.

»Das Jugendamt hat zugestimmt, die Betreuungssituation bei deinen Großeltern zu prüfen. Schon im kommenden Monat.«

»Ist das dein Ernst?«

Curtis lachte. »Mein voller Ernst. Ich werde mich außerdem dafür einsetzen, dass auch mit Elliot gesprochen wird und seine Meinung mit in die Entscheidung einfließt. Damit solltest du deinen Bruder schon bald wieder bei dir haben.«

Mir fehlten die Worte. Wie vom Blitz getroffen, saß ich auf meinem Bürostuhl und versuchte, die Tragweite dessen zu begreifen, was Curtis gerade gesagt hatte.

»Bist du noch dran, Louisa?«, fragte Curtis ungeduldig. »Ich dachte, du wärst begeistert von meinen Neuigkeiten.«

»Oh, das bin ich. Wirklich. Das sind fantastische Neuigkeiten!« Endlich schob sich Freude vor das schlechte Gewissen. Überwältigende, blubbernde Freude, die sich in einem lauten Lachen bahnbrach, in das Curtis sofort einstimmte.

»Na also, das wollte ich hören!«

»Danke, Curtis. Für alles!«

»Dank mir erst, wenn wir alles in trockenen Tüchern haben. Wir dürfen jetzt nichts übereilen und vor allem keine Fehler mehr machen, die der Gegenseite in die Hände spielen.«

»Werden wir nicht. Auf keinen Fall.«

Curtis legte auf und nichts hielt mich mehr auf meinem Stuhl. Euphorie kitzelte auf meiner Haut wie die Funken von Wunderkerzen und ließ mich im Freudentaumel einmal durch mein Sprechzimmer tanzen.

Ich bekomme Elliot zurück. Meinen kleinen Bruder. Meine Familie.

Mit einem breiten Grinsen im Gesicht griff ich nach meinem Mantel und preschte zur Tür. Sicher war Elliot schon von der Schule zurück, und ich hatte noch gute zwei Stunden bis zur Supervision mit einer Rettungsschwimmer-Rekrutin. Curtis hätte sich wahrscheinlich dagegen ausgesprochen, aber ich konnte es nicht für mich behalten. Ich musste meinem Bruder davon erzählen. Er musste erfahren, dass sich all der Trennungsschmerz und unser Durchhaltevermögen bald bezahlt machen würden.

Mit Schwung zog ich die Tür auf und prallte zurück. Das Grinsen gefror auf meinem Gesicht.

»Ms. Richards, komme ich etwa ungelegen?«

Commander Bradshaw ragte wie ein Bollwerk aus Autorität und Selbstsicherheit vor mir auf und funkelte mich mit seinen stechenden grauen Augen an.

»Ich bin tatsächlich auf dem Sprung, Sir.«

»Nun, fünf Minuten werden Sie wohl für mich erübrigen können.« Er deutete an mir vorbei in mein Sprechzimmer. Der strenge Zug um seine Lippen duldete keine Widerworte, und so machte ich einen Schritt zurück und bat ihn herein, während mir mein Herz bis zum Hals schlug.

»Was kann ich für Sie tun, Sir?«, fragte ich und trat hinter meinen Schreibtisch, weil ich mich dort sicherer fühlte.

»Das können Sie sich doch bestimmt denken.« Er durchmaß den Raum in wenigen Schritten, ohne den Blickkontakt zu unterbrechen. »Ihre paar Wochen Schultern-Tätscheln und Gut-Zureden sind bald um. Ich bin hier, um Sie daran zu erinnern, die Beurlaubung meines Sohnes aufzuheben und ihm seine Tauglichkeit zu bescheinigen.«

Die Dreistigkeit seiner Worte verschlug mir den Atem. »Da müssen Sie etwas missverstanden haben. Ich habe nie davon gesprochen, dass die Therapie nach ›paar‹ Wochen beendet sein würde.«

Er machte einen weiteren Schritt auf mich zu, bis nur noch der Schreibtisch zwischen uns stand. »Ich fürchte, *Sie* haben mich nicht richtig verstanden, Ms. Richards. Das war nicht als Bitte gemeint.«

»Dessen bin ich mir bewusst, Sir.« Ich straffte die Schultern und reckte das Kinn vor. »Dennoch muss ich Sie bitten, auf meine Expertise zu vertrauen. Ihr Sohn macht gute Fortschritte, aber eine Therapie braucht Zeit. Sie können ihn unterstützen, indem Sie ihm den Raum geben, den er braucht, um zu heilen.«

»Ich bin nicht hier, um mit Ihnen zu diskutieren. Die Stelle als Chief ist eine einmalige Chance für meinen

Sohn. Die kommt so schnell nicht wieder. Wollen Sie der Grund dafür sein, dass er diese Möglichkeit verpasst?«

»Mich interessieren keine Karriereaufstiege oder einmalige Chancen. Ich möchte meine Patienten dabei unterstützen, mit ihren Herausforderungen umzugehen und gesund zu werden. Nicht mehr und nicht weniger.«

Ein süffisantes Grinsen teilte die Lippen des Commanders und sandte ein erneutes Schaudern über meinen Rücken.

»Mehr interessiert Sie also nicht. Da habe ich aber einen anderen Eindruck, Ms. Richards.«

Ich gab mir alle Mühe, gelassen weiterzuatmen, während mir Hitze in die Wangen schoss. Weil ich an Patricks Kuss denken musste. Aber darauf konnte er unmöglich anspielen. »Ich weiß nicht, worauf Sie hinauswollen.«

»Wirklich nicht?« Sein Grinsen vertiefte sich, als ich Halt suchend nach der Kante des Schreibtisches tastete. Doch dann fuhren seine Augenbrauen zusammen und seine Mundwinkel sanken.

»Was ist das?«, fragte er und deutete auf die Unterlagen zu dem Whale-Watching-Unglück. Die Gesprächsprotokolle der Crewmitglieder lagen ausgebreitet vor mir, ebenso wie meine Notizen.

»Nichts, was für unser aktuelles Gespräch von Belang wäre«, erwiderte ich und schob ein weiteres Blatt Papier über meine handschriftlichen Vermerke.

»Sie schnüffeln herum.« Die plötzliche Defensive in der Stimme des Commanders ließ mich aufhorchen.

»Warum glauben Sie, dass ich schnüffle?«

»Das sind Einsatzberichte. Die haben nichts in den Händen einer Psychologin zu suchen. Wie sind Sie da überhaupt drangekommen?«

Er wollte nach den Unterlagen greifen, doch ich legte meine Hand darauf.

»Ich habe die Dokumente ordnungsgemäß angefragt, Sir.« Ich schob die Unterlagen zusammen und verstaute sie in der obersten Schublade meines Schreibtisches – außerhalb der Reichweite des Commanders.

»Sie haben mir meine Frage nicht beantwortet«, fuhr ich fort. »Warum glauben Sie, dass ich schnüffle? Haben Sie etwas zu verbergen, Sir?«

»Vorsichtig, Ms. Richards. Sie bewegen sich auf dünnem Eis.«

Seine Reaktion ließ mir das Herz bis zum Hals schlagen. Hatte ich vorher nur die Vermutung gehabt, dass etwas mit dem Unglück auf dem Whale-Watching-Boot nicht stimmte, dass Patrick mir etwas verschwiegen hatte, etwas Wichtiges, so war ich mir nun sicher. Mein Instinkt hatte mich nicht getäuscht. Und sein Vater hatte dabei eindeutig die Finger mit im Spiel.

»Mir ist aufgefallen, dass sämtliche Crewmitglieder aus dem Einsatz damals nicht mehr hier in Kodiak arbeiten. Außer Ihrem Sohn. Dafür gibt es doch sicher einen Grund, nicht wahr?«

»Sie überschreiten Ihre Kompetenzen, Ms. Richards, und ich muss Sie warnen. Das ist in der Vergangenheit noch niemandem gut bekommen.«

»Drohen Sie mir, Sir?«

Das Grinsen war zurück, weil er die Chance witterte, die Oberhand zurückzugewinnen.

»Ich möchte Sie lediglich darauf hinweisen, dass Sie sich um Ihre Angelegenheiten kümmern sollten. Sonst könnte es passieren, dass ich den Captain über Ihre durchaus fragwürdigen Behandlungsmethoden unterrichten muss.«

Mir sackte sämtliches Blut in die Beine. »Meine *was*?«

»Ich rede von der Affäre, die Sie mit meinem Sohn unterhalten.«

»Affäre?« Das Wort traf mich wie ein Schlag vor den Kopf.

»Sie müssen sich nicht überrascht geben. Ich weiß über alles Bescheid.«

»Das ist eine haltlose Unterstellung!«, rief ich mit viel zu schriller Stimme.

»Dann würden Sie also sagen, dass es vollkommen normal ist, sich einem Patienten in die Arme zu werfen und ihn zu küssen? Ich bin ja nicht vom Fach, aber nach meinem Dafürhalten klingt das doch nach einem äußerst fragwürdigen Vorgehen.«

Ein Piepen legte sich auf meine Ohren, während Hunderte Fragen gleichzeitig durch meinen Kopf jagten.

Woher weiß er von dem Kuss?

Hat Patrick ihm davon erzählt?

Hat er mich verraten?

»Soweit ich weiß, ist es sogar verboten, eine Beziehung mit einem Patienten einzugehen, richtig? Helfen Sie mir, Ms. Richards, mit welchen Konsequenzen müsste man da rechnen?«

Mit einer Kündigung und einer Sperre für die Lizenzierung als Therapeutin. Mindestens. Wenn nicht sogar mit einer Strafanzeige. Und das wusste der Commander ganz genau.

Mir drehte sich der Magen um, als mir Curtis' Worte wieder in den Sinn kamen.

Wir dürfen keine Fehler mehr machen, die der Gegenseite in die Hände spielen.

Verdammt!

»Der Kuss ging von Ihrem Sohn aus, nicht von mir. Es ist nicht ungewöhnlich, dass so etwas während einer Sitzung passiert. Vor allem, wenn es um emotional stark aufgeladene Themen geht. Da können Gefühle überkochen und missinterpretiert werden. Das kann Ihnen jeder Therapeut bestätigen.« Meine Stimme klang gefasster, als ich mich fühlte.

»Dann wären Sie also damit einverstanden, wenn ich mit dem Captain darüber spreche?« Als mir der Atem stockte, vertiefte sich das Grinsen des Commanders. »Denken Sie noch einmal in Ruhe darüber nach, ob Sie sich wirklich mit mir messen möchten. Es wäre doch viel einfacher, wenn Sie sich wieder Ihren Tintenklecks-Analysen zuwenden und ich Ihr kleines Techtelmechtel für mich behalte, nicht wahr?« Er streckte die Hand aus und machte eine fordernde Geste. »Die Akten nehme ich gern wieder mit. Die brauchen Sie sicher nicht mehr.«

Ich biss die Zähne aufeinander und hielt seinem Blick stand.

»Natürlich, Sir.« Ich zog die Schublade meines Schreibtisches wieder auf, holte die Akten zum Whale-Watching-Unglück hervor und gab sie ihm.

»Besten Dank, Teuerste.« Er wandte sich zum Gehen, hielt dann aber an der Tür noch einmal inne. »Die Tauglichkeitserklärung meines Sohnes erwarte ich bis zum Ende der Woche auf meinem Schreibtisch.«

Ich sackte auf meinem Stuhl zusammen, kaum dass die Tür hinter dem Commander ins Schloss gefallen war, und presste mir die Hände auf die Augen.

Atme, Louisa. Es ist nichts passiert. Er kann dir gar nichts.

Immer wieder wiederholte ich diese Worte wie ein Mantra, doch beruhigen wollte sich mein trommelndes

Herz nicht. Gerade noch war ich so voller Hoffnung gewesen, weil die Vormundschaft für Elliot wieder in greifbare Nähe gerückt war, da bekam unser Glück auch schon wieder Risse. Wegen eines verdammten Kusses.

26. Patrick

Ich starrte die Decke meines Zimmers bestimmt schon eine halbe Stunde lang an und wartete darauf, dass mich der Schlaf endlich übermannte. Meine Muskeln waren schwer, meine Augen müde, doch mein Herz hämmerte gegen meine Brust, als wollte es ein Loch in meinen Rippenbogen schlagen.

Die Angst hielt mich wach, denn sobald ich die Augen schloss, sobald ich auch nur ein wenig wegdriftete, kamen die Bilder, die Worte und Geräusche – seit der Konfrontation im Schwimmbecken noch viel stärker als sonst. Colins Stimme zu hören, ebenso wie mein eigenes Versagen zu erkennen, hatten mich mehr aus der Bahn geworfen, als ich mir eingestehen wollte.

Mein Blick wanderte zu der kleinen durchsichtigen Dose auf meinem Nachttisch. Auf Drängen meines Vaters hin hatte ich mir Schlaftabletten besorgt, damit ich wenigstens für eine Nacht schlafen konnte. Tief und fest und ohne das ganze Haus mitten in der Nacht mit meinen Schreien zu wecken. Bisher hatte ich keine davon genommen. Aber vielleicht wäre es ja besser. Vielleicht wurde Colins Stimme leiser, wenn ich ausgeschlafen war und mehr Kraft hatte, sie zu ignorieren.

Das Knallen der Haustür ließ mich zusammenzucken. Kurz darauf dröhnte die Stimme meines Vaters durch den Flur und an Schlaf war nicht mehr zu denken.

»Was hast du diesem Mädchen erzählt?«, polterte er, kaum dass ich das Wohnzimmer betreten hatte. Er stand vor dem Barwagen aus dunklem Eichenholz und goss sich mit vor Wut bebender Hand einen doppelten Bourbon ein.

»Was meinst du?«, fragte ich und blieb neben einem der wuchtigen Ledersessel stehen.

Mein Vater fuhr zu mir herum. Die Adern an seinen Schläfen traten deutlich hervor. »Diese Psychologin schnüffelt herum, wühlt sich durch Akten, erkundigt sich nach den Crewmitgliedern von damals. Irgendetwas muss sie ja wohl auf die Idee gebracht haben, oder täusche ich mich da?«

Ein Stein versackte in meinem Magen. *Louisa schnüffelt herum?* »Ich weiß es nicht.«

»Hast du deinen Mund nicht halten können? Hat das junge Ding am Ende dich um den Finger gewickelt, obwohl das eigentlich deine Aufgabe gewesen wäre?« Feine Speicheltropfen stoben aus seinem Mund. »Muss ich dich erst wieder daran erinnern, was auf dem Spiel steht? Muss ich dir noch einmal klarmachen, dass ich mich vor dich gestellt habe? Dass ich meine Stellung riskiert habe, damit du deinen Kopf aus der Schlinge ziehen konntest?« Mit drei großen Schritten stand er vor mir und bohrte mir den Zeigefinger in die Brust. Der Geruch von teurem Whiskey schlug mir entgegen. »Und das ist jetzt der Dank? Du bringst uns alle in Teufelsküche, weil irgendeine Uniabsolventin dir schöne Augen macht?«

»Ich habe nichts gesagt«, presste ich vollkommen überfordert hervor. »Wir haben uns während einer Übung die Funksprüche von damals angehört. Mehr nicht.«

»Die Funksprüche sagen gar nichts. Du musst etwas verraten haben!«

»Nein, ich …« Ich hielt seinem bohrenden Blick nicht länger stand und sah zu Boden. »Scott war bei der Übung dabei. Ihm ist aufgefallen, dass ich anders war. Seine Reaktion muss Louisa misstrauisch gemacht haben.«

»Ist das dein Ernst? Der Chadwick-Junge weiß Bescheid?«

»Nein, ich habe ihm eine Erklärung gegeben, die für ihn plausibel klang. Er hat nicht weiter nachgebohrt.«

Mein Vater fuhr sich durch seinen Bürstenschnitt. »Wenigstens etwas. Ich dachte schon, darum muss ich mich auch noch kümmern.«

Seine Wortwahl ließ meinen Puls in die Höhe schnellen. »Du hast mit Louisa gesprochen?«, fragte ich alarmiert.

»Denkst du, ich sehe tatenlos zu, wie du die Errungenschaften unserer Familie gegen die Wand fährst, weil dir der Mumm fehlt, endlich das zu tun, was getan werden muss?«

»Was hast du zu ihr gesagt?«

»Ich habe ihr die Konsequenzen ihrer Schnüffeleien vor Augen geführt. Es hat sie erschreckt, dass ich von eurem Kuss wusste. Aber so versessen, wie dieses Mädchen auf dich und deine Geschichte ist, hält sie das nicht lange in Schach. Also mach endlich Nägel mit Köpfen, Patrick! Hier geht es nicht mehr nur um die Beförderung, dieses Mädchen kann deine gesamte Karriere in Gefahr bringen, wenn du sie nicht in den Griff kriegst!«

Meine Karriere und … deine.

Ich verschränkte die Arme vor der Brust. »Ich werde sie nicht verführen, damit du sie damit erpressen kannst.«

Mein Vater donnerte sein Whiskeyglas mit so viel Kraft auf den Barwagen, dass die teuren Flaschen unheilvoll klirrten. »Ach nein? Du willst also lieber zulassen, dass sie deine Zukunft als Rettungsschwimmer zerstört? Du willst riskieren, nie wieder raus auf den Ozean zu fliegen, um Menschen in Not zu retten, weil du zu feige bist, diesem Mädchen den Wind aus den Segeln zu nehmen?«

Seine Worte trafen mich wie ein Schuss ins Herz. Natürlich konnte ich das nicht zulassen. Rettungsschwimmer zu sein war mein Leben, meine Pflicht. Und doch konnte ich Louisa unmöglich in diese Lage bringen. Ich konnte nicht mit ihren Gefühlen und ihrer beruflichen Zukunft spielen, nur um meine Fehler zu vertuschen.

»Denk an die Menschen, die dich da draußen brauchen, denk an dich und deine Karriere, an deine Familie, an Joey ... und sein Musikcamp. Und dann überlege dir, ob eine Nacht mit diesem Mädchen nicht ein vergleichsweise geringes Opfer für das ist, was du dafür gewinnst.«

Aber egal, was ich gewinne, sie verliere ich!, wollte ich schreien. Ich verliere sie, ihre Wärme und ihre Stärke, mit der sie mir geholfen hat, meiner Angst die Stirn zu bieten. Ich verliere ihr Vertrauen, ihr Lachen. Ich verliere Louisa. Ich reckte das Kinn vor. »Nur weil ich Louisa dazu bringe zu schweigen und mir die Tauglichkeit zu bescheinigen, heißt das nicht, dass meine Symptome verschwinden. Ich bin nicht gesund, Vater. Ich habe Flashbacks, Panikattacken. Ich kann nicht schlafen. So kann ich kein guter Rettungsschwimmer sein.«

»Wenn du krank bist, nimm Medikamente dagegen wie jeder andere auch. Dieses ganze Reden und Schultertätscheln hat bisher zu nichts geführt. Es wird Zeit, dass du einen anderen Weg einschlägst.«

»Ich nehme keine Medikamente!«

»Ich werde mich darum kümmern, dass du die richtigen bekommst, in Ordnung? Kannst du dann ruhigeren Gewissens in den Einsatz gehen?« Er kam auch mich zu, legte mir die Hände auf die Schultern, bestimmend und schwer und zog mich dicht zu sich heran. »Du bist Coast Guard, Patrick. Rettungsschwimmer. Angehender Chief. So viele Menschen da draußen verlassen sich darauf, dass du die richtigen Entscheidungen triffst.«

Damit andere leben können.

Ich ließ die Schultern sinken. Übelkeit brannte in meiner Kehle, als sich ein triumphierendes Grinsen über das Gesicht meines Vaters zog.

»Also sind wir uns einig?«

Nein! Nein! Nein! »Ja, Sir!«

»Wunderbar, warum nicht gleich so. Und vergiss dieses Mal nicht, mir Status-Updates zu geben.«

»Ja, Sir!«

Mit einem Klopfen auf den Rücken entließ mein Vater mich aus dem Wohnzimmer, und ich wankte wie betäubt von Wut und Selbsthass die Treppe nach oben zu meinem Zimmer. Sechzehn Stufen noch, dann konnte ich locker lassen, fühlen, schreien, irgendetwas zerstören.

Emotionen, die wir in uns einschließen, haben Macht über uns. Louisas Stimme hallte durch meinen Kopf. *Du musst sie fühlen, in all ihren Facetten, um ihnen den Schrecken zu nehmen.*

Oh, und wie ich sie fühlen wollte. Brennend heiß in meiner Faust, wenn ich sie mit aller Macht gegen meine Zimmerwand donnerte.

»Pat?« Joeys Stimme war kaum mehr als ein Flüstern und übertönte die Wut in mir trotzdem spielend leicht. Mein kleiner Bruder hockte halb im Schatten auf der oberen Treppenstufe und sah mit Tränen in den Augen zu mir auf.

»Joey, was ist denn los? Ist etwas passiert?« Sofort ließ ich mich neben meinen kleinen Bruder sinken und legte ihm eine Hand auf die Schulter. »War etwas in der Schule? Brauchst du Hilfe?«

Er schniefte, schüttelte den Kopf und fing dann doch an zu weinen, als ich ihn eindringlich ansah. Ohne zu zögern, zog ich ihn in meine Arme.

»Ich hab dich und Dad streiten hören«, schluchzte er.

»Wir haben nicht gestritten.«

»Doch. Ich hab Dads laute Stimme gehört. Er war wütend und ...« Joey löste sich aus meiner Umarmung und fuhr sich mit dem Ärmel seines Hoodies über die tränennassen Wangen. »Es ging um deine Beförderung, nicht wahr?«

»Ja, aber ...«

»Verlierst du sie? Ist Dad deswegen so sauer gewesen? Verbietet er mir jetzt das Musikcamp?«

Mein Herz zog sich zusammen. Nach der Auseinandersetzung mit meinem Vater auch noch die Enttäuschung und Traurigkeit in Joeys Stimme zu hören, das war kaum zu ertragen. »Er verbietet dir gar nichts, Joey«, sagte ich und legte all die Zuversicht in meine Worte, die ich in mir finden konnte. »Mach dir keine Sorgen. Ich kümmere mich darum, dass alles gut wird, ja?«

»Das heißt, du bekommst die Beförderung? Ist das sicher?«

Ich weiß es nicht. »Ich gebe mein Bestes.«

»Versprichst du mir das?« Joeys Hand schloss sich wie ein Schraubstock um meine. »Ich muss in dieses Camp, Pat. Jetzt, wo Elliots Mom es auch erlaubt hat, wäre das der perfekte Sommer. Ich könnte endlich Musik machen. Vier Wochen lang. Mit meinem besten Kumpel.«

Jedes seiner Worte ging tief, so tief, dass ich Joey erneut an mich ziehen musste, um nicht die Fassung zu verlieren. Ich musste ihn halten, mich an ihm festhalten, um nicht in der Erkenntnis zu ertrinken, die meine Gedanken flutete. »Du wirst in das Camp fahren. Das verspreche ich dir«, sagte ich, presste meine Lippen gegen Joeys Scheitel und wusste, dass ich keine Wahl hatte. Ich musste eine Entscheidung treffen und ein Opfer bringen.

Für meinen Bruder.

Für meine Verantwortung als Coast Guard.

Und gegen Louisa.

27. Louisa

Mit einem Seufzer drehte ich die Dusche ab und ließ meine Stirn gegen die kühlen Fliesen sinken. Das heiße Wasser hatte nichts gebracht. Die schlaflose Nacht steckte mir noch genauso in den Knochen wie der gestrige Tag. Ich saß in einem außer Kontrolle geratenen Karussell, das sich so schnell drehte, dass ich keinen Gedanken lange festhalten konnte. Dafür waren es auch viel zu viele:

Patrick und seine panische Reaktion auf die Funksprüche.

Seine verzweifelte Umarmung.

Der kurze Streit mit Scott, als der etwas sagen wollte, was Patrick nicht ertragen konnte.

Die Drohung seines Vaters, meinen Job zu verlieren, wenn ich nicht aufhörte herumzuschnüffeln und die Tauglichkeitsbescheinigung zurückzuhalten.

Die Angst, Elliot zu verlieren.

Himmel, ich wurde noch verrückt und hatte keine Ahnung, was ich dagegen tun sollte. Ich tastete nach einem Handtuch, trocknete mich ab und lief auf nackten Füßen und in meinen Bademantel gehüllt in die Küche. Wenn die Dusche nicht half, musste es eben Kaffee richten, und zwar einer mit extra viel Zucker.

Ich öffnete den Hängeschrank über der Spüle und zog eine handgetöpferte ozeanblaue Tasse hervor. Taya war so lieb gewesen und hatte mir nach ihrem Auszug nicht nur einen Großteil ihrer Möbel überlassen, sondern auch die gesamte Ausstattung der Küche, weil Curtis bereits dafür gesorgt hatte, dass ihr neues Haus perfekt eingerichtet war.

Es klingelte an der Haustür, als ich den Kaffee in die Tasse goss, und ein Lächeln stahl sich auf meine Lippen. So früh am Morgen konnte das nur Taya sein, die mich wieder einmal dazu überreden wollte, mit ihr eine Runde joggen zu gehen. Bisher hatte ich sie immer abgewimmelt, doch heute würde ich Ja sagen. Vielleicht half etwas körperliche Ertüchtigung ja dabei, einen klaren Kopf zu bekommen und eine Lösung für meine vertrackte Situation zu finden.

»Okay, du hast gewonnen. Heute komm ich mit. Ich …« Die Worte blieben mir im Hals stecken, als mein Blick mit Patricks kollidierte. »Was machst du denn hier?«

»Ich muss mit dir reden.« Er sah müde aus, ruhelos, als hätte er wie ich in der letzten Nacht kaum ein Auge zugemacht.

»Ich kann dir einen Termin für heute Nachmittag geben. Ab dreizehn Uhr bin ich in der Klinik.«

»Louisa, bitte.«

Er machte einen Schritt auf mich zu, und auf einmal war ich mir nur allzu bewusst, dass ich nicht mehr als meinen Bademantel trug. Schützend verschränkte ich die Arme vor der Brust.

»Patrick, wir sollten Berufliches und Privates nicht noch mehr vermischen. Die Klinik ist der bessere Ort, um miteinander zu sprechen.«

Er sagte nichts und sein flehender Blick alles. Also trat ich einen Schritt zurück und schloss die Tür hinter ihm.

»Ich hab gerade Kaffee gemacht. Möchtest du einen?« Ich schob mich an ihm vorbei Richtung Küche, doch er machte keine Anstalten, mir zu folgen.

»Mein Vater ist gestern bei dir gewesen.« Seine Brust hob sich schnell, als bräuchte es besonders viel Sauerstoff, um diese Worte über die Lippen zu bringen.

Ich machte einen Schritt rückwärts in den Flur. »Er wollte, dass ich deine Beurlaubung aufhebe. Er hat ...« Ich brach ab, sah auf meine nackten Füße und zurück in Patricks Gesicht. »Hast du ihm von unserem Kuss erzählt?«

»Er hat uns gesehen. Auf dem Whale-Watching-Boot.«

»Und das wusstest du?«

Er blinzelte, hielt meinem Blick aber mit stoischer Miene stand. »Ja.«

»Warum hast du mir nichts gesagt? Du hättest mich vorwarnen können.«

»Es war nur ein Kuss, Louisa. Eine Überreaktion. Ohne Bedeutung.« Die Worte schossen harsch aus seinem Mund und verfehlten ihr Ziel nicht.

Ich schluckte und schlang meine Arme fester um meinen Oberkörper. »Er droht mir, Patrick. Er benutzt diesen bedeutungslosen Kuss, um mich unter Druck zu setzen, damit ich dir die Diensttauglichkeit bescheinige. Er will dafür sorgen, dass ich meinen Job verliere, wenn ich nicht tue, was er sagt.« Für einen Moment versagte mir die Stimme. »Du weißt, dass ich dann nicht mehr als Vormund für Elliot infrage komme. Ich verliere meinen kleinen Bruder.«

»Ich weiß, deshalb bin ich hier.«

Überrascht hob ich die Augenbrauen.

»Ich denke, ich bin so weit. Ich bin bereit, mich einem Tauglichkeitstest zu unterziehen.«

Ich sah ihn völlig entgeistert an. »Das ist nicht dein Ernst.«

Er machte einen Schritt auf mich zu und dann noch einen, bis ich nur noch einen Arm hätte ausstrecken müssen, um ihn zu berühren.

»Du hast selbst gesagt, dass ich Fortschritte mache. Ich bin sicherer geworden. Ich habe die Flashbacks besser unter Kontrolle.«

»Du hast recht, das sind Fortschritte, aber die reichen noch lange nicht aus. Eine Traumatherapie ist eine lange Reise, und wir stehen gerade erst am Anfang.«

»Lass es mich versuchen. Dann kann ich es dir beweisen.«

»Du musst mir nichts beweisen. Ich habe gesehen, wie stark dich das Trauma weiterhin beeinträchtigt. Die Funksprüche haben dir zugesetzt. Etwas daran hat dich so tief verstört, dass Scott dich aus dem Wasser ziehen musste.«

Ein defensiver Ausdruck trat in seine Augen. »Da hast du was missverstanden! Ich kann das hinkriegen. Du musst mir nur eine Chance geben.«

»Nein, Patrick. Das kann ich nicht verantworten. Nicht dir gegenüber und auch nicht gegenüber der Coast Guard.«

Er stieß einen frustrierten Laut aus und fuhr sich mit einer Hand durchs Haar. »Ich will dir doch nur helfen, Louisa! Mein Vater wird nicht lockerlassen. Er wird dich weiter unter Druck setzen, bis er hat, was er will.«

»Dann soll er es versuchen. Wenn er dem Captain von unserem Kuss erzählen will, bitte. Ich habe mir nichts zuschulden kommen lassen.«

Ein verzweifelter Ausdruck trat in Patricks Augen, als litte er körperliche Schmerzen. »Louisa, du weißt nicht, wozu er fähig ist. Was er sich einfallen lassen kann, um seine Ziele zu erreichen.«

»Aber ich weiß, dass du noch nicht bereit bist, Einsätze zu fliegen. Du kannst mit mir ja noch nicht mal über die Funksprüche reden.«

»Weil sie nichts zur Sache tun!«

»Ach nein? Und warum ist dein Vater dann so außer sich gewesen, als er herausgefunden hat, dass ich zum Unglückshergang recherchiere? Warum denkt er, dass ich herumschnüffle? Was hat er zu verbergen, Patrick?« *Was hast du zu verbergen?*

»Das geht dich nichts an!« Die Härte in seiner Stimme ließ mich zusammenzucken. »Lass die Sache auf sich beruhen und gib mir die Chance, meine Tauglichkeit unter Beweis zu stellen. Dann wird mein Vater Ruhe geben, dein Job ist nicht in Gefahr, die Vormundschaft auch nicht, und ich muss nicht ...«

»Was musst du nicht?« Ich machte einen weiteren Schritt auf ihn zu, doch er wich mir aus, floh zurück zur Haustür und drehte sich doch wieder um.

Patrick rang die Hände, bevor er versuchte, mit ruhigerer Stimme weiterzusprechen. »Wir können unsere Sitzungen auch nach meiner Beförderung weiterführen, wenn du dich damit besser fühlst. Als präventive Maßnahme oder zusätzliche Supervisionen, damit ich mich in meine neue Rolle einfinden kann. Es muss sich gar nicht viel ändern.«

»Hier geht es doch nicht darum, dass ich ein besseres Gefühl habe. Hier geht es um deine Gesundheit.«

»Aber ich bin fit genug!«, rief er, die Ruhe in seiner Stimme war verpufft. »Du willst das nur nicht sehen, weil du Angst hast.«

»Was?«

»Du hast Angst, Louisa!« Mit vier großen Schritten stand er wieder vor mir. Dieses Mal so nah, dass ich meinen Kopf in den Nacken legen musste, um ihm noch in die Augen sehen zu können.

»Ich habe keine Angst«, flüsterte ich, obwohl ich es herausschreien wollte. Doch seine Nähe und das verzweifelte Glimmen in seinen Augen verschlangen all die Lautstärke in meiner Kehle.

»O doch, du hast so eine Angst, dass mir da draußen etwas passieren könnte, dass du schuld daran sein könntest, dass du mich auf dieser Insel festkettest. Ich arbeite hart an mir, mache Fortschritte, doch du willst mich nicht loslassen!«

»Das stimmt nicht«, keuchte ich.

»Ich bin Rettungsschwimmer, Louisa. PTBS oder nicht, mein Leben wird da draußen immer in Gefahr sein. Das kannst du nicht verhindern. Also bitte, lass mich los! Lass mich meinen Job machen!«

Lass los, Louisa. Vertrau mir. Du kannst loslassen!

Die Stimme meines Vaters hallte durch mich hindurch, übertönte Patricks weitere Worte, die auf mich einprasselten wie ein Pfeilhagel. Ich taumelte einen Schritt zurück und hob die Hand. »Hör auf!«, flüsterte ich.

»Nein, das kann ich nicht. Ich kann nicht aufhören, bis du mir eine Chance gibst, mich zu beweisen.«

Seine Worte echoten in meinem Kopf, wurden größer, härter und immer lauter. Ich schlug mir die Hände auf die Ohren und kniff die Augen zu. »Ich kann nicht!« Ich brüllte die drei Worte mit einem tiefen, gebrochenen Schluchzen aus meiner Kehle. »Ich kann dich nicht loslassen. Ich kann einfach nicht.« Tränen schossen mir in die Augen, heiß und unerbittlich schüttelten sie meinen Körper, nahmen mir die Sicht, während die Stimme meines Dads mich gefangen hielt.

Du kannst loslassen, Louisa.

Nein, ich kann nicht!

Aber du musst, Liebling. Du kannst. Vertrau mir.

Patrick legte eine Hand sanft auf meine Wange, durchbrach das Echo in meinem Kopf. Er hob mein Gesicht hoch, sah mich an, doch ich schlug die Augen nieder, weil ich seinen Blick nicht ertragen konnte.

»Entschuldige«, flüsterte er kaum hörbar. Sein Atem streichelte meine feuchten Wangen. »Ich wollte dich nicht verletzen. Ich ...«

Ich entzog mich seiner Berührung. »Du solltest jetzt besser gehen.«

»So lass ich dich nicht allein.«

»Patrick, bitte. Ich bin deine Therapeutin. Du solltest mich so nicht sehen. Ich ...«

Er zog mich in seine Arme.

»Vergiss die Therapeutin. Lass uns Louisa und Patrick sein. Nur kurz. Nur für diesen Moment. Lass mich dich halten. Bitte. Nur, bis es dir besser geht.«

Seine Worte ließen eine neue Welle an Tränen aus mir herausbrechen. Ich vergrub mein Gesicht an seiner Brust, atmete die dunkle Note seines Aftershaves ein und diesen Hauch von Ozean, der ihn immer und überall umgab und der mir Geborgenheit schenkte, Ruhe und Halt.

»Mein Vater war Soldat.« Die Worte kamen wie von selbst über meine Lippen. »Er war in Afghanistan stationiert. Beinahe ein Jahr lang, bis ...« Ich atmete bebend ein, und Patrick schloss seine Arme noch fester um mich. Wärme rieselte durch meinen Körper, als er seine Lippen tröstend gegen meinen Scheitel presste. »Als er zurück nach Hause kam, war er verändert. Er schlief schlecht, war gereizt, fuhr schnell aus der Haut und manchmal …« Ich kniff die Augen zusammen. »Manchmal war er zurück im Krieg, hat die Schüsse gehört und die Schreie, und dann hat er selbst geschrien. Er hat so laut geschrien.« Weitere Tränen kamen, laut und hässlich, doch Patrick ließ mich nicht los. Er hielt mich, wiegte mich, bis all der Schmerz seinen Weg aus meinem Körper gefunden hatte.

»Dein Dad hatte auch eine PTBS«, flüsterte er irgendwann, als meine Tränen weniger und meine nackten Füße eiskalt geworden waren.

»Er hat gekämpft«, schluchzte ich. »So sehr, so lange. Er war so stark und so zuversichtlich, doch die Krankheit war stärker. Und ich habe es nicht gesehen. Ich habe ihn lächeln sehen, habe gehört, wie er mir sagte, dass es ihm gut gehe, dass ich …« Ich rang nach Atem. »Dass ich loslassen kann. Und ich hab ihm geglaubt.«

»O Louisa.« Patrick schob mich von sich, nahm mein Gesicht in beide Hände und ließ seine Stirn gegen meine sinken. »Es ist nicht deine Schuld.«

Seine Worte flogen warm gegen meine Lippen. Immer wieder.

Es ist nicht deine Schuld.

Es ist nicht deine Schuld.

Es ist nicht deine Schuld.

»Aber ich habe losgelassen. Wenn ich bei ihm geblieben wäre. Wenn ich da gewesen wäre …«

»Es war seine Entscheidung, Louisa. Daran hättest du nichts ändern können.«

Ich öffnete meine Augen und fand mich in Patricks wieder. Voller Mitgefühl und Zuneigung sah er mich an, hielt mich, während mein Herz schmerzte und schrie und brach.

»Er fehlt mir so, und es tut so weh zu wissen, dass er nie wieder da sein wird, um mir zur Seite zu stehen. Ich bin allein und ich gebe mein Bestes, um alles zu schaffen, aber manchmal ist es so verdammt hart, stark zu sein.«

»Du musst nicht stark sein, Louisa. Nicht jetzt. Nicht bei mir.«

Ich schloss die Augen, ließ seine Worte tiefer sinken, bis zu dem rauen, wunden Schmerz, bis zu dem Loch in meinem Herzen, das ich so oft versteckte. Wie ein Balsam legten sie sich auf das Stechen und das Ziehen und die quälende Leere. Und dann küsste ich ihn. Nicht sanft, nicht zärtlich, sondern mit all der unerträglichen Verzweiflung, die mich beinahe um den Verstand brachte.

Ein überraschtes Keuchen entrang sich seiner Kehle, bevor er den Kuss mit einer Heftigkeit erwiderte, die meinen Körper augenblicklich in Flammen setzte. Ich vergrub meine Hände in seinem Haar, zog ihn näher zu mir, schmeckte seine Süße und sein Verlangen, das mich erbeben ließ und alle Gedanken, allen Schmerz überstrahlte. Und ich ließ es zu. Ich wollte Patrick fühlen und nur noch ihn. Kein Denken mehr, kein Entscheiden, kein Kämpfen. Nur noch fühlen.

»Louisa.«

Patricks Stimme war ein tiefes Brummen gegen meine Lippen, mein Name wie eine Liebkosung aus seinem Mund, und doch haftete ihm ein leiser Zweifel an, ein Hauch von bittersüßer Vernunft, den ich nicht hören wollte. Nicht jetzt. Nicht hier.

»Bitte, lass mich schwach sein. Nur diesen einen Moment«, flehte ich und küsste ihn erneut – innig, verzweifelt und mit allem, was ich hatte. Ich presste mich an ihn, genoss das wohlige Schaudern, als ich seine Erregung spürte und meine Hitze. Meine Hände vergruben sich in dem weichen Stoff seines Hoodies, zogen daran, bis Patrick sich den Pullover in einer fließenden Bewegung über den Kopf zog. Sofort kollidierten unsere Münder wieder miteinander. Meine Fingerspitzen fuhren über die Wölbung seiner nackten Brust und entlockten ihm ein Stöhnen, das meine Welt ins Wanken brachte – und zwar auf die beste Art. Die Art, die all die grauen Schleier beiseitefegte, die die Sorgen klein werden und die Euphorie im Körper platzen ließ, bis alles nur noch voller Summen und Kribbeln und Tanzen war.

Patricks Hände schoben sich unter meinen Bademantel, strichen über meinen Bauch, meinen Rücken, wanderten über die Wölbung meines Pos. Meine Knie gaben unter mir nach, doch Patrick hielt mich. Sein Mund wanderte meinen Hals hinab bis zu meinem Schlüsselbein, hauchte heißen Atem auf meine überreizte Haut. Ich löste den Gürtel meines Bademantels, ließ ihn über meine Schultern gleiten, bis ich nur noch in meinem Höschen vor Patrick stand. Er hielt inne, sah mich an und meinen nackten Körper, und die rohe Lust in seinen Augen weckte eine Ungeduld in mir, die mich beinahe zerriss.

»Louisa«, keuchte er erneut, drehte mich in seinen Armen herum, bis sich seine harte Brust gegen meinen Rücken presste und seine Hände meine Brüste umfingen.

Seufzend neigte ich den Kopf zur Seite, konnte es kaum erwarten, seine Lippen erneut auf der empfindlichen Stelle hinter meinem Ohr zu spüren, als ein schrilles Klingeln an der Haustür den Schleier aus kopfloser Leidenschaft durchtrennte.

Patrick stieß einen leisen Fluch aus und zog seine Hände zurück, als hätte er sich an mir verbrannt. Kalte Luft streifte meine nackte Haut, als er Abstand zwischen uns brachte. Ein Gefühl von Scham schwappte über mich hinweg wie eine unüberwindbare Welle.

»Es tut mir leid«, stammelte er und bückte sich nach meinem Bademantel, während sich das Klingeln wiederholte. Ich nahm es kaum wahr, sondern versuchte, gegen die plötzliche Enge in meiner Brust anzuatmen.

Was habe ich getan?

Die Frage echote in meinem Kopf und übertönte die letzten Schatten des wohligen Prickelns auf meiner Haut. Wie benommen ließ ich zu, dass Patrick mir zurück in den Bademantel half. Ich mied seinen Blick und er meinen. Wieder klingelte es. Lauter dieses Mal, energischer.

»Du solltest zur Tür gehen. Es scheint wichtig zu sein«, sagte er mit kratziger Stimme.

Das sollte ich wohl. Wie in Trance schlang ich den Bademantel fest um meine Brust und wankte zur Tür.

Was wäre passiert, wenn es nicht geklingelt hätte? Wäre ich bis zum Äußersten gegangen? Hätte ich meine Prinzipien einfach so über Bord geworfen für ein bisschen Nähe, für ein bisschen Leidenschaft, die mich kurz alles vergessen ließ?

Ich tastete nach dem Knauf, öffnete die Tür, und mein Herz blieb stehen.

28. Patrick

»Ms. Richards, komme ich etwa ungelegen?« Die tiefe Stimme meines Vaters hallte in dem schmalen Flur wider wie das erste Donnergrollen zu Beginn eines Gewitters.

Mein Herzschlag raste, und der Flur geriet seltsam in Schieflage, als ich mich in den Schatten des Türrahmens drückte, der vom Flur in die Küche führte. Ich hielt die Luft an, fluchte lautlos und hoffte, dass er schnell wieder ging. Dass er nicht erkannte, dass ich seinen beschissenen Plan beinahe in die Tat umgesetzt hätte. Obwohl ich mir fest vorgenommen hatte, einen anderen Weg zu finden.

Louisa strich sich mit einer fahrigen Handbewegung das feuchte Haar aus dem Gesicht. Sie zitterte, und das bestimmt nicht nur wegen des kalten Windes, der von draußen gegen ihre bloßen Beine drückte.

Verdammt, warum habe ich sie nur in diese beschissene Situation gebracht?

»Ehrlich gesagt passt es mir tatsächlich nicht, Sir. Ich komme gerade aus der Dusche.«

Mein Vater machte einen Schritt nach vorn. »Nun, mein Anliegen duldet leider keinen Aufschub. Zumal die Dusche sie offenbar nicht davon abgehalten hat, meinen Sohn zu empfangen.« Er warf einen Blick in den hinteren Teil der Wohnung, und erst da fiel mir siedend heiß ein, dass mein Wagen draußen in der Einfahrt stand.

Verdammt!

Louisa zog ihren Bademantel fester um ihren Körper. Sie zögerte einen Moment, bevor sie einen Schritt zurück machte und meinem Vater Einlass gewährte. Als sein Blick auf mich fiel, auf meine glasigen Augen, die erhitzten Wangen, den geschwollenen Mund, verzogen sich seine Lippen zu einem stolzen Grinsen, das Übelkeit in mir aufsteigen ließ.

»Wie ich sehe, komme ich genau zum richtigen Zeitpunkt, um mein Anliegen von gestern noch einmal zu unterstreichen.« Er drehte sich zu Louisa um, die verloren und mit weit aufgerissenen Augen neben der Haustür stand. »Ich hatte eigentlich erwartet, dass ich mich auf ein längeres Wortgefecht mit Ihnen einstellen muss, um Sie von meinen Wünschen und Vorstellungen zu überzeugen, aber das hier kürzt die Sache natürlich entscheidend ab.«

»Ich weiß nicht, worauf Sie hinauswollen, Sir!« Louisa kämpfte ihr Entsetzen über das Erscheinen meines Vaters tapfer zurück und reckte das Kinn vor. »Ich habe mich mit Ihrem Sohn über den Verlauf seiner Therapie ausgetauscht. Nichts weiter.«

Mein Vater stieß ein amüsiertes Schnauben aus. »Eins muss ich Ihnen lassen, Ms. Richards, Sie sind wirklich nie um eine Ausrede verlegen.«

»Es stimmt, was sie sagt. Es ist ...« Meine Stimme versagte mir ihren Dienst, sodass ich mich erst räuspern musste, um weitersprechen zu können. »Es ist nichts passiert.«

»Natürlich nicht. Wie sollte ich auch auf die Idee kommen, wenn ich auf eine Therapeutin treffe, die ihren Patienten in einem knappen Bademantel empfängt, der noch dazu ebenso derangiert ist wie ihr Haar. Und wie das ihres Patienten.«

Unwillkürlich tastete ich mit der Hand nach meinen Haaren, die tatsächlich in alle Himmelsrichtungen abstanden.

»Was wollen Sie?«, fragte Louisa mit energischer Stimme.

Sie kämpfte um ihre Fassung, obwohl ich die Panik in ihren glasigen Augen sah. Mein Brustkorb zog sich zusammen. Ich wollte sie zurück in meine Arme ziehen, sie beschützen, ihr zuflüstern, dass sie keine Angst haben musste. Dass alles wieder in Ordnung kommen würde. Aber ich wusste nicht, wie. Ich stand genauso hilflos in diesem Flur und hasste mich dafür, dass ich meinen Gefühlen nachgegeben und meinen Kopf ausgeschaltet und meinem Vater so einen weiteren Trumpf in die Hände gespielt hatte.

»Nun, deswegen bin ich hier. Ich wollte sichergehen, dass Ihnen klar ist, was ich will und was die Konsequenzen sind, wenn ich es nicht bekommen sollte.« Er grinste, als hätte er gerade eine lustige Anekdote erzählt. »Aber hier ist es so ungemütlich. Wollen wir uns nicht einen lauschigeren Platz suchen, um unser weiteres gemeinsames Vorgehen zu besprechen?«

Louisa presste die Lippen aufeinander, überlegte und wies meinem Vater und mir den Weg ins Wohnzimmer. Sie selbst verschwand kurz in ihrem Zimmer, um sich etwas anzuziehen. Mein Vater ließ sich auf das alte türkisfarbene Sofa von Taya fallen und schlug mit einem zufriedenen Seufzer die Beine übereinander.

»Weißt du, mein Sohn, ich habe nicht erwartet, dass du so schnell ins Handeln kommst. Ehrlich gesagt habe ich sogar viel eher damit gerechnet, dass dir deine moralischen Prinzipien in die Quere kommen und ich noch einmal deutlich nachhelfen muss, damit die Chief-Stelle in trockene Tücher kommt und alles Weitere ...«, er machte eine bedeutungsschwere Pause, »... nicht länger im Aufmerksamkeitsfokus unserer kleinen Psychologin ist. Aber du hast mich überrascht.« Er klopfte neben sich auf das

Sofa, doch ich blieb mit verschränkten Armen neben dem pink gestreiften Sessel stehen. »Ich bin stolz auf dich, dass du endlich erkannt hast, worauf es im Leben ankommt.«

Bevor ich etwas Gepfeffertes erwidern konnte, betrat Louisa das Wohnzimmer. Sie trug eine Jeans und einen schwarzen Rollkragenpullover und hatte sich das Haar zu einem Dutt zusammengebunden.

Mein Vater klatschte in die Hände. »Wunderbar, jetzt, wo wir alle wieder versammelt sind, sollten wir uns als Erstes über die Tauglichkeitsbescheinigung austauschen. Ms. Richards, in Anbetracht der Umstände ist es doch sicherlich kein Problem, wenn Sie meinem Sohn diese umgehend ausstellen, nicht wahr?«

Louisa verschränkte die Arme vor der Brust. »Das werde ich nicht tun, Sir. Ich denke, ich habe sowohl Ihnen als auch Ihrem Sohn mehr als deutlich gemacht, dass die Therapie aus meiner Sicht noch nicht abgeschlossen ist.«

Die Mundwinkel meines Vaters sanken, und er beugte sich auf dem Sofa nach vorn, eine steile Falte zwischen seinen Augenbrauen.

»Ich glaube, Sie haben den Ernst der Lage noch nicht erkannt, Teuerste. Ich habe Sie gerade in flagranti mit meinem Sohn, Ihrem Patienten, erwischt. Das kann Sie nicht nur den Job kosten, sondern ein mehrjähriges Berufsverbot nach sich ziehen.«

Louisa reckte trotzig das Kinn vor. »Ich werde daraus meine Konsequenzen ziehen und Dr. Ortega bitten, die Behandlung Ihres Sohnes fortzusetzen.«

Ich fuhr überrascht zu ihr herum, während mein Vater sich gänzlich unbeeindruckt gab.

»Nun, das ist natürlich Ihr gutes Recht. Dennoch möchte ich Sie darauf hinweisen, dass die Konsequenz sich aufgrund dessen nicht ändern wird.«

»Wie meinen Sie das?«

Das Grinsen war zurück auf dem Gesicht meines Vaters. »Nun, ich habe dafür gesorgt, dass Sie eingestellt werden, nicht wahr? Sie erinnern sich sicher, wie schnell und reibungslos das funktioniert hat. Da sollte es doch ein Leichtes für mich sein, das Ganze wieder rückgängig zu machen. Außerdem steht die Tatsache, dass Sie eine körperliche Beziehung mit einem Ihrer Patienten eingegangen sind, weiterhin im Raum.«

Louisa fehlten die Worte. Sie presste die Lippen aufeinander, die Hände zu zitternden Fäusten geballt.

»Akzeptieren Sie es so, wie es ist, Teuerste. Ich halte die Fäden in der Hand, weil Sie sie mir mit Ihrem Fehlverhalten selbst überreicht haben.«

»Und was wollen Sie?«

»Ich dachte, das hätte ich schon zur Genüge deutlich gemacht. Erstens …«, er hob den Daumen seiner rechten Hand, »… erwarte ich eine von Ihnen unterschriebene und von Dr. Ortega abgesegnete Tauglichkeitsbescheinigung auf meinem Schreibtisch, und zwar so schnell wie möglich. Darin attestieren Sie meinem Sohn nicht nur seine Genesung, sondern sprechen ihm auch die uneingeschränkte Empfehlung für die Chief-Position aus.« Er streckte auch den Zeigefinger. »Und zweitens verbitte ich mir jegliche eigenmächtige Untersuchung zu dem Unglück auf dem Whale-Watching-Boot. Dies liegt weit außerhalb Ihres Aufgaben- und Kompetenzbereichs.«

Louisas gerötete Augen blitzten vor Zorn, doch ich sah auch die Tränen, die sie tapfer zurückzudrängen versuchte.

Ich wollte ihr helfen, wollte sie retten und konnte doch nichts tun. Genauso wie Colin musste ich sie auf dem verdammten brennenden Schiff zurücklassen – und ich war schuld. Weil ich mich nicht im Griff gehabt hatte, weil ich nicht stark genug gewesen war.

Louisa senkte den Kopf, geschlagen von der Boshaftigkeit meines Vaters. Sie war gezwungen loszulassen, obwohl sie nicht wollte, obwohl sie wusste, dass sie noch nicht loslassen durfte.

»Die Bescheinigung ist erst dann fällig, wenn die Chief-Position endgültig vergeben wird. Bis dahin sind es noch vier Wochen«, sagte ich mit fester Stimme und sah dabei vor allem meinen Vater an, der fragend eine Augenbraue hob.

»Worauf willst du hinaus?«

»Ich möchte die Therapie bis dahin weiterführen. Ich möchte die Zeit nutzen, um noch weiter zu lernen, mit meiner Traumabelastung umzugehen.«

»Patrick, ich kann dich nicht weiterbehandeln. Ich ...«

»Bitte, Louisa. Es sind nur vier Wochen. Danach bist du mich und dieses ganze Chaos los.« Die Worte brannten wie Säure auf meiner Zunge, und ich sah in Louisas Blick, wie sehr sie mit sich rang. Gern hätte ich ihr noch so viel gesagt, ihr so viel erklärt, ihr versprochen, dass ich niemandem von unserem Gefühlsausbruch erzählen, dass es eine einmalige Sache bleiben würde. Aber die Worte blieben mir in Anwesenheit meines Vaters im Hals stecken.

Mein Vater stieß ein Schnauben aus. »Wenn du dir noch ein bisschen die Schulter tätscheln lassen willst, von mir aus. Hauptsache, ich halte Ihr Schreiben bis in spätestens vier Wochen in den Händen, Ms. Richards.« Mit einem zufriedenen Gesichtsausdruck erhob er sich vom Sofa, streckte seinen Rücken durch und nickte in Louisas Richtung. »Ich danke Ihnen für das sehr erbauliche und fruchtbare Gespräch. Ich freue mich, dass wir so schnell eine Einigung erzielen konnten.«

Louisa stieß verächtlich die Luft aus. Mit verschränkten Armen blieb sie im Wohnzimmer stehen, während mein Vater sich auf den Weg zurück in den Flur machte.

Ich blieb vor ihr stehen. »Es tut mir leid, Louisa«, sagte ich, weil ich nicht wusste, wie ich den Schmerz und den Zorn auf mich selbst besser ausdrücken sollte. »Ich wollte dich nicht in so eine Situation bringen.«

Ein müdes Lächeln hob ihre Mundwinkel, erreichte aber ihre Augen nicht. »Dich trifft keine Schuld, Patrick. Die Verantwortung lag bei mir als deine Therapeutin, und ich habe zugelassen, dass wir die Grenze überschreiten. Deswegen muss ich jetzt auch die Konsequenzen tragen.«

»Ich bin mindestens genauso schuld wie du!«, protestierte ich. »Ich hätte dich nicht in diese Lage bringen dürfen. Ich …« Ich atmete hörbar aus. »Wir sollten in Ruhe darüber sprechen, was passiert ist. Wir …«

Louisa unterbrach mich, indem sie die Hand hob. »Was passiert ist, war ein Fehler, den wir nicht wiederholen sollten.«

»Aber …«

»Stattdessen sollten wir die nächsten Wochen nutzen und dich so fit wie nur irgendwie möglich kriegen. Damit du da draußen noch vielen Menschen helfen kannst.« Sie schob sich an mir vorbei, drehte sich aber im Türrahmen zur Küche noch einmal um. »Wir sehen uns morgen Nachmittag um vierzehn Uhr in meinem Sprechzimmer.«

Dann schloss sie die Tür hinter sich. Der Gedanke, dass sie die Gefühle hinter diesem dünnen Stück Holz überwältigten und ihr Körper erneut von verzweifelten Tränen geschüttelt wurde, war schrecklich. Ich stürmte durch den Flur nach draußen, wo mein Vater bereits vor seinem Wagen auf mich wartete und mich erwartungsvoll ansah. Doch ich konnte jetzt weder sein selbstzufriedenes

Grinsen noch irgendwelche stolzen Lobeshymnen auf meine exzellenten Verführungskünste aushalten. Ohne ein Wort hetzte ich zu meinem Auto und riss die Fahrertür auf.

»Patrick?« Mein Vater kam um seinen Wagen herum. »Eine Sache noch.«

Er warf mir etwas zu, das ich aus Reflex auffing. Pillen klapperten in der Plastikdose, als sich meine Hand fest darum schloss.

»Damit du deinen Kopf endlich in den Griff kriegst!«

Erneut stieg Übelkeit in mir auf, und ich war kurz davor, die Dose samt Inhalt auf den Boden zu schmettern. Doch ich tat es nicht. Weil ich zu feige war und weil mir die Kraft für eine weitere Auseinandersetzung mit meinem Vater fehlte. Also schob ich die Tablettendose in meine Jackentasche, stieg in meinen Wagen und raste mich quietschenden Reifen davon.

29. Louisa

Die nächsten Wochen fühlte ich mich wie in einem schlechten Film, gefangen in der Rolle als Komplizin des Bösewichts. Und all das nur, weil ich schwach gewesen war und meine Gefühle über meine Vernunft gestellt hatte. Deshalb musste ich nun einem Drehbuch folgen, das nicht meins war, und Regieanweisungen umsetzen, die mir die Luft zum Atmen nahmen.

Für die Sitzungen mit Patrick verstärkte ich meinen Panzer. Ich erstickte das Herzklopfen und die Sehnsucht und presste die Maske der professionellen Therapeutin so fest auf mein Gesicht, bis kein Zentimeter Louisa mehr hindurchschimmern konnte. Ich blockte seine Redeversuche ab und fokussierte unsere Termine stattdessen ganz auf die Behandlung seiner PTBS. Wir unternahmen weitere Konfrontationen im Schwimmbecken, dieses Mal mit einem anderen Rettungsschwimmer als Übungspartner, vertieften die Entspannungs- und Atemtechniken und beschäftigten uns mit dem Thema *Gesunder Schlaf.* Patrick machte Fortschritte, und doch stießen wir immer wieder an diese eine Barriere, die der Commander verboten hatte, weiter zu erforschen.

Nach unserem heutigen Termin schloss ich die Tür meines Sprechzimmers hinter mir ab und wollte mich gerade auf den Weg zu meinen Großeltern machen, um Elliot zu besuchen, als ein Räuspern hinter mir ertönte.

»Carla, hallo.« Ich schenkte der erfahrenen Psychologin ein möglichst unbefangenes Lächeln und hoffte, dass es ihrem bohrenden Blick nicht gelang, hinter meine Fassade zu schauen.

»Louisa, wir haben lange nicht mehr miteinander gesprochen. Wie laufen die Sitzungen mit Ihren Patienten?«

»Gut«, antwortete ich in einem etwas zu hohem Ton. »Ich bin zufrieden. Die Supervisionen mit den neuen Rekruten laufen an, und meine vier Therapiepatienten machen Fortschritte. Zu dem einen oder anderen Fall sollten wir uns trotzdem einmal austauschen. Mich interessiert Ihre Sicht auf die Dinge. Sie haben sicher noch ein paar gute Ratschläge für mich.«

Carla lächelte. Im Schlenderschritt lief sie mit mir den Flur hinunter. »Und wie läuft die Behandlung von Mr. Bradshaw? Wenn mich nicht alles täuscht, steht bald die Eignungsprüfung für die Chief-Stelle an, und da wollte er doch teilnehmen, richtig?«

»Richtig.« Ich schloss meine Hände fester um die Trageriemen meines Rucksacks, um den plötzlichen Anflug von Panik, Carla könnte etwas mitbekommen haben, zurückzudrängen. »Seine Flashbacks sind deutlich zurückgegangen, er kommt gut mit den Entspannungstechniken zurecht, auch die Schlafstörungen haben sich gebessert.«

Carla stieß einen anerkennenden Laut aus. »Also steht der Bescheinigung seiner mentalen Tauglichkeit nichts im Wege?«

Ihre Frage versackte wie ein tonnenschwerer Stein in meinem Magen, doch ich gab trotzdem mein Bestes, mein zuversichtliches Lächeln aufrechtzuerhalten. »Ich wüsste nicht, was, aber Sie haben als meine Mentorin natürlich das letzte Wort.«

»Lassen Sie mich Ihren Abschlussbericht lesen, und dann schließen wir Ihren ersten Fall erfolgreich ab.« Wir blieben vor dem Eingang des Gebäudes stehen, und Carla legte mir eine Hand auf den Arm. »Wenn Sie an irgendeiner Stelle meine Hilfe brauchen, scheuen Sie sich nicht davor zu fragen.«

Ich konnte nur nicken, weil ihre Worte mir den Hals zuschnürten.

»Dann wünsche ich Ihnen einen schönen Feierabend, Louisa. Wir sehen uns morgen.«

Sie hob die Hand und verschwand wieder im Inneren der Klinik, während sich der Stein in meinem Magen zu einem ganzen Gebirge ausdehnte. Nach Hilfe zu fragen war leichter gesagt als getan, wenn niemand mehr übrig war, dem man seine Sorgen anvertrauen konnte.

Mit einem dicken Kloß im Hals schwang ich mich auf mein Fahrrad und fuhr zu meinen Großeltern. Elliot zu sehen würde meine Laune heben. Sein Lachen war all den Schmerz wert.

Völlig aus der Puste und mit windzerzausten Locken lehnte ich mein Fahrrad eine halbe Stunde später gegen das weiße Geländer der Veranda. Kurz darauf sprang die Haustür auf und Elliot kam mir auf Socken und mit strahlenden Augen entgegengelaufen.

»Wir haben es geschafft! Lou, wir haben es endlich geschafft!« Seine stürmische Umarmung presste mir die Luft aus der Lunge, und ich taumelte ein paar Schritte zurück, um nicht direkt auf dem Hintern zu landen.

»Immer mit der Ruhe«, sagte ich lachend und schob Elliot auf Armeslänge von mir weg. »Was ist denn passiert? Du bist ja ganz aus dem Häuschen.«

»Die Vormundschaft, Lou! Du bekommst sie zurück.«

Völlig perplex schüttelte ich den Kopf. »Was? Wie kommst du darauf?«

Ich zog mein Handy aus der Tasche, schaute, ob ich einen Anruf von Curtis oder Mr. Ambler verpasst hatte, aber da war nichts.

Elliot griff nach meiner Hand. »Komm mit rein. Granny erklärt dir alles. Sie hat's mir auch eben erst erzählt.«

Jetzt verstand ich gar nichts mehr. Ich ließ mich von Elliot ins Haus ziehen, in dem es wie immer herrlich nach gemahlenem Kaffee, einem Hauch von Schokoladenkeksen und frischen Schnittblumen duftete.

Granny saß am Küchentisch. Mit beiden Händen umklammerte sie eine Kaffeetasse und sah um zwanzig Jahre gealtert aus. Als ihr Blick sich hob, schimmerten Tränen in ihren Augen.

Sofort war ich neben ihr. »Was ist denn passiert?«, fragte ich und legte eine Hand auf ihren kalten Arm.

Sie lächelte, löste eine Hand von der Tasse und legte sie auf meine.

»Das hat Elliot dir doch bestimmt schon erzählt.« Sie sah hinter mich, wo mein Bruder immer noch im Türrahmen stand. Das Strahlen auf seinem Gesicht war einem unsicheren Ausdruck gewichen.

»Was hältst du davon, wenn du dein neuestes Stück auf der Geige übst und es mir dann nachher vorspielst?«

Erleichterung blitzte in seinen Augen auf, und mit einem Nicken verschwand er über die Treppe nach oben in sein Zimmer. Ich wandte mich wieder Granny zu, die immer noch meine Hand hielt.

»Elliot hat gesagt, dass ich die Vormundschaft zurückbekomme?«

»Wir haben uns die Entscheidung nicht leicht gemacht, Liebes.« Eine einzelne Träne löste sich aus Grannys Wimpernkranz, schaffte es aber kaum, ihre Wange zu benetzen, da wischte sie sie schon fort. »Du weißt genauso gut wie ich, dass Elliot hier unglücklich ist. Wir hatten gehofft, dass er sich einlebt, dass wir uns wieder annähern, wieder mehr wie eine Familie werden. Aber er wehrt sich mit Händen und Füßen, weil …« Sie presste sich eine Hand gegen den Mund und atmete mehrmals tief ein, bevor sie weitersprechen konnte. »Weil er seine große Schwester so sehr vermisst.«

»Verstehe.«

»Grandpa und ich haben versucht, ihn aufzufangen, aber unsere Kräfte reichen nicht aus. Die letzten Jahre haben uns viel abverlangt. Der Umzug, die Krankheit eures Vaters und die eurer Mom. Ich hatte gehofft, dass wir es schaffen, für June und für euch, damit ihr wieder zueinanderfindet, aber wir sind erschöpft, Louisa. Ausgebrannt. Leer.« Ihre Schultern begannen zu beben.

Ohne zu zögern, zog ich sie zu mir und schlang meine Arme um ihren zerbrechlichen Körper.

»Deswegen haben wir entschieden, von der Vormundschaft zurückzutreten. In eineinhalb Wochen haben wir einen Termin bei Mr. Ambler, um die Formalien zu klären«, schluchzte sie. »Auch wenn es uns das Herz bricht, wissen wir, dass Elliot bei dir gut aufgehoben ist.«

Mein Herz machte einen freudigen Sprung, während es gleichzeitig schmerzte, Granny so aufgelöst zu sehen.

»Und was sagt June dazu?«, fragte ich leise.

Granny löste sich aus meiner Umarmung, zog ein geblümtes Taschentuch aus ihrer Hosentasche und schnäuzte sich geräuschvoll die Nase.

»Deiner Mom geht es nicht besonders gut im Moment. Sie hat sich so fest an die Vorstellung geklammert, ihr könntet wieder zu einer Familie zusammenwachsen, dass das Loch, in das sie nun gefallen ist, umso tiefer ist.«

Ich schluckte gegen ein diffuses Gefühl von Mitleid und aufkeimender Sorge an und zog meine Hände zurück auf meinen Schoß.

»Hat sie professionelle Hilfe? Jemanden, der sich um ihre Depression kümmert?«

Granny nickte und betupfte sich die Augen. »Grandpa und ich achten darauf, dass sie regelmäßig zu ihren Sitzungen geht.« Sie lächelte schwach, und mit einem Mal wurde mir bewusst, welch ein Gewicht diese zierliche Frau auf ihren Schultern tragen musste. Sie kümmerte sich aufopferungsvoll um ihre Tochter, schon seit Jahren. Sie versuchte, ihr wieder auf die Beine zu helfen, holte extra ihren Enkel nach Kodiak und schaffte es doch nicht, genügend Licht in das Leben ihrer Tochter zu tragen, um die Depression zu besiegen. Tränen stachen in meinen Augen, als mir bewusst wurde, wie ähnlich Grannys Situation zu meiner mit Dad war. Wie ähnlich verzweifelt sie sein musste, wie allein.

Ich sprang auf, weil ich irgendetwas tun musste, um den Strudel aus Gedanken zu durchbrechen, der ansonsten ohne Zweifel in Tränen und Schluchzen geendet hätte.

»Danke, dass ihr mir Elliot zurückgebt«, sagte ich mit gepresster Stimme. »Ihr wisst, dass ich immer gut auf ihn achtgeben und ihm all die Liebe geben werde, die er braucht.«

Granny griff noch einmal nach meiner Hand. »Das weiß ich, Liebes. Du hast immer für deinen kleinen Bruder gekämpft. Darf ich dich trotzdem noch um etwas bitten?«

»Natürlich.«

»Bleibt noch eine Weile hier in Kodiak.«

»Granny ...«

»Du hast viel Verantwortung in deinem Job, bist viel in der Klinik. Lass uns dir ein bisschen helfen, indem wir ab und an auf Elliot aufpassen oder indem ich euch etwas Schönes koche oder wir einen Ausflug machen oder ein Picknick.«

»Ich denke darüber nach.«

»Dein Bruder braucht eine Familie, Louisa. Und du auch.«

Ich entzog ihr meine Hand, lächelte, um sie nicht noch trauriger zu machen, und wiederholte meine Worte noch einmal: »Ich denke darüber nach.«

»Danke.« Granny erhob sich ebenfalls. »Dann sehen wir uns sicher die Tage beim Jugendamt. Mr. Ambler wird sich bestimmt bald bei dir melden und überprüfen wollen, ob du alle Voraussetzungen als Vormund erfüllst. Das tust du doch, oder?«

Ich nickte, bevor sich der Commander und seine Drohung zurück in meine Gedanken drängen konnten, und deutete in Richtung Treppe. »Ich werde jetzt nach Elliot sehen.«

Granny nickte, und ich floh immer zwei Stufen auf einmal nehmend nach oben, von wo aus mir schon Elliots federleichtes Geigenspiel entgegenwehte. Auf dem obersten Treppenabsatz hielt ich inne, klammerte mich an das Geländer, schloss die Augen und atmete tief durch. Noch immer brannten Tränen in meiner Kehle. Euphorische, ungläubige Freudentränen, weil ich Elliot bald wieder bei mir haben würde, und bittere, schwermütige Tränen, weil Grannys Worte zu tief gegangen waren.

»Louisa?«

Ich fuhr herum und sah June in einem der Türrahmen stehen. Sie trug ein Flanellhemd, das viel zu groß an ihren schmalen Schultern hing. Ihr Haar hatte sie zu einem unordentlichen Dutt aufgetürmt, der aussah, als hätte sie ihn schon lange nicht mehr entwirrt.

»Hast du einen Moment Zeit für mich?« Ihre Stimme klang kratzig.

»Ich wollte gerade zu Elliot. Sein neuestes Stück anhören.«

»Nur fünf Minuten. Es geht um unser Haus. In Seattle.«

Mein Herz rutschte mir in die Kniekehlen. »Ist es schon verkauft?«

»Bitte, Louisa, ich brauche nur fünf Minuten.« Sie machte einen Schritt zurück in ihr Zimmer, und ich folgte ihr nach kurzem Zögern.

Der Raum musste ihr Atelier sein. Durch ein Dachfenster strömte gleißendes Licht herein und erhellte zahlreiche Leinwände. Einige waren leer, andere mit einer hellen Farbe grundiert, doch eines erregte ganz besonders meine Aufmerksamkeit. Es war noch nicht fertig, und doch wusste ich genau, was es zeigte. Den Blick aus dem Wohnzimmerfenster unseres Zuhauses. Ich konnte die Schaukel erkennen und die Silhouette eines kleinen Jungen, der darauf saß und die Beine weit in die Luft streckte. Ein Mann stand hinter ihm, schaukelte den Jungen an, und ich konnte beinahe sein Lachen hören. Tief und voller Lebensfreude. Ich musste mich am Türrahmen festhalten, um nicht den Halt zu verlieren.

June bemerkte meine Reaktion und drehte die Leinwand herum, bevor sie mich wieder ansah.

»Entschuldige«, sagte sie. »Ich hab nicht daran gedacht …« Sie brach ab, schüttelte den Kopf und atmete dann hörbar aus. »Ich gehe davon aus, Granny hat bereits mit dir gesprochen?«

Ich nickte.

»Und du kümmerst dich um Elliot?«

»Das wollte ich die ganze Zeit. Aber du hast mich nicht gelassen.«

June presste die Lippen aufeinander. »Es tut mir leid, wenn ich dir Kummer gemacht habe. Das war nie meine Absicht. Ich wollte nur …«

»Du wolltest nur deine Familie zurück. Schon klar. Den Teil kenne ich schon.« Schützend verschränkte ich die Arme vor der Brust. »Was ist mit unserem Haus?«

June ließ die Schultern sinken. Sie drehte sich um und griff nach einem kleinen Papierstapel, den sie mir hinhielt.

»Was ist das?«

»Ich wollte das Haus verkaufen. Ich wollte es wirklich, weil es sich wie ein furchtbarer, emotionaler Ballast angefühlt hat. Zu wissen, dass es da noch diesen Ort gibt, an dem wir glücklich waren, es aber nie wieder zusammen sein können, hat mir die Luft abgeschnürt.«

»Worauf willst du hinaus?«

»Ich wollte das Haus verkaufen, weil ich es nicht ertrage, es noch länger zu besitzen. Ich muss mich davon lösen und dachte, ihr müsstet das auch, damit wir wieder zueinanderfinden können. Aber das stimmt nicht.«

Ich nahm June das Papier aus der Hand und überflog die erste Seite. »Das ist …«

»Der erste Entwurf eines Schenkungsvertrags.« Ihre Stimme brach, und ein Schluchzen entrann ihrer Kehle, das mich beinahe meine Fassung gekostet hätte. »Euer Dad hätte gewollt, dass ihr entscheidet, was mit dem Haus passiert.«

Jetzt kamen die Tränen doch. Hastig wischte ich sie fort. »Danke. Das bedeutet mir viel.«

June lächelte. »Meinst du, wir könnten uns die Tage treffen und über alles reden? Jetzt, wo wir all die Steine aus dem Weg geräumt haben?«

»Was?« Ich machte einen Schritt zurück.

»Bitte, Louisa. Wir haben so viel durchgemacht und so viel Leid und Schmerz ertragen. Ich möchte so gern reinen Tisch machen. Ich ertrage diese Kälte zwischen uns nicht länger.« Sie kam auf mich zu und streckte ihre Hände aus. »Ich möchte doch nur meine Kinder zurück!«

Ich rang nach Luft. »Reden? Ich kann nicht mit dir reden. Ich will nicht mit dir reden.«

»Louisa ...«

»Nein, du hattest deine Chance, okay? Du kannst deine Fehler nicht einfach ungeschehen machen, indem du mir Elliot zurückgibst und uns unser eigenes Haus schenkst. Du kannst uns nicht kaufen!«

Ich drückte ihr den Vertrag zurück in die Hand, wirbelte herum und jagte die Treppe nach unten. Ohne mich von Elliot zu verabschieden, schwang ich mich auf mein Fahrrad und trat schneller und immer schneller in die Pedale. Bis ich wieder atmen konnte.

30. Patrick

Ich musste tief durchatmen, bevor ich es schaffte, meine Hand zu heben und an Louisas Sprechzimmertür zu klopfen. Die vier Wochen waren wie im Flug vergangen, und doch war jeder Tag eine einzige Qual gewesen. Die nüchterne Professionalität, mit der Louisa mir begegnete, saß wie ein Stachel tief unter meiner Haut und schmerzte bei jedem Schritt, jedem Atemzug, jedem Wort. Ich vermisste ihr Lachen, die Wärme in ihren Augen, ihre Unbeschwertheit. Ich vermisste sie, obwohl wir uns in den letzten vier Wochen beinahe jeden Tag gesehen hatten.

Und heute war der letzte Tag.

»Herein.« Ihr formeller Ton dröhnte durch das dünne Holz, und ich griff nach der Türklinke. Louisa saß wie immer hinter ihrem Schreibtisch, mit geradem Rücken und zurückgezogenen Schultern. Heute trug sie einen dunkelgrünen Blazer, der ihre braunen Augen hervorhob. Ihre Locken hatte sie in einem ähnlich strengen Dutt nach hinten gebunden, wie ich es von Dr. Ortega kannte.

»Hi«, sagte ich, schloss die Tür hinter mir und blieb unschlüssig stehen, wo ich war.

»Hi.« Sie lächelte, freundlich und doch unverbindlich.

Ich verlagerte mein Gewicht von einem Fuß aus den anderen. »Da wären wir also.«

»Ja, da wären wir.« Sie zog eine Schublade ihres Schreibtisches auf und holte einen dünnen, durchsichtigen Hefter hervor. »Ich habe bereits alles mit Dr. Ortega abgestimmt. Du hast grünes Licht für die Chief-Stelle.«

Der Satz kam gepresst aus ihrem Mund, und ich konnte mir vorstellen, wie viel Kraft und Überwindung sie diese Worte kosten mussten.

Ich trat vor ihren Schreibtisch und streckte die Hand nach der verfluchten Tauglichkeitsbescheinigung aus. Unsere Blicke trafen sich, und die Emotionen in Louisas Augen überwältigten mich beinahe. Sie war wütend auf sich selbst, enttäuscht von sich selbst. Sie hasste sich für das, was passiert war. Zwischen uns. Dabei war es nicht ihre Schuld. Sie hatte für einen Moment losgelassen, und ich hatte ihr Halt gegeben, wie sie mir vorher Halt gegeben hatte. Daran war nichts falsch, nichts verwerflich. Zumindest wollte ich mir das einreden.

»Mach dir bitte keine Vorwürfe«, sagte ich leise, als sie den Hefter losließ.

»Mach ich nicht«, erwiderte sie schnell und raffte weitere Papiere zusammen, die sie vor sich ausgebreitet hatte. »Du musst dir keine Gedanken machen. Mir geht's gut.«

Wieder lächelte sie dieses unverbindliche Lächeln, das mir all meine Selbstbeherrschung abverlangte. Wäre ich so mutig gewesen, wie ich es sonst auf dem Ozean war, hätte ich sie einfach in meine Arme gezogen. Ich hätte ihr gesagt, wie leid es mir tat, was mein Vater von ihr verlangte. Ich hätte ihr gesagt, dass mir diese beschissene Chief-Stelle nichts bedeutete, ich aber meinen kleinen Bruder nicht enttäuschen wollte. Ich hätte ihr gesagt, was damals da draußen auf dem Ozean passiert und warum ich der Böse war. Und nicht sie. Doch ich war nicht mutig. Ich war ein Feigling, der lieber seinen eigenen Kopf aus der Schlinge zog, statt zu seinen Fehlern zu stehen.

Louisa erhob sich, immer noch lächelnd. »Du hast in den letzten Wochen wirklich große Fortschritte gemacht, Patrick. Du kannst stolz auf dich sein.«

»Sagst du das, weil du es so meinst oder weil du denkst, du müsstest es sagen?«

Ein verletzter Ausdruck huschte über ihr Gesicht. »Hattest du jemals das Gefühl, ich würde dich anlügen?«

»Nein, ich ...«

»Ich meine, was ich sage. Natürlich bin ich nach wie vor dafür, dass du deine Behandlung fortsetzt und den Mut findest, auch die letzten verschlossenen Türen zu öffnen, aber das weißt du längst. Du hast ein großes Stück des Heilungsweges hinter dich gebracht, und ich hoffe sehr, dass du die Kraft findest, auch den letzten Rest zu gehen.« Ein feuchter Schimmer legte sich über ihre Augen, und sie senkte den Blick. »Wenn auch ohne mich.«

Aber ich will ihn nicht ohne dich gehen!

»Danke, Louisa.« Ich streckte ihr eine Hand hin, auch wenn es eine vollkommen lächerliche Geste war, wenn man bedachte, wie nah wir uns schon gewesen waren. Aber ich musste sie noch einmal berühren. »Danke für dein Vertrauen und für dein Durchhaltevermögen. Ich weiß, ich hab's dir nicht immer leicht gemacht.«

Ein zartes Lächeln huschte über ihr Gesicht. »Viel Erfolg für nächste Woche. Und pass auf dich auf, wenn du rausfliegst, okay?«

Sie legte ihre Hand in meine, drückte sie sanft und weckte damit ganz automatisch die Erinnerungen an all die Berührungen, die wir für einen kurzen Moment geteilt hatten. Ihre Fingerspitzen, die feurige Kreise auf meinem nackten Rücken zogen, ihr heißer Atem an meinem Hals, ihr tiefes Seufzen, als meine Lippen mit ihren verschmolzen.

»Mach's gut, Patrick.« Sie zog ihre Hand zurück und ließ sich wieder in ihren Stuhl sinken.

»Mach's gut, Louisa.« Mit einem Stein in der Brust drehte ich mich um, ging zurück zur Tür und griff nach der Klinke. Doch ein Gedanke ließ mich innehalten.

»Weißt du, jemand hat mir mal gesagt, dass man seine Gefühle nicht wegsperren darf. Dass man sie fühlen und lernen muss, sie auszuhalten, um mit ihnen umzugehen.«

»Patrick, bitte. Mach es uns nicht noch schwerer.«

»Du hast mir in den letzten Wochen den Mut gegeben, mich meinen Ängsten zu stellen.« Mein Herz schlug mir bis zum Hals, und der Schatten des verhassten Zitterns kroch in meine Arme und Beine. Doch davon ließ ich mich nicht aufhalten. Nicht mehr. Nicht jetzt. Ich machte einen Schritt zurück in den Raum und dann noch einen. »Ich will den Weg bis zum Ende gehen, Louisa. Ich will keine Türen mehr verschlossen halten. Ich will keine Angst mehr haben. Ich ...« Meine Stimme versagte. »Ich weiß, unsere Therapie ist mit diesem Ding hier offiziell beendet.« Ich hielt die Tauglichkeitsbescheinigung hoch. »Trotzdem gibt es da noch etwas, was ich dir erzählen muss. Etwas, was ich dir zeigen muss.«

»Vielleicht ist das ein Thema für eine spätere Supervision. Mit einem anderen Therapeuten.«

»Aber ich will es *dir* zeigen. Nur dir.«

Sie presste die Lippen aufeinander, zögerte.

»Bitte, Louisa. Komm mit mir. Vertrau mir. Nur noch einmal.«

Zehn Minuten später saßen wir schweigend in meinem Wagen und verließen Kodiak in Richtung Norden, dorthin, wo es keine weiteren Siedlungen mehr gab, sondern nur Wald und raue Küste.

Ich schloss meine Hände fest um das Lenkrad, um das Beben meiner Finger zu verbergen. Der Gedanke daran, Louisa diesen einen Ort zu zeigen, der bisher nur mir gehört hatte, ließ mein Herz in Lichtgeschwindigkeit gegen meinen Brustkorb trommeln.

»Wir können jederzeit umkehren«, sagte Louisa in die Stille hinein.

Ich spürte ihren wachsamen Blick auf meinem Gesicht. Sie war immer noch ganz die Therapeutin, die mich genauso aufmerksam beobachtete wie bei einer der Konfrontationsübungen. Ich schüttelte den Kopf.

»Ich schaffe das, keine Sorge.«

Wir folgten der Hauptstraße beinahe zwanzig Minuten durch den dichten Nadelwald. Die Sonne schob sich hier und da durch die dicht stehenden Bäume und tupfte ein goldenes Muster auf den Asphalt. Dann kam die Abzweigung, auf die ich gewartet hatte. Halb verborgen hinter einer Wand aus immergrünem Gestrüpp drückte sich ein Weg in den Wald, der beinahe bis vor zur Küste führte. Erst als das Blau des Ozeans zwischen den Baumstämmen hindurchschimmerte, hielt ich an.

»Von hier aus müssen wir noch ein kleines Stück laufen«, sagte ich und stieg mit weichen Knien aus meinem Wagen.

Louisa tat es mir gleich. Sie zog ihren Mantel eng um ihren Körper, um sich gegen den Wind zu schützen, der hier, wo die Bäume bereits lichter standen, um einiges kräftiger wehte.

»Wir müssen dort entlang.« Ich deutete Richtung Ozean, der sich mit wilden Wellen und unzähligen Schaumkronen vor uns auftat, und hätte aus einem Impuls heraus beinahe nach Louisas Hand gegriffen. Moos dämpfte unsere Schritte, während wir weiter auf das

Meer zuliefen und das Rauschen der Wellen die restlichen Geräusche schluckte. Der Wind löste einzelne Locken aus Louisas strengem Dutt und hauchte ein hinreißendes Rot auf ihre Wangen.

»Es ist schön hier«, sagte sie und ließ den Blick über die zerklüfteten Felsen schweifen, an denen sich die Brandung brach und feine Gischtwolken in die Luft wirbelte. »Und einsam.«

»Einer der Gründe, warum ich mir diesen Ort ausgesucht habe.« Ich hielt ihr meine Hand hin, um ihr Halt auf dem moosbedeckten Steinboden zu geben, der uns hin zu einer kleinen Landzunge führte, die sich wild und mutig mehr als zehn Meter ins Meer erstreckte. Ganz am Ende stand eine kleine Fichte, deren Zweige sich im rauen Wind bogen. Rund um den Stamm bildeten Steine unterschiedlicher Größe einen kleinen Kreis. Mein Brustkorb zog sich bei dem Anblick der schieren Anzahl zusammen. Es waren viele Steine. Viel zu viele.

»Ich bin länger nicht hier gewesen«, sagte ich mit brüchiger Stimme und hockte mich vor den Baum hin, der mittlerweile schon so gut gewachsen war, dass er mich knapp überragte. Ich streckte meine Hand nach den unterschiedlichen Steinen aus, ließ meine Fingerspitzen über ihre Oberflächen gleiten. Einige fühlten sich glatt und fein an, andere grob und rau. Doch wog man sie in der Hand, waren sie allesamt schwer und lastend.

»Die Steine stehen für die Menschen, die ich nicht retten konnte«, erklärte ich leise. Ich konnte Louisa nicht sehen, doch allein der Gedanke, dass sie direkt hinter mir stand, war tröstend. »Ihr Tod und«, ich machte eine Pause, suchte nach den richtigen Worten, »mein Versagen haben mir in meiner ersten Zeit als Rettungsschwimmer sehr zu schaffen gemacht. Ich habe sie mit mir herumgetragen, immer und überall. Sie waren wie ein Ballast, der mich immer weiter nach unten gezogen hat.« Ein Stechen hinter meinen Augen ließ mich innehalten. Ich blinzelte, atmete, drängte die Tränen zurück. Noch nicht. Noch gab es zu viel, was ich sagen musste. »Dann hab ich diesen Ort gefunden. Einsam und abgeschieden, mit einem atemberaubenden Blick auf den Ozean, der mir all diese Menschen entrissen hat.« Ich stieß ein freudloses Lachen aus. »Es hat sich richtig angefühlt, die Steine hierherzubringen. Nah an den Ozean und doch weit genug weg, damit er ihnen nichts mehr anhaben kann.«

»Mit dem Baum als ihr Beschützer.« Louisa legte mir eine Hand auf die Schulter, ihre Stimme schwer vor Traurigkeit. »Das ist eine schöne Idee.«

»Der hier gehört Colin.« Ich deutete auf den größten Stein. Er war oval und glatt und von einem tiefen Schwarz. »Aber eigentlich passt er gar nicht zu ihm. Colin war nicht so dunkel, nicht so schwer, er war …« Meine Stimme brach und ein rohes, hässliches Schluchzen entrang sich meiner Kehle. Ich schlug mir eine Hand vor den Mund, doch es war zu spät. Die Tränen kamen, laut und heftig. Ich ließ mich aus der Hocke nach hinten sinken, zog die Knie an meine Brust und verbarg mein Gesicht darin.

Louisa setzte sich neben mich und schlang ihre Arme um meinen bebenden Körper. Sie wiegte mich, vergrub ihre Hände in meinen Haaren und flüsterte mir beruhigende Worte ins Ohr, von denen ich kein einziges verstand.

»Es ist alles meine Schuld, Louisa«, keuchte ich. »Alles ist meine Schuld.«

Sie erwiderte nichts, sondern hielt mich, bis der Sturm aus Trauer und Verzweiflung abgeebbt war und ich wieder atmen konnte.

Danach saßen wir lange schweigend nebeneinander auf dem moosbedeckten Boden, ignorierten die Kälte unter uns und um uns herum und gaben uns durch die sanfte Berührung unserer Schultern Halt.

»Ich habe meine Aufgabe als Rettungsschwimmer damals nicht ernst genommen«, sagte ich irgendwann mit erstickter Stimme. »Ich habe die Verantwortung nicht gesehen. Ich habe ...« Ich musste atmen, als neue Tränen kamen, doch zurückhalten konnte ich sie dadurch nicht.

Louisa tastete nach meiner Hand und drückte sie sanft. »Lass sie raus«, sagte sie leise. »Ich glaube, sie warten schon viel zu lange darauf, geweint zu werden.«

Ich schüttelte den Kopf und konnte doch nicht aufhören. Dabei brachte dieses Selbstmitleid gar nichts. Es machte nicht ungeschehen, was ich getan hatte. Es nahm mir nicht die Last von den Schultern.

»An diesem Tag nach dem Sturm bin ich alkoholisiert zum Dienst erschienen.« Die Worte schmeckten bitter, nach Zorn und Selbsthass. Und obwohl ich sie endlich ausgesprochen hatte, das erste Mal nach über zwei Jahren, klebten sie weiter wie Teer an meiner Zunge, an mir. Ich würde sie nicht loswerden. Niemals. Egal, ob ich sie dachte, aussprach, in die Welt hinausschrie. Sie blieben dieser tiefschwarze Fleck auf meiner Seele, der nie verblassen würde. »Als der Notruf kam, bin ich, ohne zu zögern, mitgeflogen, obwohl ich nicht voll einsatzbereit war. Obwohl ich wusste, dass ich damit gegen die Vorschriften verstoße. Und weißt du, warum?« Ich wischte mir die Tränen mit einer wütenden Geste von den Wangen. »Weil ich ein selbstgerechtes, eingebildetes Arschloch war, das davon überzeugt war, alles zu schaffen. Was machte da schon ein bisschen Alkohol.« Ich stieß ein bitteres Lachen aus, als ich Louisas Blick auf mir spürte. »Schwer vorzustellen, oder? Der so akkurate, perfekte Patrick, der vorbildliche Rettungsschwimmer ist in Wahrheit ein egoistischer Idiot, der geglaubt hat, unbesiegbar zu sein. So unbesiegbar, dass zwei Menschen wegen ihm sterben mussten.«

»Du bist nicht schuld am Tod dieser beiden Menschen!« Louisas Hand schloss sich fester um meine. »Du hast einen Fehler gemacht, indem du dich angetrunken zum Dienst gemeldet hast. Aber du bist nicht schuld, hörst du?«

»Ich hätte bei Colin bleiben müssen. Ich hätte ihn nicht im Stich lassen dürfen.«

»Dann wärst du mit ihm gestorben.«

»Das wäre nur fair gewesen.«

»Nein!« Die Vehemenz dieses einen Wortes ließ mich aufsehen. Louisas dunkle Augen waren geweitet und schimmerten feucht. »Das wäre vielleicht einfach gewesen. Aber nicht fair. Du hast an diesem Tag drei Menschen das Leben gerettet, Patrick.«

»Aber ich konnte nicht alle retten.«

»Weil der Motor des Schiffes explodiert ist. Darauf hattest du keinen Einfluss. Hörst du?« Ihre Hand legte sich auf meine Wange.

Hitze explodierte in meiner Brust und übermalte die eisige Kälte des Selbsthasses. »Du hast alles getan, was in deiner Macht stand. Egal, ob angetrunken oder nicht. Du hättest nicht mehr tun können.«

Ich stieß die Luft aus, von der ich gar nicht gemerkt hatte, dass ich sie angehalten hatte. »Du warst nicht dabei. Du weißt nicht, was ich noch hätte tun können.«

»Ich weiß, was in dem Untersuchungsbericht stand. Dem Kapitän wäre nicht mehr zu helfen gewesen. Er wurde im Maschinenraum gefunden. Dort hättet ihr ihn nicht mehr rausholen können.«

»Aber ich hätte Colin überzeugen können, mit mir zu gehen.«

»Colin hat seine eigenen Entscheidungen getroffen, für die du nicht verantwortlich bist.«

Ich schnaubte. »Colin hat sich an unsere Werte gehalten, weil er wusste, welche Verantwortung er hat. Er hat die Hoffnung, die in ihn gelegt wurde, nicht enttäuscht. Er hat seine Aufgabe ernst genommen. Ich hatte nach dem Unglück nicht mal den Mumm, zu meinen Fehlern stehen.«

Louisa ließ ihre Hand sinken. »Dein Vater hat dafür gesorgt, dass niemand erfährt, dass du an diesem Tag alkoholisiert warst, richtig?«

»Er hat mich gerettet. Er hat alle Hebel in Bewegung gesetzt, damit mir nichts passiert.«

»Was wäre denn passiert, wenn herausgekommen wäre, dass du an diesem Tag Alkohol im Blut hattest?«, fragte sie.

Ihre Stimme klang so weich, so völlig frei von Abscheu für das, was ich getan hatte, dass ich erneut mit den Tränen kämpfen musste.

»Ich wäre unehrenhaft aus dem Dienst entlassen worden.« Ich schluckte und griff erneut Halt suchend nach ihrer Hand. »Ich hätte nicht mehr arbeiten dürfen. Aber das konnte ich nicht zulassen. Weil ich es Colin schuldig bin. Ich bin es ihm schuldig, zumindest zu versuchen, ein so guter Rettungsschwimmer zu sein wie er, und all die zu retten, die er nicht mehr retten kann.«

»Das verstehe ich.«

»Wirklich?«

»Ja.« Sie lächelte, auf eine traurige, aber doch wunderschöne Art. »Es fällt leichter, mit Schmerz und Trauer und Schuld umzugehen, wenn man etwas tut. Wenn man das Gefühl hat, Abbitte leisten zu können. Auch wenn es einen selbst auffrisst.« Ihr Blick versank im tiefen Blau des Ozeans, und ich war mir sicher, dass sie gerade an ihren Vater dachte. »Wie fühlst du dich jetzt, nachdem du mir die Wahrheit erzählt hast?«

Ich zog die Schultern hoch und folgte Louisas Blick hin zum Meer, hörte in mich hinein, tastete nach den Emotionen, doch da war nichts außer Stille. »Ich weiß nicht, anders irgendwie. Leichter vielleicht.«

Ich sah sie an, ihre warmen braunen Augen, ihr Lächeln, die blassen Sprenkel auf ihrer Oberlippe – und sie lächelte. Als wäre ich für sie immer noch derselbe, obwohl ich ihr meine hässliche Seite gezeigt hatte, die Seite, die ich selbst so sehr verachtete, dass ich glaubte, von ihr erdrückt zu werden.

»Ich lass dich einen Moment allein, in Ordnung? Dann kannst du alles noch einmal sacken lassen.« Louisa legte mir eine Hand auf den Arm, bevor sie sich erhob. »Ich warte am Wagen auf dich. Nimm dir alle Zeit, die du brauchst.«

»Danke.«

Als ihre Schritte verklungen waren, stand ich ebenfalls auf und lief mit zittrigen Knien vor zur Wasserkante. Tief sog ich die salzige Meeresluft in meine Lunge und füllte die Stille in meiner Brust mit Zuversicht, neuer Hoffnung und mit dem Gefühl, mir selbst wieder einen großen Schritt näher gekommen zu sein.

Ich ließ eine Hand in die Jackentasche gleiten, in der ich immer noch die Pillendose bei mir trug, die mein Vater mir vor vier Wochen zugeworfen hatte. Ich hatte keine der Tabletten genommen, aber immer wieder darüber nachgedacht, um die Gedanken in mir stumm zu schalten. Dabei musste ich genau das Gegenteil tun. Ich musste sie rauslassen, ihnen eine Stimme geben. Ich musste sie fühlen, um sie zu verarbeiten.

Ein weiteres Mal atmete ich bis in meinen Bauch, schraubte die Dose auf und versenkte die Pillen im Meer.

31. Louisa

Gegen die Motorhaube von Patricks Wagen gelehnt, hielt ich mein Gesicht in die Strahlen der untergehenden Sonne und ließ die Eindrücke der letzten Stunde auf mich wirken. Patricks Worte, seine Tränen, die Wahrheit, die mich tief erschüttert hatte. Nicht wegen seines Geständnisses, sondern weil ihn diese furchtbare Schuld so lange gequält hatte, ohne dass er sie hatte teilen können.

»Schaust du dir den Sonnenuntergang mit mir an?«

Ich stieß einen erschrockenen Laut aus, als Patrick plötzlich neben mich trat, sein Körper so präsent neben meinem, dass mir für einen Moment die Luft wegblieb. »Hast du mich erschreckt! Ich hab dich gar nicht kommen hören.«

Ein Lächeln ließ seine Augen in der untergehenden Sonne strahlen wie Leuchtfeuer. »Ich wollte dich nicht stören. Du sahst so friedlich aus.«

»Das muss an diesem Ort liegen.« Ich sah hinaus auf den Ozean, auf dessen Wellen ein stetig wechselndes Farbenspiel aus Rosa und Blau und purem Gold tanzte. »Danke, dass du ihn mit mir geteilt hast.«

»Danke, dass du mitgekommen bist.«

Wir schwiegen, während sich der glühende Ball tiefer und tiefer zwischen den Wolken nach unten senkte, bis er schließlich die Wasseroberfläche küsste. Das Rauschen der Wellen rückte in den Hintergrund, selbst das Zerren des Windes nahm ich kaum noch wahr. Ich war ganz erfüllt von dem tanzenden Gold, dem aufsteigenden Dunkelblau und dem blassen Schimmern der ersten Sterne.

»Ich glaube, ›stolz‹ ist das Wort, das ich vorhin gesucht habe.«

»Hm?« Ich sah fragend zu Patrick. Seine Augen lagen bereits im Schatten, doch seine Wangen und Lippen waren noch in gleißendes Licht getaucht.

»Als du mich vorhin gefragt hast, wie ich mich fühle, jetzt, wo ich die Wahrheit ausgesprochen habe.« Feine Fältchen legten sich um seine Augen, als er lächelte. »Ich bin stolz darauf, dass ich der Wahrheit endlich den Stachel gezogen habe, indem ich sie geteilt habe.«

»Das ist ein schönes Gefühl, oder?« Ein Gefühl, das auch mein Herz in Wärme tauchte. »Ich bin ebenso stolz auf dich. Ich kann nur erahnen, wie groß und schwer dieser Schritt für dich gewesen sein muss. Danke, dass ich ihn trotz allem mit dir gehen durfte.«

»Nicht trotz allem, sondern gerade deswegen.« Ich hielt die Luft an, als sich seine Hand auf meine legte und in mir die Sehnsucht nach seiner warmen, weichen Haut weckte. Nach seiner Zärtlichkeit und sanften Berührungen. Nach tiefer Verbundenheit und danach, die Realität mit all ihren Grenzen beiseitezuschieben. Nur noch einmal. Für einen Moment.

»Ohne dich hätte ich niemals den Mut gefunden, meine Fehler laut auszusprechen. Ich hab mich geschämt, hatte Angst, dass die Schuld so viel schwerer wiegen würde, wenn ich sie teile. Aber das tut sie nicht.«

»Das ist wohl eine Erkenntnis, die wir beide erst erleben und verstehen mussten.«

Er stieß sich von der Motorhaube ab und stellte sich vor mich. Die untergehende Sonne schien ihm in den Rücken und malte einen goldenen Kranz um seine Silhouette. Meine Hand ließ er dabei nicht los, und ich fand keine Kraft, sie zurückzuziehen.

»Ich weiß, du willst das nicht hören, und ich weiß, in deinen Augen ist es falsch, aber ich will nicht, dass du aus meinem Leben verschwindest. Du lässt mich atmen und gleichzeitig bekomme ich kaum Luft, wenn ich in deiner Nähe bin. Mein Herz stolpert in einem eigenen Rhythmus, wenn wir uns berühren, und diesen Rhythmus will ich nicht verlieren.« Er legte meine Hand auf seine Brust und ließ mich das zarte Flattern seines Herzschlags unter meinen Fingerspitzen fühlen.

»Patrick, wir sollten nicht …«

»Ich weiß, was wir nicht *sollten.* Aber ich will, Louisa. Und das hat nichts mit der Therapie und unseren Sitzungen zu tun, sondern nur mit dir. Seit dem ersten Tag nur mit dir. Und weil ich heute mutig sein will und mich meinen letzten Ängsten stellen möchte, frage ich dich jetzt, was du darüber denkst. Nicht als Therapeutin, sondern nur als Louisa.«

Ich ließ meine Hand von seiner Brust hoch zu seinem Nacken gleiten und zog ihn zu mir heran, bis ich die dunklen Tupfen in seinen Augen sehen konnte. »Ich hab eine Scheißangst, weil ich dieses Stolpern kenne.« Ich tastete nach seiner Hand und legte sie auf mein verräterisches Herz. »Es ist da, obwohl es nicht da sein dürfte, und es hat mich in Teufelsküche gebracht. Trotzdem lässt es sich nicht wegschieben. Es bleibt und wird nur lauter und immer lauter.«

»Das ist etwas Schönes, Louisa. Nichts Verwerfliches. Du hast selbst gesagt, Emotionen sind da, um gefühlt zu werden.« Patrick ließ seine Stirn gegen meine sinken und schloss die Augen. Er überließ mir die Entscheidung, als hätte ich auch nur einen klaren Gedanken fassen können, sobald sein süßer Atem mein Gesicht liebkoste.

»Du schlägst mich mit meinen eigenen Waffen«, flüsterte ich und ließ mich gegen seine Brust sinken.

Als sich unsere Lippen endlich trafen, stießen wir beide ein Keuchen aus, als hätten wir in aufgewühlter See endlich den Weg zurück an die Wasseroberfläche gefunden. Gierig sog ich Patrick in mich auf, als wäre sein Mund der Sauerstoff, den ich so dringend brauchte. Seine Lippen schmeckten nach salzigen Tränen und dem wilden Ozean und trugen mich weit nach draußen, dorthin, wo es nichts gab außer Patrick und mich und diesen Moment.

Ich genoss das tiefe Brummen in seiner Kehle und den Druck seiner Hände in meinem Rücken, die mich enger an seinen harten Körper zogen. Als sich die Hitze seines Atems mit meinem mischte, schlug eine Welle der Lust über mir zusammen, von der ich nicht wusste, ob ich sie bezwingen oder in ihr ertrinken wollte. Ich stöhnte leise, als ich die Reaktion seines Körpers an meinem Bauch spürte, und wusste, dass ich verloren war. Für mich gab es keine Rettung, und ich wollte auch keine. Ich wollte Patrick, seine Küsse, seine Leidenschaft, seine Hingabe.

Mit bebenden Händen tastete ich nach dem Reißverschluss seiner Jacke, zog ihn auf, um ihn näher bei mir zu spüren. Näher und noch viel näher.

»Louisa.« Patricks Atem schlug abgehackt gegen meine Lippen, als er sich für einen quälenden Moment von mir löste. In der Art, wie er meinen Namen betonte, hallte das Echo einer Frage wider, die meinen Körper augenblicklich in Flammen setzte. Zitternd vor Erwartung stellte ich mich auf die Zehenspitzen und küsste ihn mit einer Sehnsucht, die hoffentlich Antwort genug für ihn war.

Ich stieß ein enttäuschtes Seufzen aus, als er sich von mir löste und mich so weit von sich schob, bis sich unsere Blicke im schwindenden Zwielicht fanden.

»Bist du dir sicher?« Das Verlangen in seinem Blick zerriss mich beinahe.

»Ja«, hauchte ich und schloss die unerträgliche Lücke zwischen uns.

Sofort zog Patrick meinen bebenden Körper zurück in seine Arme und eroberte meinen Mund mit einem stürmischen Kuss. Ein bittersüßes Stöhnen entrang sich seiner Kehle, als ich mein Becken gegen seine pochende Härte presste. Goldene und schwarze Punkte explodierten vor meinen Augen, und ich schlang meine Arme fester um ihn, um nicht den Halt zu verlieren oder die Kontrolle – oder mich selbst.

Ich schwebte, löste mich auf und fühlte mich doch vollständiger als jemals zuvor. Ohne unseren Kuss zu unterbrechen, legte Patrick seine Hände um meine Hüften und hob mich hoch. Ich schlang meine Beine um seine Mitte, senkte meine Lippen auf die weiche Haut seines Halses und hinterließ eine Spur heißer Küsse, während er mich zu dem hinteren Teil seines Wagens trug. Ein Beben durchfuhr seinen Körper, als er mich herunterließ und die Tür zu den Rücksitzen aufzog. Im Schatten des letzten Tageslichtes leuchteten seine Augen wie glühende Kohlen.

Ich tastete nach dem Reißverschluss meines Mantels, zog ihn auf und ließ das lästige Stück Stoff von meinen Schultern gleiten. Ich warf ihn hinter mich in den Wagen, als Patricks Hand in mein Haar glitt und die Spange an meinem Hinterkopf löste. Kaskaden von Locken fielen mir über die Schultern und wurden augenblicklich vom Wind erfasst und um mein Gesicht gewirbelt.

»Du frierst ohne deinen Mantel.« Patrick breitete seine Arme aus und ließ mich in die wohlige Wärme seiner geöffneten Jacke schlüpfen.

»Ich zittere nicht wegen der Kälte«, erwiderte ich mit rauer Stimme und schob meine Hände unter den weichen Stoff seines Flanellhemdes. Seine definierten Rückenmuskeln spannten sich unter meiner Berührung an, und ein sinnliches Seufzen entwich seiner Kehle, das ein erwartungsvolles Ziehen durch meine Mitte zucken ließ.

Rückwärts sank ich auf die weichen Sitze und zog Patrick mit mir in den Wagen. Das Gewicht seines Körpers auf meinem ließ eine weitere Hitzewelle über mich hinwegrollen. Ungeduldig schob ich die Jacke über seine breiten Schultern und begann, mit fahrigen Fingern an den Knöpfen seines Hemdes zu nesteln. Ich wollte seine Haut auf meiner spüren, warm und weich und nackt. Ich wollte sie riechen, sie schmecken, spüren, wie sie sich unter meinen Fingerspitzen anspannte, wie sie glühte und pulsierte.

Patrick griff nach meinen Händen und hinderte mich daran, sein Hemd weiter aufzuknöpfen. Schwer atmend und mit geschlossenen Augen ließ er seine Stirn gegen meine sinken und verharrte in dieser Position. Mein Herz sackte mir in den Bauch.

»Alles in Ordnung? Habe ich etwas falsch gemacht?«, fragte ich mit einer plötzlichen Enge in der Brust. Ich legte ihm eine Hand auf die Wange, suchte in seinem Gesicht nach Zweifeln oder Reue für das, was wir taten, doch da war nur ein Lächeln, das meine Finger sanft auseinanderschob.

»Ich bin gerade ein bisschen überwältigt, nichts weiter. Das Atmen hilft, um nicht die Kontrolle zu verlieren.«

Er schlug die Augen auf, und die Begierde in dem stürmischen Grau raubte mir den Verstand. Ich zog ihn zu mir, bis seine Lippen fast auf meinen lagen.

»Aber ab und zu muss man loslassen. Die Kontrolle, den Fokus und …«

Sein Mund kollidierte mit meinem und erstickte jedes weitere Wort. Ich verlor das Gefühl für Zeit und Raum. Patrick rutschte für einen Moment in den Fußraum, um die Autotür hinter uns zuzuziehen, bevor er sich das Hemd über die muskulösen Schultern streifte. Dann tastete er nach meinem Blazer.

»Ist dir auch nicht zu kalt, wenn …«

»Nein«, keuchte ich, streifte das verhasste Stück Stoff ab und ließ auch das Top folgen, das ich darunter trug. Patrick sog scharf die Luft ein, als sein Blick an der schwarzen Spitze meines BHs hängen blieb.

»Du bringst mich noch um den Verstand«, seufzte er und ließ seine Lippen auf meinen Hals sinken.

Ich zog ihn zurück auf mich und wölbte mich ihm entgegen, stöhnte, als seine Zunge eine heiße Spur über mein Schlüsselbein bis zu meinen Brüsten zog und seine fahrigen Hände den Verschluss auf meinem Rücken lösten. Gierig sog er eine meiner Brustwarze in seinen Mund und umfing die andere Brust mit einer Hand. Ich vergrub die Finger in seinem Haar, zog ihn näher zu mir, und doch war es nicht nah genug.

Seine Hände lösten den Knopf meiner Hose und schoben sich unter den Bund, unter mein Höschen und zogen beides über die Rundung meines Pos.

»Patrick«, keuchte ich, als kalte Luft meine heiße, feuchte Mitte streifte.

Er erstickte mein Wimmern mit einem gierigen Kuss, während seine Hand zwischen meine nackten Schenkel glitt.

Seine Finger rieben meine entblößte Stelle, tauchten in mich ein und katapultierten mich an den Rand der Besinnungslosigkeit. Ich wand mich unter ihm, küsste ihn, spürte jede seiner Bewegungen mit tausendfacher Intensität, bis schwarze Punkte vor meinen Augen explodierten – und dann der Rest meines Körpers. Der Orgasmus rollte in einer Heftigkeit über mich hinweg, dass ich keine Luft mehr bekam. Meine Beine zitterten unkontrolliert und mein Herz schlug an hundert verschiedenen Stellen meines Körpers.

»Oh, mein Gott«, presste ich hervor und blinzelte. Schemenhaft konnte ich Patricks athletischen Oberkörper über mir erkennen, sah, wie seine Muskeln sich spannten, als er den Knopf seiner Jeans öffnete. Ich wollte mich aufsetzen, wollte ihm helfen, doch meine bebenden Muskeln versagten mir den Dienst. Erst als ich ein leises Knistern hörte, zwang ich meinen Körper in eine aufrechte Position.

»Lass mich das machen«, flüsterte ich und nahm ihm das rechteckige silberne Päckchen aus der Hand. Ich reckte mich ihm entgegen, küsste ihn, schmeckte die Lust auf seinen Lippen und streifte das Kondom über seine pulsierende Erregung.

»Louisa«, sagte er mit brüchiger Stimme, wieder und immer wieder, während ich ihn mit mir zurück auf die Rückbank zog. Er beugte sich über mich, vergrub sein Gesicht an meiner Halsbeuge und wir verschmolzen zu einer Einheit. Lang, zärtlich, tief. Unser Stöhnen vermischte sich zu einer Melodie, die mir die Tränen in die Augen schießen ließ. Wir waren eine Einheit. Patrick und Louisa. Louisa und Patrick.

»Lass mich nie wieder los«, flüsterte ich ganz nah an seinem Ohr, als er sich quälend langsam in mir zu bewegen begann.

»Niemals.«

Es war stockdunkel, als wir über eine Stunde später zurück Richtung Kodiak fuhren. Ich hatte mich in Patricks Jacke gehüllt, um das Gefühl seiner Umarmung festzuhalten. Immer wieder löste Patrick seinen Blick von der Straße und schickte ein Summen durch meinen Körper, sein Gesicht nur von dem sporadischen Scheinwerferlicht entgegenkommender Autos erhellt. Unsere Hände lagen übereinander auf dem Schalthebel, weil der Gedanke, uns nicht zu spüren, unerträglich war. Erst als Patrick seinen Wagen in meine Einfahrt lenkte, unterbrach er die zärtliche Berührung.

»Diesen Abend werde ich nie vergessen«, flüsterte er, als er mich vor der Veranda noch einmal in seine Arme zog und einen Schmetterlingskuss auf meine Nasenspitze hauchte.

»Ich auch nicht.«

Wir versanken in einen letzten Kuss, bevor Patrick sich von mir löste und mir meinen Mantel in die Arme drückte.

»Oh, deine Jacke.« Ich tastete nach dem Reißverschluss, doch Patrick legte seine warmen Finger auf meine. »Behalte sie an. Ich leihe sie dir, und du gibst sie mir dann bei unserem Wiedersehen zurück. Okay?«

Die versteckte Frage in diesen unschuldigen Worten weckte blubbernde Vorfreude in mir.

»Okay.«

Ich stelle mich auf die Zehenspitzen, küsste ihn noch einmal und verschwand dann mit weichen Knien und brummender Zufriedenheit in meiner Wohnung.

32. Louisa

Das Kribbeln hatte auch am nächsten Morgen nicht nachgelassen. Wie ein liebestrunkener Teenie kontrollierte ich alle fünf Minuten meinen Handyscreen, ob Patrick mir vielleicht geschrieben oder versucht hatte anzurufen. Dabei war es gerade einmal halb sieben in der Früh.

Immer wieder liefen die Bilder des vergangenen Abends vor meinem geistigen Auge ab. Ich spürte Patricks Berührungen auf jedem Zentimeter meiner Haut, schmeckte seine Küsse, hörte sein tiefes Stöhnen ganz nah an meinem Ohr und konnte keinen klaren Gedanken mehr fassen. Und das wollte ich auch nicht. Noch nicht. Ich wollte noch einen Moment in meiner Blase bleiben und mich in dem Nachhall unserer Lust verlieren. Später konnte ich die Fragen über die Bedeutung unserer gemeinsamen Nacht immer noch zulassen und die, wie es nun weitergehen würde. Mit uns.

Bescheuert grinsend und mit einer großen Tasse Kaffee ließ ich mich an meinen Küchentisch sinken und griff nach den Unterlagen, die Curtis mir vor zwei Tagen vorbeigebracht hatte.

Der Antrag auf die Vormundschaft für Elliot.

Das freudige Kribbeln in meinem Bauch nahm weiter zu. Am Montag stand die Anhörung beim Jugendamt an, und Grandpa und Granny würden offiziell von ihrem Vormundschaftsanspruch zurücktreten. Der Weg für Elliot und mich wäre endlich frei. Die Frage war nur, wohin uns dieser gemeinsame Weg tragen würde. Der Gedanke, mit ihm zurück nach Seattle zu reisen, war immer noch schön, hinterließ aber doch einen bitteren Nachgeschmack. Vor allem nach dem gestrigen Tag.

Ich schob die Unterlagen wieder zusammen, weil ich mich nicht auf die Beamtensprache in den Formularen konzentrieren konnte, und stand auf. Mit meinem Kaffee ging ich hinüber ins Wohnzimmer, hin zu dem großen Fenster mit dem herrlichen Blick hinunter zum Hafen. Obwohl die Sonne gerade erst aufgegangen war, liefen bereits mehrere Schiffe aus. Vor allem Fischerboote schoben sich unter der Near Island Bridge hindurch Richtung See.

Ich öffnete das Fenster, ließ die kühle, salzige Luft meine nackten Arme liebkosen und genoss die Flut der Erinnerungen an die unzähligen Berührungen der letzten Nacht. Doch mit den Erinnerungen kam auch das Vermissen und ich wagte einen weiteren Blick auf das Handydisplay. Keine Nachricht. Ich zögerte, bevor mich meine Beine wie von selbst in den Flur trugen. Fein säuberlich hatte ich Patricks Jacke dort neben meinen Mantel gehängt und bisher dem Drang widerstanden, sie erneut überzuziehen.

Bis jetzt.

Ich griff danach, schlüpfte hinein und genoss die wohlige Schwere, mit der sie sich um meine Schultern legte. Seufzend schloss ich die Arme um den wärmenden Stoff, rief mir das Gefühl von Patricks Brust an meinem Oberkörper ins Gedächtnis und atmete seinen unverwechselbaren Duft ein, der an jeder Faser der Jacke haftete. Ich schob die Hände in die tiefen Taschen und stutzte, als ich rundes Plastik ertastete. Als ich die leere Dose mit der

Aufschrift *Paroxetin* hervorzog, verlor ich den Boden unter den Füßen.

Ich tastete nach dem pink gestreiften Sessel und ließ mich hineinfallen, ohne den Blick von dem Etikett der Dose lösen zu können.

Patrick hat angstlösende Medikamente genommen?

Seit wann?

Warum hat er mir nichts davon gesagt?

War es Absicht?

Hat er die Tabletten genommen, um mich glauben zu lassen, dass es ihm besser geht? Damit ich kein schlechtes Gewissen zu haben brauchte, wenn ich ihm die Tauglichkeitsbescheinigung ausstellen musste?

Die Fragen prasselten wie ein Pfeilhagel auf mich ein. Sie bohrten sich tief in mein Fleisch und brachten die Angst zurück, die Sorge, die Panik. Ich hatte mich blenden lassen von seinen Fortschritten und meinem Herzstolpern. Ich hatte nicht gut genug hingesehen, hatte vertraut, hatte losgelassen.

Wie paralysiert starrte ich weiter auf die Dose, registrierte erst jetzt, dass sie leer war und was das bedeutete.

Patrick hatte mich angelogen. Und ich hatte mich anlügen lassen. Es ging ihm nicht besser. Er hatte seine Angst mit Tabletten betäubt, hatte sie zeitweise außer Gefecht gesetzt, doch weg war die Angst dadurch nicht. Sie schlummerte nur, bereit, ihn zu zerstören, wenn er auf dem Ozean gegen die Naturgewalten ankämpfte.

Ich bekam keine Luft. Das Display meines Smartphones verschwamm vor meinen Augen, als ich nach Patricks Nummer suchte. Ich musste mit ihm sprechen. Jetzt. Ich musste wissen, was es mit den Tabletten auf sich hatte. Warum er mich angelogen hatte. Wie er mich küssen konnte, mit mir schlafen konnte, wenn er hinter meinem

Rücken immer noch seine Gesundheit aufs Spiel setzte. Mein Daumen schwebte über dem Anrufen-Button und drückte ihn dann doch nicht.

Ich musste ihm ins Gesicht sehen, wenn ich ihn zur Rede stellte. Ich musste Gewissheit haben, ob er wieder log oder die Wahrheit sagte.

Wie ferngesteuert schlüpfte ich in Jeans und Pullover, zog mir meinen Mantel über und stopfte Patricks Jacke in einen Rucksack.

Zehn Minuten später saß ich auf meinem Fahrrad und raste wie von Sinnen durch Kodiaks Straßen.

Die Bradshaws wohnten außerhalb der Stadt auf einem Hügel mit exklusivem Blick auf eine kleine Bucht. Das zweistöckige Haus mit Spitzdach war mit einer strahlend weißen Bretterwand verkleidet und wurde von einer Veranda umsäumt, deren Geländer kunstvoll mit Kästen voller blühendem Lavendel geschmückt war. Neben dem Haus thronte eine beinahe ebenso große Garage mit drei massiven Toren und einer perfekt gepflasterten Auffahrt, auf der nicht ein Unkraut zu sehen war.

Einschüchternd war das erste Wort, das mir in den Sinn kam, als ich vom Fahrrad stieg und es die letzten Meter bis zur zweiflügligen schwarzen Haustür schob. Ich war kurz davor, mich zurück in den Sattel zu schwingen, doch der Gedanke an die leere Pillendose in meinem Rucksack wog schwerer als die Angst, wie ich reagieren würde, wenn Patrick wieder vor mir stand. So kurz, nachdem wir *alles* miteinander geteilt hatten.

Mit pochendem Herzen zog ich mein Handy aus der Manteltasche und schrieb ihm eine kurze Nachricht, dass ich vor dem Haus auf ihn wartete. Es dauerte fünf Sekunden, bis er meine Nachricht gelesen hatte, und zwei Minuten, bis sich die schwere Eingangstür öffnete. Patrick trug eine karierte Pyjamahose, ein einfaches weißes Shirt und so ein strahlendes Lächeln, dass sich mein Inneres innerhalb von Sekunden zu Stein verwandelte.

»Louisa, das ist ja eine Überraschung.« Mit nackten Füßen kam er die Verandatreppe herunter, streckte eine Hand nach mir aus und blieb dann irritiert auf der untersten Stufe stehen, als er meinen Gesichtsausdruck bemerkte. »Was ist denn los? Ist etwas passiert? Etwas mit Elliot?«

Die ehrliche Sorge in seiner Stimme schnürte mir die Kehle zu. Ich wollte nichts mehr, als mich in seine Arme zu werfen und seinen beruhigenden Herzschlag an meiner Wange zu spüren. Doch das konnte ich nicht, bevor ich nicht Antworten auf meine vielen Fragen hatte.

Ich zog den Rucksack wie einen Schutzschild vor meine Brust, holte die leere Pillendose hervor und warf sie ihm zu. »Das hier hab ich heute Morgen gefunden«, sagte ich, um einen harten, kühlen Ton kämpfend.

Patricks Augen weiteten sich, als er die Dose fing. »Woher …?«, begann er, doch dann traf ihn die Erkenntnis, und er machte einen Schritt auf mich zu. »Es ist nicht das, wonach es aussieht, Louisa.«

»Also hast du die Pillen nicht genommen? Du hast mich nicht angelogen?«

»Ich habe nicht eine davon angerührt.«

»Und warum ist die Dose dann leer?«

»Weil ich sie weggeschüttet habe. Ich wollte sie nicht nehmen. Ich brauchte sie nicht nehmen, weil du …« Er atmete hörbar aus und fuhr sich durch das vom Schlaf zerzauste Haar. »Du glaubst mir nicht.«

»Wie könnte ich? Das sind verschreibungspflichtige Medikamente. Die trägt man nicht einfach so mit sich rum.«

»Louisa.« Er machte einen weiteren Schritt auf mich zu, trotz der Kälte, trotz seiner nackten Füße, doch ich hob abwehrend die Hände.

»Ich bin nicht länger deine Therapeutin, Patrick. Du bist mir keinerlei Rechenschaft schuldig. Trotzdem möchte ich dich bitten, dir noch einmal zu überlegen, ob du wirklich bereit bist, in deinen Job zurückzukehren. Ist diese Beförderung es wert, deine Angst mit Medikamenten zu dämpfen und dich da draußen in Gefahr zu bringen?«

»Louisa, bitte, ich habe keine der Pillen genommen. Du kannst mir vertrauen.«

»Kann ich das?« Ich schluckte gegen den Kloß in meiner Kehle an, der sich mit jedem weiteren Wort aus Patricks Mund höher und höher schob. »Du warst von Anfang an so auf diese Chief-Stelle fokussiert, hast mich gleich in unserer ersten Sitzung gefragt, wie schnell ich dich wieder fit kriegen kann. Dir ging es immer um Schnelligkeit, darum, die lästige Therapie schnell hinter dich zu bringen und meine Unterschrift auf dieser verfluchten Tauglichkeitsbescheinigung zu bekommen.«

Eine steile Falte formte sich zwischen seinen Augenbrauen. »Ich habe unsere Sitzungen ernst genommen. Das weißt du. Selbst jetzt trage ich einen meiner Anker bei mir.« Er griff in die Hosentasche seines Pyjamas, zog den flachen Stein vom White Sands Beach hervor und warf ihn mir zu. »Weil mir die Therapie geholfen hat. Weil du mir geholfen hast.«

Ich fing den Stein, ließ ihn durch meine Finger gleiten, fühlte die kalte Oberfläche und dachte an all die anderen Steine, die ein paar Meilen entfernt unter einer kleinen Fichte lagen. »Warum hältst du dann an der Beförderung fest? Wenn dir die Therapie geholfen hätte, müsstest du längst wissen, dass du noch nicht bereit bist – auch wenn ich gezwungen war, dir die Bescheinigung auszustellen. Ist es wegen deines Vaters? Setzt er dich unter Druck?«

Patrick wich meinem Blick aus, und ich wusste, dass ich einen wunden Punkt getroffen hatte. Dieses Mal war ich es, die einen Schritt auf ihn zumachte. Ich legte ihm eine Hand auf den nackten Unterarm und zuckte unwillkürlich zusammen, als ein zarter Stromschlag über meine Fingerspitzen bis hinauf zwischen meine Schulterblätter jagte.

»Es ist nicht so einfach. Ich ...«

»Gibt es hier ein Problem?« Der tiefe Bass des Commanders schnitt Patrick das Wort ab. Groß und breit füllte er den Rahmen der Eingangstür aus und sah mit zu Schlitzen verengten Augen und geblähten Nasenflügeln zwischen uns hin und her.

Patrick unterbrach unsere Berührung und nahm Haltung an, vor seinem Elternhaus, vor seinem eigenen Vater. »Nein, Sir.«

Der Commander zog eine Augenbraue hoch, als er die leere Pillendose in Patricks Hand bemerkte, und richtete seine Aufmerksamkeit auf mich.

»Wie steht es mit Ihnen, Ms. Richards? Gibt es bei Ihnen ein Problem?«

Ich schluckte, wollte den Kopf schütteln und fand in Patricks gequältem Blick dann doch den Mut, die Schultern zu straffen und zu sagen: »Ich bin hergekommen, um mit Ihrem Sohn über die Chief-Stelle zu sprechen, und über meinen Eindruck, dass es zu früh ist, den Job anzutreten.«

»Sie haben ihm die Tauglichkeit längst bescheinigt. Das können Sie jetzt nicht wieder rückgängig machen.«

»Ich habe ihm die Tauglichkeit bescheinigt, weil Sie mich dazu gezwungen haben, Sir. Das ändert jedoch nichts daran, dass Patrick weitere therapeutische Unterstützung benötigt, um vollkommen gesund zu werden. Er braucht seine volle Belastbarkeit, um auf den Ozean rauszufliegen, sein Bestes zu geben und heil wieder zurückzukommen. Das muss Ihnen als Vater doch auch wichtig sein!«

Meine Worte entlockten dem Commander nicht mehr als ein müdes Schnauben.

»Ich glaube, Sie vergessen, dass die Gesundheit meines Sohnes nicht länger Ihr Zuständigkeitsbereich ist, Ms. Richards. Patrick geht es gut. Er ist fit für die Stelle. Aber wir nehmen Ihren weiteren Appell zur Kenntnis und wissen Ihre Fürsorge zu schätzen.« Seine Stimme troff vor Ironie. »Wenn Sie uns jetzt bitte entschuldigen würden?«

Er bedeutete seinem Sohn, ihm zurück ins Haus zu folgen, doch Patrick blieb stehen und sah mich eindringlich an. Hoffnung keimte in mir auf.

»Es geht um deine Gesundheit«, sagte ich. »Du entscheidest, wie du damit umgehst und welche Konsequenzen du zu tragen bereit bist. Nicht dein Vater.«

»Wissen Sie, Ms. Richards, so langsam rauben Sie mir den letzten Nerv.« Der Commander schob sich vor Patrick, seine Miene finster wie der Himmel bei einem plötzlich aufziehenden Gewitter. »Warum müssen Sie sich so aufspielen? Warum können Sie nicht einfach den Job machen, für den Sie eingestellt wurden.«

»Aber das tue ich, Sir. Genau deswegen bin ich hier.«

»Sie sollten ein paar kleine, feine Supervisionen mit meinem Sohn durchführen und einen nichtssagenden Bericht schreiben. Ganz so, wie es sich für eine Uniabsolventin gehört. Keine lästigen Nachfragen, kein überkritischer Blick. Einfach nur Dienst nach Lehrbuch.«

Mein Blick flog zu Patrick, suchte nach einer Erklärung in seinen Augen, während der Commander ein raues Lachen ausstieß.

»Dachten Sie etwa, Patrick hätte mich aus reiner Nächstenliebe darum gebeten, für Ihre Einstellung zu sorgen? Sie sind ja doch naiver, als ich dachte.«

»Es reicht, Vater. Du hast deinen Punkt gemacht. Lass uns reingehen.« Patrick legte dem Commander eine Hand auf den Oberarm, doch der ließ sich davon nicht beirren.

»Mein Sohn wollte, dass ich Sie einstelle, damit er nicht von lästigen Fragen und unnötigen Tests Ihrer Kollegin Dr. Ortega gebremst wird. Aber den Plan mussten Sie ja mit Ihrer hysterischen Überfürsorglichkeit durchkreuzen.«

Seine Enthüllung sollte mich nicht überraschen. Schließlich hatte ich geahnt, dass Patrick der Supervision mit Dr. Ortega aus dem Weg gehen wollte. Doch meine Vermutung bestätigt zu wissen, in den schneidenden Worten des Commanders, war eine ganz andere Sache. Erneut schaute ich zu Patrick, hoffte unsinnigerweise auf ein empörtes »Du lügst!«, ein Kopfschütteln, auf irgendwas. Doch er schlug nur die Augen nieder, und mein Herz geriet aus dem Takt.

Lachend hob der Commander die Hände. »Patrick hat in Ihnen immer nur ein Mittel zum Zweck gesehen, Teuerste. Das hätte Ihnen doch längst bewusst sein müssen. Spätestens, nachdem ich Sie mit dem Kuss in der Hand hatte.«

»Mittel zum Zweck?« Das Haus, der Commander, Patrick, alles begann sich zu drehen, zu kippen, zu zerspringen, während die Worte wie Puzzleteile an ihren Platz rutschten, um ein Bild zu ergeben, das ich nicht hatte sehen wollen. Weil ich wie berauscht gewesen war von meinen Gefühlen, von Patricks Küssen und seinen tröstenden Umarmungen.

Was war ich für eine Therapeutin?

Ich hatte meine Integrität mit Füßen getreten für den ersten Patienten, der mir schöne Augen gemacht hatte. Ich hatte mich ausnutzen lassen, hatte mich angreifbar gemacht für ein paar gestohlene Glücksmomente, die nicht einmal echt gewesen waren. Ich hatte die Vormundschaft meines Bruders aufs Spiel gesetzt für einen Mann, der mich dazu gebracht hatte, mein Innerstes zu offenbaren, und dabei schamlos bereit gewesen war, mir ins Gesicht zu lügen.

»Er hat mir das geliefert, was ich brauchte, um Sie in der Hand zu haben, Ms. Richards. Er hat Sie geküsst und Ihr kleines Herz mit zuckersüßen Versprechungen höherschlagen lassen. Nicht weil er ach so tiefe Gefühle für Sie hegt, sondern um seine Karriere voranzutreiben.«

»Sei still!« Endlich drang Patricks Stimme an mein Ohr, doch sie war so weit weg, leise und verschwommen. Ich spürte seine Hände an meinen Schultern, sah seine weit aufgerissenen Augen vor mir. »Louisa, ich habe dir nichts vorgespielt. Alles, was ich gesagt habe, alles, was ich getan habe, war echt und ehrlich und …«

»Hör auf!« Ich hob die Hände, machte mich los und versuchte verzweifelt, die Tränen noch einen Moment länger in mir einzuschließen, genauso wie die tonnenschwere Verachtung für mich selbst. »Ich will nichts mehr hören, okay? Nicht ein weiteres Wort!«

»Aber du musst mir glauben, Louisa. Das zwischen uns …«

»Es gibt kein Uns! Du hast mich belogen. Du hast mich verraten, mir einen Strick aus meinen Gefühlen gedreht, weil du genau wusstest, dass ich mit dem Rücken zur

Wand stehe, wenn herauskommt, dass wir …« Meine Stimme wurde beinahe von dem Kloß in meinem Hals erstickt. »Du hast all das gewusst und es zu deinem eigenen Vorteil genutzt. Du bist keinen Deut besser als dein Vater! Du lügst und betrügst, nur um deinen Kopf aus der Schlinge zu ziehen. Es ist dir egal, wen du dabei über die Klinge springen lässt. Hauptsache, die beschissene Chief-Stelle ist dir sicher!«

»Louisa, du weißt, dass das nicht stimmt. Hör mir doch nur einen Moment zu.«

»Nein, *du* hörst mir zu! Ich habe einen Fehler gemacht, weil ich mich von dir habe blenden lassen. Ich habe geglaubt, dass du erkannt hast, wie wichtig es ist, gesund zu werden. Doch in Wahrheit trittst du deine Gesundheit weiterhin mit Füßen, betäubst dich mit Pillen, um deinen Vorstellungen von Karriere gerecht zu werden. Und denen deines Vaters. Du zerstörst dich selbst, Patrick.«

Der Commander trat neben mich und wollte mir eine Hand zwischen die Schulterblätter legen, um mich zurück zu meinem Fahrrad zu schieben. »Ms. Richards, ich verstehe Ihren kleinen emotionalen Ausbruch. Ihnen wurde das Herz gebrochen. Ihre heile Welt hat einen Riss bekommen. Alles ist hochdramatisch. Aber wären Sie so gut und würden Ihre Sinnkrise nicht weiter auf meinem Grundstück ausleben?«

Ich schüttelte den Commander ab und sah weiterhin Patrick an.

»Was wirst du tun, wenn die Angst wiederkommt? Fliegst du dann vollgepumpt mit Pillen da raus oder meldest dich wieder alkoholisiert zum Dienst? Nach allem, was passiert ist? Nach all den Schuldgefühlen, die dich so lange gequält haben?«

Der Commander fuhr zu Patrick herum. »Du hast es ihr erzählt?« Der Anflug von Panik in seiner Stimme setzte einen Funken Genugtuung zwischen all den glühenden Schmerz in meiner Brust.

»Er hat mir alles erzählt«, rief ich, bevor Patrick antworten konnte. »Sie haben alle Hebel in Bewegung gesetzt, um die Fehler Ihres Sohnes zu vertuschen, statt auch nur einmal danach zu fragen, was das ganze Unglück mit ihm gemacht hat. Welche Schuldgefühle ihn verfolgen. Sie waren nur darauf aus, den äußeren Schein zu wahren, während Ihr Sohn gelitten hat. Was sind Sie nur für ein Vater?«

»Sie überschreiten eine Grenze, Ms. Richards!«

»*Ich* überschreite eine Grenze? Ich halte Ihnen nur einen Spiegel vor. Genau wie dir!« Ich schaute Patrick an, obwohl es mich verdammt viel Überwindung kostete, in seine verzweifelten Augen zu sehen. Denn auch, wenn er mich über alle Maßen verletzt hatte, so wollte ich trotzdem, dass es ihm gut ging, dass er gesund wurde, dass er da draußen so sicher wie möglich war. »Ich hoffe, dass du hinsiehst und erkennst, was zu tun ist. Mach reinen Tisch, kümmere dich um deine Gesundheit, tu das Richtige und sprich mit dem Captain.«

»Es reicht, Ms. Richards!«, polterte der Commander und baute sich zu voller Größe vor mir auf. »Offenbar haben Sie vergessen, wen Sie hier vor sich haben! Ich bin der Commander der Kodiak Coast Guard und Sie eine unbedeutende Anfängerin. Ich werde weder zulassen, dass Sie meinen Sohn weiterhin belästigen, noch, dass Sie meinen Ruf mit irgendwelchen Verleumdungen über vertuschte Fehler schädigen.«

Ich reckte das Kinn vor, während mir das Herz bis zum Hals schlug. »Wollen Sie mir wieder drohen?«

»Ich drohe nicht mehr, Teuerste! Ich sorge dafür, dass Ihre Zeit bei der Coast Guard genauso schnell wieder vorbei ist, wie sie angefangen hat!«

33. Louisa

Du bist kalt. Du bist leer. Du fühlst nichts.

Drei Sätze, an die ich mich mit aller Kraft klammerte. Drei Sätze, die die Wut in Zaum hielten. Die Verzweiflung. Die Enttäuschung. Drei Sätze, die eine verdammte Lüge waren, sobald die Tür meiner Wohnung hinter mir ins Schloss fiel.

Noch im Flur gaben meine Beine unter mir nach, und die Tränen rissen den letzten Rest Selbstbeherrschung mit sich davon. Ich schlang die Arme um meine Knie, versuchte zu atmen und die Kontrolle über mein Schluchzen zu behalten, doch ich war nicht stark genug. Also hörte ich auf zu kämpfen. Ich ließ los und erlaubte mir ein paar Minuten voller Verzweiflung. Ich gab mich meinen Emotionen hin, fühlte den Zorn auf den Commander, auf Patrick, auf mich selbst mit jeder Faser meines Herzens, gab der Fassungslosigkeit Raum, genauso wie der Angst und dem erstickenden Gefühl der Ohnmacht.

Was soll denn jetzt werden? Aus mir und meinem Job? Aus Elliot?

Um Himmels willen, Elliot!

Ich rappelte mich auf, taumelte ins Badezimmer und warf mir mehrere Hände voll kalten Wassers ins Gesicht. Ich zwang mich zur Ruhe, atmete tief in meinen Bauch, bis meine Sicht wieder klarer wurde und meine Gedanken sich nur noch auf das fokussierten, was wirklich wichtig war.

Mein kleiner Bruder.

Ich stolperte zurück in den Flur, griff mir mein Handy, das mir aus der Hosentasche gerutscht sein musste, und wählte, ohne zu zögern, Carlas Nummer. Ich musste ihr die Wahrheit sagen, sie um Hilfe bitten, sie dazu bringen, sich auf meine Seite zu stellen und nicht auf die des Commanders.

Es klingelte nur ein einziges Mal, dann hob sie ab.

»Louisa, das ist jetzt kein guter Zeitpunkt.« Carlas Stimme hallte mit der Härte polierten Stahls in meinem Ohr wider, und meine Hoffnung sank.

Ich bin zu spät!

»Er hat schon mit Ihnen gesprochen, nicht wahr?«

Carla atmete hörbar aus. »Ich bin enttäuscht, Louisa. Gerade von Ihnen hätte ich mehr erwartet. Ehrlichkeit, Integrität, Verantwortungsbewusstsein. Was haben Sie sich nur dabei gedacht? Sie haben mein Vertrauen mit Füßen getreten!«

Nein!

»Es tut mir leid, Carla, ich hätte viel früher mit Ihnen reden müssen. Ich hätte ...«

»Sie hätten von Mr. Bradshaws Behandlung zurücktreten müssen. Rechtzeitig. Sie kennen die Vorschriften.«

»Ich weiß, dass ich einen Fehler gemacht habe, der durch nichts zu entschuldigen ist. Aber lassen Sie es mich doch wenigstens erklären.«

»Sie brauchen mir nichts erklären, Louisa. Der Captain ist bereits informiert. Er entscheidet alles Weitere.«

Meine Beine gaben unter mir nach, und ich sank zurück auf den Fußboden des Flurs.

»Ich darf die Stelle nicht verlieren, Ma'am. Bitte, ich brauche Ihre Hilfe. Mein kleiner Bruder …«

»Das hätten Sie sich vorher überlegen müssen, Louisa. Es tut mir leid, ich kann nichts für Sie tun. Alles Gute für Sie.«

Sie legte auf. Einfach so.

Für einen Moment spielte ich mit dem Gedanken, direkt beim Captain anzurufen, ihn anzuflehen, mir meinen Job nicht wegzunehmen, aber was hätte das gebracht? Was hätte ich für Argumente gehabt? Keine, die ein Mann in seiner Position akzeptiert hätte.

Ich stieß einen frustrierten Schrei aus, warf das Handy quer durch den Raum und vergrub die Hände in meinen Haaren. Ich zog an meinen Locken, bis meine Kopfhaut stach und brannte, doch den reißenden Schmerz in meiner Brust konnte ich damit nicht übertünchen.

Ich hatte alles zerstört. Nicht nur mein Leben, sondern auch Elliots.

Vor allem Elliots.

Er war so voller Euphorie gewesen, so voller Hoffnung, dass wir wieder zusammen sein würden, und jetzt musste ich ihn enttäuschen. Ich musste ihn im Stich lassen – genau wie June ihn damals im Stich gelassen hatte. Weil auch ich egoistisch gewesen war und naiv und geblendet von der fixen Idee, jemanden an meiner Seite zu haben, bei dem ich mich geborgen fühlen konnte. Bei dem ich loslassen konnte.

Ich wischte mir die neuen Tränen aus dem Gesicht und kämpfte mich vom Fußboden hoch. Ich musste zu Elliot. Ich musste mit ihm reden, auch wenn ich noch keine Ahnung hatte, wie ich es jemals schaffen sollte, ihm das Herz zu brechen.

Es war bereits später Nachmittag, als ich auf dem Grundstück meiner Großeltern ankam. Ich hatte Zeit gebraucht, um mich für Elliots Enttäuschung zu wappnen, für seine Wut und seine Tränen. Ich hatte versucht, mir Erklärungen zurechtzulegen, Entschuldigungen und Worte des Trostes, doch sie hatten allesamt hohl geklungen. Leere Phrasen, die nichts an seinem Schmerz ändern würden. Oder an meinem.

Du bist kalt. Du bist leer. Du fühlst nichts.

Mit einem dicken Kloß im Hals trat ich auf die Veranda und drückte den Klingelknopf. Es dauerte einen Moment, bis Granny die Haustür öffnete. Sie sah erschöpft aus. Dunkle Schatten umrahmten ihre Augen, ihre Haut erinnerte mich an brüchiges Pergament.

»Louisa, wie schön.« Ein Lächeln setzte Funken von Freude in ihre Augen. Sie machte Anstalten, mich zu umarmen, doch ich trat einen Schritt zurück, um nicht gleich wieder in Tränen auszubrechen.

»Ich muss mit Elliot sprechen«, sagte ich mit heiserer Stimme.

»Elliot ist nicht da. Grandpa und er sind eine Runde in den Wald gegangen. Aber sie kommen sicher bald wieder.« Sie trat zur Seite und gab den Weg in den Flur frei. »Aber komm doch einen Moment rein. Möchtest du einen Tee oder einen Kaffee?«

Ich zögerte und nickte dann doch. Vielleicht war es sogar ganz gut, wenn ich erst mit Granny sprach. Schließlich musste ich ihr genauso erklären, dass ich ohne meinen Job nicht mehr als Vormund infrage kam.

Granny bedeutete mir, am Küchentisch Platz zu nehmen, der mit zahlreichen Dokumenten übersät war, in deren oberer rechter Ecke das Logo des Jugendamts prangte. Doch ich blieb lieber stehen.

»Entschuldige das Chaos. Ich war gerade dabei, die Unterlagen für Mr. Ambler auszufüllen, aber diese Beamtensprache ist gar nicht so leicht zu verstehen. Das letzte Mal hat mir deine Mom damit geholfen, aber dieses Mal …« Mit einem traurigen Zug um die Lippen raffte sie die Blätter zusammen.

»Genau darüber muss ich mit dir reden.«

Sie hielt in ihrer Bewegung inne. »Über die Unterlagen?«

»Über Elliot und die Vormundschaft.«

Granny hob irritiert die Augenbrauen, während ich versuchte, mich an die Erklärungen zu erinnern, die ich mir so akribisch zurechtgelegt hatte.

»Was ist denn passiert, Liebes?«, fragte sie und kam um den Tisch herum.

Wieder machte ich einen Schritt zurück, zwang mich zu atmen, kämpfte um Kontrolle und gegen die Tränen, die hinter meinen Augen brannten.

Du bist kalt. Du bist leer. Du fühlst nichts.

»Grandpa und du, ihr dürft nicht von der Vormundschaft zurücktreten.« Ich würgte die Worte mit möglichst emotionsloser Stimme heraus und schlug die Augen nieder, um Grannys überraschten Blick nicht sehen zu müssen.

»Ich verstehe nicht, Liebes. Du wolltest die Vormundschaft so unbedingt zurück. Warum hast du deine Meinung geändert?«

»Ich habe meine Meinung nicht geändert. Mein Job, ich habe …« Aufsteigende Tränen schnitten mir die Worte ab, also schluckte ich, einmal und noch einmal, bevor ich mir sicher war, dass ich den Satz aussprechen konnte, ohne die Fassung zu verlieren. »Ich habe meinen Job verloren.«

»Den Job in der Klinik? Aber warum? Was ist …?«

Ich schnitt Granny mit einem Kopfschütteln das Wort ab. »Das ist jetzt nicht wichtig. Es zählt nur, dass Mr. Ambler mir die Vormundschaft nicht geben wird, wenn ich kein festes Einkommen vorweisen kann. Deshalb dürft ihr nicht zurücktreten. Ihr müsst weiterhin für Elliot sorgen, damit er nicht zu irgendwelchen Fremden gesteckt wird und …« Ein Schluchzen stahl sich aus meiner Kehle, bevor ich mir eine Hand vor den Mund pressen konnte.

»Oh, Liebes, komm mal her.«

Mit feuchten Augen breitete sie ihre Arme aus, warm und tröstend, doch ich konnte der Geste nicht nachgeben. Ich hatte sie nicht verdient, weil ich diese Situation selbst verschuldet hatte. Ich atmete tief ein und straffte meine Schultern. »Ich weiß, dass euch die letzten Wochen viel Kraft gekostet haben, und es tut mir leid, dass ich euch diese Last aufbürden muss, aber bitte lasst Elliot nicht im Stich. Er hat so viel durchgemacht, so viel gelitten. Er darf nicht noch einmal aus seiner gewohnten Umgebung gerissen werden.«

Granny tupfte sich Tränen von den Wangen. »Natürlich nicht! Er bleibt selbstverständlich bei uns. Du musst dir keine Sorgen machen.«

Ein ganzes Gebirge rutschte mir von den Schultern, sodass ich beinahe das *Aber* in ihren Worten überhört hätte.

»Trotzdem solltest du wissen, dass das allenfalls eine kurzfristige Lösung ist. Die Überlastung auf unserer Seite hört damit nicht einfach auf. Außerdem hat dein Anwalt das Jugendamt bereits darüber informiert, dass wir Schwierigkeiten mit der Betreuung von Elliot haben. Sie werden uns engmaschig beobachten und immer wieder neu beurteilen, ob wir den Aufgaben als Vormund gewachsen sind.«

»Ich werde euch unterstützen«, versprach ich sofort. »Elliot kann öfter bei mir übernachten. Ich kann ihm bei den Hausaufgaben helfen. Ich kann …«

»Das weiß ich zu schätzen, Liebes, aber das löst unser Grundproblem nicht.«

Ich wusste sofort, worauf sie hinauswollte. »Wir können June da raushalten. Sie hat mit der ganzen Sache nichts zu tun.«

»Natürlich hat sie das. Sie lebt hier, genauso wie Elliot. Ihr werdet euch immer wieder über den Weg laufen, und jedes Mal wird der Konflikt zwischen euch von Neuem hochkochen. Nicht immer laut, aber unterschwellig. Er wird unser Miteinander belasten und Elliot zwischen den Fronten aufreiben. Das wird auch dem Jugendamt nicht entgehen.«

Ich schüttelte vehement den Kopf. »Nicht, wenn June und ich uns aus dem Weg gehen. Wir könnten uns abstimmen und …«

»Das ist doch Unsinn!«, rief Granny in einem mahnenden Tonfall, den ich noch aus meiner Kindheit kannte. »Wir müssen alle an einem Strang ziehen, wenn das funktionieren soll. Wir müssen lernen, wieder zusammenzuhalten, und uns wie eine Familie vor Elliot stellen, damit das Jugendamt ihn uns nicht wegnehmen kann.«

»Weil das mit dem Zusammenhalten ja schon bei Dad so wunderbar funktioniert hat!« Ich verschränkte die Arme vor der Brust, um den explodierenden Schmerz darin in Zaum zu halten. »Damals hätten wir auch zusammenhalten müssen, aber eure Tochter ist abgehauen, einfach so, ohne eine Erklärung – und ihr seid mit ihr gegangen. Woher weiß ich, dass es dieses Mal nicht wieder so ist, wenn June involviert ist?«

»Louisa, Liebes, es tut mir leid, wenn du dich von uns im Stich gelassen gefühlt hast. Es ist uns damals nicht leichtgefallen, aber wir mussten deiner Mutter helfen. Ihr fehlte die Kraft. Sie …«

»Stopp!«, rief ich dazwischen und hätte mir am liebsten die Hände auf die Ohren gepresst. »Ich will das jetzt nicht hören. Ich will nur wissen, ob ihr hinter Elliot und mir steht. Kann ich mich auf euch verlassen?«

Granny sah mich lange an, bevor sie nickte. »Natürlich kannst du das.«

Erleichterung wusch in einer sanften Welle über mich hinweg. Eine einzelne Träne löste sich aus meinen Wimpern, weil ich zumindest dieses Unheil abgewendet hatte. Elliot war in Sicherheit. Wir würden einen Weg mit dem Jugendamt finden. Ganz bestimmt. Trotzdem wollte mein Herz nicht aufhören zu schmerzen.

Du bist kalt. Du bist leer. Du fühlst nichts.

Wie eine Rettungsweste schnallte ich mir mein Mantra um. Es musste mich über Wasser halten. Noch einen Moment länger. Noch so lange, bis ich auch mit meinem Bruder gesprochen hatte.

»Ich warte dann draußen auf Elliot«, sagte ich knapp, presste die Lippen zusammen und eilte durch den Flur zur Haustür. Ich brauchte frische Luft. Viel davon.

»Louisa?«

Junes Stimme ertönte in meinem Rücken und ließ mich innehalten. Für einen Moment war ich versucht, sie einfach zu ignorieren, die Tür aufzureißen und nach draußen zu stürzen. Doch etwas in ihrem Tonfall, etwas in der Art, wie sie meinen Namen ausgesprochen hatte, lähmte jeden Muskel in meinem Körper. Ich spürte, wie sie näher kam und neben mir stehen blieb. Ich hielt die Luft an, wappnete mich, doch gegen ihren Blick war ich machtlos.

Als Teenager hatte sie mich oft so angesehen, besonders, nachdem ich aufgehört hatte, mein Herz auf der Zunge zu tragen, um stattdessen alles mit mir allein auszumachen. Ich hatte Liebeskummer in mich hineingefressen, nichts über Streitereien mit meiner besten Freundin erzählt und den Stress in der Schule hinter einem Lächeln versteckt. Ich hatte mich abgeschirmt, doch June hatte immer nur einen Blick gebraucht, um durch meine Wände und Mauern zu sehen. Und mehr brauchte sie auch jetzt nicht. Sie sah mich an, und ich konnte in ihren Augen erkennen, dass sie den Schmerz sah, das gebrochene Herz und die unendliche Enttäuschung. Meine Mauern bröckelten und wankten, egal, wie sehr ich mich dagegenstemmte. Ich war einfach nicht stark genug.

»Sieh mich nicht so an!«, keuchte ich, doch da war es bereits zu spät. Ein erstes Schluchzen drängte aus meiner Kehle und dann noch eins. Als June ihre Arme um mich schloss, brachen ganze Gesteinsbrocken aus meiner Mauer und zersprangen zu meinen Füßen. Ich zitterte, wollte sie wegstoßen und flüchten, doch mir fehlte die Kraft.

»Was ist denn passiert?«, fragte sie leise und zog mich nur noch fester in ihre Arme.

»Ich ... gar nichts ... Ich muss gehen. Ich ...« Meine Worte kamen längst nur noch verwaschen aus meinem Mund. Meine Sicht verschwamm und ich verlor den Boden unter den Füßen. Doch June hielt mich. Sie ließ sich neben mir auf den Boden des Flurs sinken und wiegte mich, streichelte meinen Rücken und mein Haar, murmelte Worte, die ich nicht verstand, deren Singsang sich jedoch weich und sanft auf das Brennen in meiner Brust legte. Ich war wieder der Teenager von damals und weinte in den Armen meiner Mom und allein dieser Gedanke hätte beinahe eine weitere Welle von Tränen über mich hereinbrechen lassen.

»Willst du mir nicht erzählen, was dich so quält?«

»Nein, ich …« Ein weiteres unkontrolliertes Schluchzen schüttelte mich.

»Hier geht es nicht nur um deinen Bruder und die Vormundschaft, oder?« Ich sah sie fragend an und zuckte zusammen, als sie mir die Tränen aus dem Gesicht wischte. »Ich habe gehört, was du mit Granny besprochen hast. Aber das ist nicht alles, richtig? Da lastet noch viel mehr auf dir.«

Ich wollte widersprechen, ihr sagen, dass es sie nichts anging, aber ihr Blick, ihre sanfte Stimme waren stärker. Ich ließ die Schultern sinken, schloss die Augen und ließ meinen Kopf nach hinten gegen die Haustür sinken.

»Es ist wieder passiert«, flüsterte ich. »Ich habe versagt. Genauso wie bei Dad, weil ich …«

»Du hast bei deinem Dad nicht versagt.«

»Ach nein?« Meine Augen flogen auf. »Ich habe mich von seinem Lächeln blenden lassen, daran geglaubt, dass es ihm besser geht, und darauf vertraut, dass ich ihn loslassen kann und dann …« Meine Stimme brach, und ich musste mich zwingen, tief in den Bauch zu atmen, um nicht wieder in unkontrollierbares Schluchzen auszubrechen. »Und jetzt passiert das alles von vorn, und ich habe nichts gelernt, obwohl man von einer Therapeutin doch mehr erwarten sollte. Doch ich habe wieder vertraut und geglaubt und meine Augen verschlossen. Dabei hätte ich mehr helfen müssen. Ich hätte verhindern müssen, dass er sich wieder in Gefahr bringen kann. Ich hätte ihm klarer machen müssen, wie wichtig seine Gesundheit ist.«

»Oh, Liebes.« June schlang erneut die Arme um mich, und ich vergrub meine Hände in dem groben Strick ihres

Pullovers. »Du darfst dir diese Bürde nicht aufladen. Als Therapeutin bist du eine Wegweiserin, eine Begleiterin, aber du kannst den Weg nicht für deine Patienten gehen. Du kannst ihnen helfen, aber nur so weit, wie sie deine Hilfe auch annehmen wollen.«

»Erspar mir deine Lehrbuchsprüche.«

»Das sind keine Lehrbuchsprüche, sondern meine Erfahrungen. Ich weiß, wie erdrückend die Last sein kann.«

Ich schnaubte und löste mich von ihr. »Aber du hast sie einfach abgeworfen und hast Dad im Stich gelassen.«

Sie lehnte sich neben mir an die Haustür und zog die Beine an ihre Brust. »Ich habe zwei Jahre lang versucht, deinem Dad zu helfen. Ich habe gekämpft, so lange und so hart, bis von mir selbst nur noch ein Schatten übrig war. Und trotzdem war es nicht genug. Ich habe mir lange Vorwürfe gemacht, weil ich glaubte, dass ich nicht genug gegeben hatte, um ihn zu retten. Weil ich glaubte, dass es meine Schuld ist. Aber das stimmt nicht, Louisa.« Sie griff nach meiner Hand und drückte sie sanft. »Wir können helfen, aber wir können nicht die Verantwortung für die Entscheidungen anderer Menschen übernehmen. Das habe ich lange nicht verstanden, bis ich die Notbremse ziehen musste, um nicht in dasselbe schwarze Loch zu stürzen. Und das hat mich nicht nur meinen Ehemann und mein Zuhause gekostet, sondern dieser Fehler hat mir vor allem meine Kinder genommen. Und es gibt nichts, was ich mehr bereue.« Hastig fuhr sie sich über das Gesicht. »Bitte, lauf nicht in das gleiche Messer, in das ich gelaufen bin. Gib dir nicht die Schuld, Liebes. Du hast alles getan. Für deinen Dad und für deinen Patienten.«

Ich schüttelte den Kopf. »Aber ich kann doch nicht einfach zusehen, wie er sein Leben aufs Spiel setzt. Das ertrage ich nicht noch mal. Ich …«

June zog mich erneut in ihre Arme und bettete ihre Wange auf meinem Haar. »Du magst ihn, oder? Diesen Patienten.«

»Ich will ihn nicht mögen.« *Ich will ihn hassen. Wütend sein. Ihn aus meinem Kopf verbannen und vergessen, was zwischen uns gewesen ist.*

»Aber du tust es.«

Ich schlug mir eine Hand vor den Mund. »Viel zu sehr.«

»Dann sprich mit ihm, sag ihm, was du ihm sagen möchtest, und lass ihn die Entscheidung treffen. Mach dich frei von der Verantwortung und von der Schuld. Lass dich nicht in das schwarze Loch ziehen. Bitte.«

»Aber ich will so sehr, dass er gesund wird.«

»Und das wird er, wenn er dafür zu kämpfen bereit ist.«

Wir saßen noch lange nebeneinander, schwiegen und hielten uns bei den Händen, und es war nichts seltsam daran, obwohl ich mir geschworen hatte, June für immer aus meinem Leben zu streichen. Doch es hatte sich gut angefühlt, jemanden zu haben, der einen tröstete. Der einfach da war und einen verstand. Der das Gleiche durchgemacht hatte.

»Lass uns über Dad reden«, sagte ich nach einer ganzen Weile. »Nicht jetzt, aber bald. Es gibt noch so vieles, was gesagt werden und was ich verstehen muss. Und …« Ich machte eine Pause und suchte nach den richtigen Worten. »Ich würde dir gern eine Chance geben. Für Elliot. Und für unsere Familie.«

Nun brachen die Tränen aus June heraus, aber da war auch ein Lächeln, breit und echt und so voller Dankbarkeit, dass auch ich erneut weinen musste.

»Danke, mein Schatz! Das bedeutet mir alles.«

»Ich habe zu danken, für deine Ehrlichkeit und deinen Rat. Danke.« Ich zögerte, doch dann sah ich June fest in die Augen und sprach das Wort aus, von dem ich dachte, dass es nicht mehr in mir existierte. »Mom.«

34. Patrick

»Aufstehen, Dornröschen. Es ist gleich zehn Uhr durch.« Ohne Vorwarnung zog Scott den Rollladen des Wohnzimmerfensters hoch und ließ grelles Tageslicht auf das Sofa scheinen, auf dem ich die letzte Nacht verbracht hatte. Stöhnend zog ich mir die Decke über den Kopf, nicht nur, weil mich das Licht blendete, sondern auch, weil ich noch nicht bereit war, mich einem neuen Tag zu stellen. Dafür steckte mir der gestrige noch viel zu sehr in den Knochen.

»Was ist denn das für eine Gastfreundschaft? Nächstes Mal frage ich Taya, wenn ich einen Platz zum Übernachten brauche«, brummte ich unter der Decke.

»Taya hätte dich schon um sieben aus dem Bett geschmissen und eine Runde durch den Wald gejagt.« Er riss mir die Decke weg und hielt mir seine mit Mehl bestäubte Hand hin. Ich blinzelte.

»Warum trägst du die Schürze deiner Mom?«

»Weil ich dir keinen grünen Smoothie als Frühstück verkaufe, wie Taya es getan hätte. Bei mir gibt es starken Kaffee und die besten Pancakes nach altem Chadwick-Familienrezept.«

Ich setzte mich auf und rieb mir die Augen, die sich nach dem wenigen Schlaf der letzten Nacht anfühlten, als hätte ich Sandkörner unter den Lidern. »Du hast mir Chadwick-Pancakes gemacht?«

Scott zog die Schultern hoch. »Als du gestern Abend hier aufgeschlagen bist, sahst du aus, als hättest du dringend welche nötig.«

Das Fremdkörpergefühl in meinen Augen wurde stärker, doch ich blinzelte tapfer dagegen an, ergriff Scotts Hand und ließ mich vom Sofa hochziehen.

»Danke«, krächzte ich und folgte meinem besten Freund.

Die Küche der Chadwicks war noch genauso eingerichtet wie vor zehn Jahren. Rustikale Holzschränke, eine Kücheninsel voller duftender Kräuter und der Kühlschrank, der unter der Flut an Fotos, Postkarten und Zeichnungen aus Scotts Kindergartenzeit kaum zu erkennen war. Ich erinnerte mich noch genau, wie ich damals das erste Mal an dem runden Eichentisch gesessen hatte und nach einem hitzigen Streit mit meinen Eltern die Pfannkuchen von Scotts Mom in mich hineingeschaufelt hatte. Damals hatte die Welt mit einem vollen Bauch und dem buttrig-süßen Geschmack im Mund gleich ganz anders ausgesehen. Diese Magie würden die Pancakes heute nicht vollbringen können. Aber daran war ich wohl selbst schuld.

»Willst du darüber reden?« Scott stellte uns jeweils einen Teller mit Pancakes und eine Flasche mit Ahornsirup hin und nahm dann mir gegenüber Platz.

»Ich wüsste nicht, was das bringen sollte.«

»Ernsthaft, Pat? Ich dachte, diese Einstellung hättest du seit den Sitzungen mit Louisa überwunden.«

Beim Klang von Louisas Namen zuckte ich zusammen, was Scott nicht entging. Ein mitfühlender Ausdruck trat in sein Gesicht.

»Dich hat's ganz schön erwischt, oder?«

Ich zog die Schultern hoch und nahm einen Bissen von den Pancakes. »Mir geht's gut.«

»Das sehe ich.« Mehr sagte er nicht, sondern musterte mich abwartend, bis ich hörbar ausatmete.

»Es spielt keine Rolle mehr, ob es mich erwischt hat oder nicht. Louisa will nichts mehr mit mir zu tun haben. Und das zu Recht.«

»Was ist passiert?«

Beinahe hätte ich mit *Nicht so wichtig!* geantwortet, was schon die zweite Lüge innerhalb einer Minute gewesen wäre. Lügen, Lügen, Lügen. Alles in mir und um mich herum war erfüllt von Unwahrheiten und Ausflüchten. Dabei hatte ich doch gerade erst erlebt, wie befreiend es war, endlich einmal ehrlich zu sein. Ich legte meine Gabel zurück auf den Teller.

»Ich habe Louisas Vertrauen missbraucht, um an die Tauglichkeitsbescheinigung für die Beförderung zum Chief zu kommen.«

Scott hob die Augenbrauen, sagte aber nichts, sondern wartete darauf, dass ich weiterredete.

Und das tat ich. Ich erzählte ihm davon, dass ich meinen Vater gebeten hatte, Louisa einzustellen, um der Supervision mit Dr. Ortega zu entgehen, und davon, dass mein Vater mich instruiert hatte, Louisa zu verführen, nachdem sie sich geweigert hatte, die Bescheinigung auszustellen. Mit bebender Stimme berichtete ich ihm von unserem Kuss auf dem Whale-Watching-Boot, von unserer gemeinsamen Nacht und davon, wie mein Vater all das gegen Louisa verwendet hatte – ohne dass ich etwas hatte tun können.

»Wow, das ist ein ziemlicher Klopper.« Scott lehnte sich auf seinem Stuhl zurück, nachdem ich geendet hatte. »Aber eins ist mir noch nicht ganz klar geworden. Warum hast du dich wirklich auf Louisa eingelassen? Wegen der Bescheinigung oder ...«

»Auf keinen Fall!«, rief ich laut. »Nein, ich wollte meinem Vater nie in die Hände spielen und Louisa in diese Lage bringen. Aber ich hatte mich nicht im Griff, weil …« Ich brach ab, doch Scott zögerte nicht, den Satz zu vervollständigen.

»Weil es dich erwischt hat.«

»Ja.« Ein kleines Wort, das mein Herz auf die vertraute Art stolpern ließ und Scott zum Grinsen brachte.

»Und was hält dich davon ab, zu ihr zu gehen und ihr genau das zu sagen?«

»Sie würde mir nicht zuhören.«

»Das weißt du nicht.« Scotts Lächeln war einer ernsten Miene gewichen. »Pat, diese Frau hat es geschafft, dass du endlich ehrlich zu dir bist. Du stellst dich deinen Ängsten, arbeitest an dir, machst die schwere Tür endlich einen Spaltbreit auf, und das tut dir verdammt gut. So gelöst wie in den letzten Wochen habe ich dich ewig nicht gesehen.«

»Aber ich habe sie zu sehr verletzt und ihr Vertrauen enttäuscht. Ich habe gelogen.«

»Dann ist es jetzt an der Zeit, ehrlich zu sein. In deinen Worten und in deinen Taten.«

Ich sah ihn verwundert an. »In meinen Taten?«

»Willst du die Chief-Stelle wirklich?«

»Was?«

»Die Chief-Stelle. Bedeutet sie dir so viel, dass du Louisa dafür aufgeben willst? Oder anders gefragt: Ist es dir so wichtig, die Erwartungen deines Vaters zu erfüllen, dass du dein eigenes Glück dafür aufs Spiel setzt?«

Ich schob meinen Stuhl nach hinten und sprang auf. »Das hat nichts mit meinem Vater zu tun.«

»Es hat alles etwas mit deinem Vater zu tun. Du bist Rettungsschwimmer, Patrick. Du bist jemand, der auf den

Ozean rausfliegt und nicht über die Hälfte der Arbeitszeit hinter einem Schreibtisch versauert.«

»Du hast doch keine Ahnung!«, zischte ich und dachte an Joey, an das Musikcamp und an sein Vertrauen in mich.

Scott schnaubte und erhob sich ebenfalls. »Du hast recht, ich habe keine Ahnung, weil du dich schon wieder verschließt wie eine verdammte Auster. Aber eins weiß ich ganz genau, du wirst es bereuen, wenn du nicht noch einmal mit ihr sprichst. Weil es dich die nächsten Monate und Jahre nicht mehr loslassen wird, was gewesen wäre, wenn du zu ihr gefahren wärst. Wenn du den Mut gehabt hättest, mit ihr zu reden.« In Scotts sonst so fröhlichen Augen brannte ein Schmerz, den er nur selten an die Oberfläche ließ. Er kam um den Tisch herum und legte mir eine Hand auf die Schulter. »Mach nicht den gleichen Fehler wie ich, okay? Lass sie nicht einfach gehen.«

Mein Blick wanderte zu dem voll behangenen Kühlschrank und blieb an dem Bild hängen, dessen Farben so ausgeblichen waren, dass man kaum noch Einzelheiten erkennen konnte. Doch das Lachen von Scott und Yuna war noch da. Zwei kleine Kinder, die durch die Wellen des Ozeans tobten, der sie immer verbunden und dann doch getrennt hatte. Mit einem Seufzen sah ich zurück zu Scott.

»Du hast recht. Ich sollte es versuchen.«

Mein Herz schlug in jeder Zelle meines Körpers, als ich in die Einfahrt zu Louisas Wohnung einbog. Tayas Wagen parkte vor der Haustür – eigentlich die perfekte Ausrede, um gleich wieder umzukehren, doch ich war lang genug feige gewesen. Also nahm ich meinen Mut zusammen, stieg die Verandastufen hinauf und drückt auf die Klingel.

Bilder meines letzten Besuchs drängten sich ungefragt auf. Louisa, die mir im Bademantel die Tür öffnete. Unsere hitzige Diskussion. Ihre verzweifelten Tränen. Die heißen Küsse auf nackter Haut.

Die Tür schwang auf und die Bilder verpufften.

»Patrick, was machst du denn hier?«, fragte Louisa atemlos. Sie trug eine eng anliegende Sportleggings, ein weites Shirt und keine Socken. Ihre Locken hatte sie zu einem unordentlichen Dutt auf ihrem Kopf aufgetürmt und feine Schweißperlen saßen auf ihrer Stirn.

»Komm ich ungelegen?«

»Taya und ich machen gerade Yoga. Wir …«

»Ich kann später wiederkommen.«

»Nein, schon gut.« Louisa warf einen Blick hinter sich, bevor sie barfuß raus auf die Veranda trat und die Tür hinter sich zuzog. »Also, warum bist du hier?«

Der defensive Ausdruck in ihren dunklen Augen und der distanzierte Unterton in ihrer Stimme verschlugen mir die Sprache. Louisa verschränkte die Arme vor der Brust. Gänsehaut zog sich über ihre Unterarme.

»Dir ist kalt. Vielleicht sollten wir …«

»Patrick, bitte, lenk nicht ab. Was willst du hier?«

Ich sog die kalte Frühlingsluft tief in meine Lunge. »Ich möchte mich bei dir entschuldigen. Für das, was ich dir angetan habe, und Elliot. Es tut mir leid, dass du wegen mir deinen Job verloren hast und …«

Sie schlang die Arme fester um ihren Oberkörper und sah runter auf ihre nackten Füße. »Du musst dir keine Gedanken machen. Uns geht es gut. Elliot und ich finden einen Weg. Das haben wir immer getan.«

»Wenn ich euch irgendwie helfen kann …«

»Du musst uns nicht helfen.« Ihr Blick fand meinen, und Funken ihrer vertrauten Wärme flackerten in ihren

Augen auf. »Ich weiß, deine Priorität liegt immer zuerst darin, andere zu retten, aber du brauchst deine Kraft jetzt, um dich um dich selbst zu kümmern.«

»Aber ich kümmere mich um mich selbst. Deswegen bin ich ja hier.«

Sie trat von einem Bein auf das andere. »Ach ja?«

»Ich ertrage den Gedanken nicht, dass du glaubst, du wärst für mich nur Mittel zum Zweck gewesen. Ich ...«

»Du musst mir nichts erklären. Ich hätte es nie so weit kommen lassen dürfen. Ich war deine Therapeutin und habe mich nicht an die Regeln gehalten.«

»Darum geht es mir gar nicht.« Ich machte einen Schritt auf sie zu, und sie blieb stehen, wo sie war, und hob das Kinn, um mir weiter in die Augen sehen zu können. »Ich will, dass du weißt, dass es mir leidtut. Ich habe dich am Anfang angelogen, weil ich feige war und weil ich unbedingt die Fragen von Dr. Ortega umgehen wollte. Ich hatte Angst und habe dich benutzt, um dieser Angst auszuweichen.«

»Patrick.«

»Nein, bitte, lass mich ausreden. Es tut mir leid, dass ich dich durch meinen Egoismus in diese Situation gebracht habe. Es war ein Fehler, dich in mein Chaos reinzuziehen, und trotzdem bin ich froh, dass ich diesen Fehler gemacht habe, weil ich nur durch dich gelernt habe, mich meinen Dämonen zu stellen.« Ich hob die Hand und strich federleicht über ihren Oberarm. »Ich war nicht immer ehrlich zu dir, aber meine Gefühle für dich waren immer echt. Ich habe dich geküsst und mit dir geschlafen, weil ich es wollte und nicht, weil mein Vater es von mir verlangt hat. Mein Herz gehört dir, Louisa.«

Sie schüttelte den Kopf und wich zurück, bis sich ihr Rücken gegen die Haustür presste. »Sag so was nicht.«

»Aber es ist die Wahrheit!«

»Eine Wahrheit, die keinen Unterschied mehr macht.« Ein gequälter Ausdruck huschte über ihr Gesicht. »Dafür ist zu viel passiert.«

Die Worte drangen wie ein Dolch tief in mein Herz, doch ich hatte kein Recht darauf, verletzt zu sein. Schließlich war ich selbst schuld. Ich hatte alles kaputt gemacht und uns damit jede Chance auf ein Wir genommen.

»Du brauchst Zeit, um deinen Weg zu finden. Um zu entscheiden, wer du sein willst und was du tun willst. Davon kann und will ich dich nicht ablenken.«

»Das ist nicht so einfach.«

»Das habe ich nie behauptet.« Sie lächelte. »Aber ich wünsche dir viel Kraft und hoffe, dass du den Mut findest, für dich und deine Gesundheit einzustehen. Unabhängig davon, was ich dir sage oder was dein Vater von dir verlangt.«

Ich sah auf meine Schuhe, weil ich genau verstand, worauf sie hinauswollte. »Ich kann nicht von der Chief-Stelle zurücktreten.«

»Kannst du nicht oder willst du nicht?«

»Ich kann nicht.« Die Worte kamen leise aus meinem Mund, und ich war mir noch nicht einmal sicher, ob Louisa sie wirklich gehört hatte, bis sie wieder einen Schritt auf mich zumachte und mir eine Hand auf den Arm legte.

»Und warum kannst du nicht?«, fragte sie vorsichtig. »Ist es, weil du dich deinem Vater gegenüber verpflichtet fühlst? Weil er sich damals vor dich gestellt hat, als du alkoholisiert zum Dienst erschienen bist?«

»Damit hat das nichts zu tun.« Ich schluckte gegen die Trockenheit in meiner Kehle an. »Ich mach das für Joey.«

»Für Joey?«, fragte Louisa überrascht. »Warum für Joey?«

»Sein Traum ist es, Musik zu machen. Er will nach Anchorage zu diesem Musikcamp und ich habe ihn noch nie so glücklich gesehen. Aber mein Vater ...« Ich räusperte mich, als meine Stimme versagte. »Mein Vater ist dagegen. Für ihn gibt es nur unsere Karriere bei der Coast Guard, und Musik leistet dazu keinen Beitrag. Also habe ich einen Deal mit ihm gemacht, damit er Joey die Musik lässt.«

»Ist das dein Ernst?«

»Ich kann meinen Bruder nicht im Stich lassen.«

»Und dein eigener Vater nutzt das aus?« Louisa sah mich vollkommen fassungslos an. »Er riskiert deine Gesundheit, deine Sicherheit, dein Leben und droht dir damit, auch das Leben deines Bruders zu zerstören, wenn du nicht spurst?«

Ja, so ist mein Vater.

Bittere Worte, die sich zusammen mit dem verstörten Ausdruck in Louisas Augen und der Bestürzung in ihrer Stimme verbanden und einen Zorn aufflammen ließen, den ich lange verdrängt hatte. Den ich aktiv weggeschoben hatte, weil er zu nichts führte und überhaupt nichts änderte.

»Du musst etwas dagegen tun.«

»Ach ja?«, rief ich, überwältigt von dem aufziehenden Sturm in meiner Brust. »Meinst du nicht, ich hätte längst etwas getan, wenn es einen Weg gegeben hätte? Joey ist minderjährig. Mein Vater entscheidet, was mit ihm passiert. Mein kleiner Bruder ist ihm ausgeliefert, und ich bin der Einzige, der ihm helfen kann.«

»Was ist mit deiner Mutter? Und mit Kyle? Du musst doch die Last nicht allein tragen.«

»Meine Mutter ist meinem Vater hörig, und Kyle interessiert sich nur für sich selbst.«

Louisa schüttelte ungläubig den Kopf. »Aber Joey ist auch sein Bruder, oder nicht? Hast du denn wenigstens versucht, ihn um Hilfe zu bitten?«

»Das würde nichts bringen. Glaubst du, ich hätte es sonst jemals so weit kommen lassen? Glaubst du, ich hätte zugelassen, dass mein Vater dich so behandelt, wenn ich nicht zwischen den Stühlen gesessen hätte? Ich hätte mich vor dich gestellt, Louisa. Ich hätte …«

Louisa legte ihre Hand auf meine Wange, kühl und federleicht, und fügte der Wut eine brennende Sehnsucht hinzu. »Ich verstehe, dass du für deinen Bruder einstehen willst. Mehr als jeder andere. Und doch darfst du dich dabei nicht selbst verlieren. Joey würde nicht wollen, wenn du dich und deine Gesundheit für ihn opferst. Du bist sein Vorbild. Er schaut zu dir auf. Möchtest du, dass es ihm später genauso geht? Dass er seine Träume, seine Wünsche hintanstellt, nur weil dein Vater es von ihm verlangt?«

Darüber musste ich nicht lange nachdenken. Also schüttelte ich den Kopf, weil ich nichts hätte sagen können, ohne die Kontrolle über meine Gefühle zu verlieren.

»Dann kämpfe!« Louisa lächelte mit ihrem wunderschönen Mund. »Für dich und für Joey. Für deine Gesundheit. Für dein Leben!«

Sie wollte ihre Hand von meiner Wange zurückziehen, doch ich legte meine auf ihre und hielt sie nur einen Moment länger fest. Ihr Blick fand meinen. »Hilfst du mir dabei?«

35. Patrick

»Bist du bereit für die Prüfung?« Die Stimme meines Vaters hallte zwischen den Spinden des leeren Umkleideraums wider. Mit vor der Brust verschränkten Armen stand er vor mir und beobachtete, wie ich meine Sportschuhe schnürte. Ich atmete gegen die rumorende Nervosität in meinem Magen an, stand auf und zwang mich, Haltung anzunehmen, weil ich wusste, dass mein Vater es erwartete. Auch wenn wir allein waren.

»Ja, Sir.«

»Gut, der Captain wartet draußen auf dem Trainingsplatz. Du kennst das Prozedere. Fitnesscheck, Belastungstest im Wasser unter Einbeziehung eines Rekruten, theoretische Prüfung. Stellt irgendetwas davon ein Problem dar?«

»Nein, Sir!«

»Und du hast dich im Griff?«

Wut fügte dem Rumoren in meinem Magen ein tiefes Grollen hinzu. Sie wand sich meinen Hals empor und legte mir brennende Worte auf die Zunge, die ich versuchte, mit zusammengebissenen Zähnen zurückzuhalten.

Noch nicht jetzt. Nicht hier.

Ich rang mir ein weiteres »Ja, Sir!« ab, was meinen Vater die Mundwinkel zu einem zufriedenen Lächeln heben ließ.

»Gut, dann lass uns gehen. Den Captain lässt man nicht warten.«

Ich blieb stehen, wo ich war. »Was ist mit Kyle?«

»Was soll mit ihm sein?«

»Er wollte auch für die Stelle antreten. Du hattest ihn doch als Ersatz vorgesehen, sollte ich es nicht schaffen.«

Das zufriedene Grinsen meines Vaters wich einem verächtlichen Schnauben. »Ich habe in Kyle nie einen ernst gemeinten Ersatz gesehen. Du brauchtest ein bisschen zusätzliche Motivation, dafür war er gut geeignet. Für alles Weitere ist er noch nicht bereit, und das habe ich ihm unmissverständlich klargemacht.«

»Er hat seine Bewerbung freiwillig zurückgezogen?«, fragte ich überrascht.

»Was spielt das für eine Rolle? Kyle ist nicht geeignet für die Stelle, du schon. Er wird heute die Rolle des Rekruten übernehmen, wenn wir für den zweiten Teil raus auf den Ozean fahren. Als erzieherische Maßnahme. Damit ihm klar wird, wo sein Platz ist und an welchen Defiziten er arbeiten sollte.«

»Aber er wollte die Stelle.« *Im Gegensatz zu mir.*

»Wollen sagt nichts über die Qualifikation aus. Und jetzt will ich nichts mehr darüber hören.«

»Und die anderen Anwärter?«

»Es gibt keine Anwärter, die die entsprechenden Qualifikationen nachweisen konnten.«

Weil du dafür gesorgt hast. Ich ballte die Hände zu Fäusten.

»Das bedeutet jedoch nicht, dass ich eine halbherzige Leistung deinerseits dulde. Ich will deine Motivation spüren. Haben wir uns verstanden?«

Er klopfte mir auf die Schulter und rang mir ein weiteres »Ja, Sir!« ab, bevor er die Tür des Umkleideraums aufzog und in Richtung Trainingsgelände marschierte.

Draußen hingen die Wolken tief und dunkel am Himmel und tauchten das Trainingsgelände der Coast Guard in ein trübes graublaues Licht. Über der Laufbahn, den Reckstangen und den Kletterwänden hingen noch letzte Schleier des frühmorgendlichen Nebels. Das Platschen der Wellen, das vom nahen Pier herüberwehte, legte sich beruhigend auf meine flatternden Nerven.

»Sie warten da hinten«, rief mein Vater und deutete rüber zu den Trainerbänken, die einen Teil der Laufbahn säumten.

Captain Reynolds stand mit zwei weiteren Coast Guards zusammen und schien in ein Gespräch vertieft. Anders als sonst trug er nicht Hemd und Bundfaltenhose, sondern den gleichen dunkelblauen Overall wie seine Kollegen. Wie von meinem Vater angekündigt, hatte sich Kyle auf einer Bank weiter abseits niedergelassen und die Arme missmutig vor der Brust verschränkt. Doch mich überraschte nicht sein grimmiger Gesichtsausdruck, sondern vielmehr die Tatsache, dass er nicht allein war.

»Was macht Joey denn hier?«, fragte ich atemlos, als mein kleiner Bruder von seinem Platz aufsprang und euphorisch in meine Richtung winkte. Das Rumoren in meinem Magen nahm an Intensität zu und schickte Wellen von Übelkeit durch meinen Körper.

Mein Vater grinste. »Nun, ich dachte, ein bisschen zusätzliche Motivation könnte dir nicht schaden. Und was gibt es schon Schöneres, als in die leuchtenden Augen deines Bruders zu sehen, sobald du die Beförderung in der Tasche hast?«

Wieder klopfte er mir auf die Schulter und ich hätte mich beinahe vergessen, wenn sich der Captain nicht in dem Moment umgedreht hätte, um meinen Vater und mich mit einem breiten Lächeln zu begrüßen.

»Herzlich willkommen zu Ihrer Chief-Prüfung, Schwimmer Bradshaw. Wie geht es Ihnen?«

Dieses Mal fiel es mir leichter, Haltung anzunehmen. »Gut, Sir. Vielen Dank.«

»Wunderbar, dann sollten wir keine Zeit verlieren, nicht wahr? Ich schlage vor, Sie machen sich warm, und dann legen wir los.«

Ich nickte und lief eine erste Runde um den Trainingsplatz, wechselte zwischen Joggen, Kniehebelauf und Seitwärtsschritten und versuchte, meinen aufgewühlten Magen mit tiefen Atemzügen unter Kontrolle zu bringen. Immer wieder wanderte mein Blick rüber zum Parkplatz, der sich an das Trainingsgelände anschloss. So früh am Morgen war dort viel Bewegung. Coast Guards und Verwaltungsangestellte erschienen zur Frühschicht. Doch der Wagen, auf den ich wartete, war nicht dabei.

Sie kommt noch, sagte ich mir, während ich eine zweite Aufwärmrunde lief.

Sie kommt noch, sagte ich mir, während ich mich dehnte.

Sie kommt noch, sagte ich mir, während ich die Dehnübungen wiederholte.

Mein Vater wurde ungeduldig. Mit einem eindeutigen Kopfrucken signalisierte er mir, dass ich es übertrieb mit der Aufwärmphase. Ich joggte zurück zum Captain und wäre beinahe über meine eigenen Füße gestolpert, als mich die Erkenntnis traf.

Sie hat es sich anders überlegt.

Sie kommt nicht.

»Bevor wir starten, muss ich Ihnen noch die obligatorische Frage zu Ihrer Prüfungstauglichkeit stellen.« Der Captain räusperte sich. »Mr. Bradshaw, sind Sie sowohl körperlich als auch mental dazu in der Lage, die heutige Prüfung zur Erlangung der Position des Chiefs zu absolvieren?«

Ich hielt die Luft an, schloss die Augen und horchte in mich hinein, lauschte auf einen Zweifel, einen Einwand, doch da war nur Gewissheit.

»Patrick?«

Die mahnende Stimme meines Vaters war nicht mehr als ein weit entferntes Echo im Vergleich zu dem Knirschen der vertrauten Schritte in meinem Rücken. Mehr brauchte ich nicht, um die Augen zu öffnen und das Wort auszusprechen, das ich meinem Vater gegenüber schon viel häufiger hätte aussprechen müssen.

»Nein!«

Das Wort kam laut und deutlich aus meinem Mund – wie ein gieriges Einatmen, nachdem man alle Gewichte abgeschüttelt hat und kurz vor dem Ersticken die Wasseroberfläche durchstößt.

Die erstaunten Gesichter nahm ich erst einen Wimpernschlag später wahr. Die Irritation des Captains, die rasende Wut meines Vaters, die Überraschung in Kyles Augen, die Enttäuschung in Joeys und das stolze Funkeln in Louisas.

Mit vom Wind zerzausten Locken trat sie an meine Seite und gab mir den letzten Rest Sicherheit, um den ersten Schritt auf meinem eigenen Weg zu wagen.

»Mr. Bradshaw, ich verstehe nicht …«, setzte der Captain an, doch mein Vater preschte dazwischen.

»Ms. Richards, Sie sind nicht länger für die Coast Guard beschäftigt. Verlassen Sie unverzüglich das Gelände, und lassen Sie uns hier unsere Arbeit machen.«

Louisa reckte das Kinn vor. »Ich bin hier, weil Ihr Sohn mich darum gebeten hat, und ich werde so lange bleiben, wie er mich braucht.« Für einen Moment legte sie ihre Hand auf meine Schulter, federleicht nur, und doch zischten Mut und Zuversicht wie warme Funken durch meinen Körper.

Pulsierende Adern traten an den Schläfen meines Vaters hervor. »Sir?« Er wandte sich an den Captain. »Geben Sie mir fünf Minuten mit meinem Sohn? Danach können wir fortfahren.«

»In Ordnung. Aber beeilen Sie sich. Wer weiß, wie lange das Wetter noch hält.« Der Captain sah wachsam zwischen allen Beteiligten hin und her und warf noch einen kritischen Blick zu den dunkler werdenden Wolken, bevor er und die beiden anderen Coast Guards sich ein paar Meter entfernten.

»Bist du von allen guten Geistern verlassen, mich vor dem Captain so bloßzustellen?« Mein Vater hatte Mühe, seine Stimme unter Kontrolle zu halten. »Was soll diese Schmierenkomödie? Du reißt dich jetzt zusammen und ziehst diese Prüfung durch!«

»Nein, Vater!«

Wut verengte seine Augen zu gefährlichen Schlitzen. »Für dich immer noch *Sir*, haben wir uns verstanden? Und das war ein direkter Befehl. Ich dulde keine Verweigerung!«

»Dann sprich eine Verwarnung gegen mich aus, leite eine disziplinarische Maßnahme ein. Ich werde die Prüfung trotzdem nicht ablegen.«

Er hob den Zeigefinger und bohrte ihn mir in die Brust. »Wir hatten einen Deal, schon vergessen?« Sein Kopf ruckte in Joeys Richtung, der daraufhin von seiner Bank aufsprang und mit weit aufgerissenen Augen zu uns geeilt kam.

»Was ist denn los?«

Ich warf ihm ein aufmunterndes Lächeln zu. »Alles wird gut, Joe, okay? Das verspreche ich dir. Geh mit Kyle zurück zum Parkplatz, ich erkläre dir später alles.« Ich nickte Kyle zu, der jedoch erst zu meinem Vater sah. Weil auch ihm der verdammte Mut fehlte, eigene Entscheidungen zu treffen.

»Der Junge bleibt hier!«, polterte mein Vater, woraufhin Kyle Haltung annahm und mein Herz sank.

»Du schaffst das«, flüsterte Louisa neben mir, und ich straffte die Schultern.

»Du hast recht«, sagte ich in Richtung meines Vaters. »Wir hatten einen Deal, weil du der Chief-Position unbedingt den Bradshaw-Stempel aufdrücken willst. Und das kann auch weiterhin so bleiben, denn du hast einen Sohn, der mehr als motiviert ist, diese Stelle zu übernehmen. Doch dieser Sohn bin nicht ich.«

»Wir. Hatten. Einen. Deal!«, wiederholte mein Vater bedrohlich leise.

»Und ich bitte dich, den Deal auszuweiten. Lass Kyle antreten. Er hat die Durchsetzungskraft, die man als Chief braucht, und die Disziplin. Er ist ein exzellenter Rettungsschwimmer und weiß, worauf es da draußen ankommt. Er kann deinen Namen mindestens so gut vertreten wie ich. Wenn nicht besser.«

Dass Kyle mich vollkommen entgeistert ansah, hinterließ ein dumpfes Stechen in meiner Brust. Wir waren

Brüder. Es sollte ihn nicht so überraschen, dass ich etwas Positives über ihn sagte.

»Nein!«, rief mein Vater so laut, dass der Captain sich zu uns umdrehte. »Du hast dich dazu bereit erklärt, die Position zu übernehmen, und dabei bleibt es! Oder habe ich dir etwa nicht beigebracht, dass ein Mann zu seinem Wort steht?«

»Du hast mir beigebracht, immer nur das zu tun, was du von mir verlangst. Du hast mir beigebracht, meinen Erfolg nur daran zu messen, ob du mit mir zufrieden warst. Du hast mir beigebracht, dass ich selbst nichts zähle. Weder meine Gesundheit noch mein Glück.« Ich griff nach Louisas Hand und drückte sie sanft, ohne den Blick von meinem Vater abzuwenden. »Aber ich kann das nicht mehr. Ich will gesund werden, und das kann ich nur, wenn ich anfange, auf mich selbst zu hören. Und nicht länger auf dich.«

Die Nasenflügel meines Vaters bebten, und ich war mir sicher, dass es einzig und allein an der Anwesenheit des Captains lag, dass er nicht explodierte.

»Du hast dich von diesem Weibsbild einwickeln lassen, mein Sohn. Du trittst unseren Familiennamen mit Füßen, vergisst alles, was ich für dich getan habe. Hör auf mit diesem Gefasel und gib zu, dass es dir nur darum geht, wieder in das verdammte Höschen dieser Möchtegern-Therapeutin zu kommen.«

»Pass auf, was du sagst!« Ich preschte nach vorn und hätte meinen Vater am Kragen gepackt, wenn Louisa mich nicht zurückgehalten hätte.

Mein Vater hob abwehrend die Hände. »Wenn du unbedingt deinen Weg gehen willst, bitte. Dann musst du aber auch mit den Konsequenzen leben.« Er drehte sich zu Joey um. »Joseph, das Musikcamp ist gestrichen!«

»Nein!«

Der Schmerz in der Stimme meines kleinen Bruders zerriss mir beinahe das Herz. Mit Tränen in den Augen vergrub Joey die Hände im Stoff meines Trainingsshirts. »Pat, bitte, ich muss in dieses Camp. Kannst du es dir nicht noch einmal überlegen? Für mich?«

Ich zog Joey in meine Arme, als auch Kyle an meine Seite trat, mit geradem Rücken und zurückgezogenen Schultern.

»Ich kann die Chief-Position übernehmen, Sir. Ich verspreche, dass ich allen Erwartungen gerecht werde. Ich werde mich reinhängen. Ich werde diese Position leben. Ich ...«

»Ruhe jetzt!« Speicheltropfen stoben aus dem Mund meines Vaters. »Patrick ist mein Sohn! Er wird Chief und sonst niemand!«

Ein verletzter Ausdruck trat in Kyles Gesicht, den ich so noch nie bei ihm gesehen hatte. »Aber ich kann genauso für den Namen Bradshaw einstehen. Auch ich bin dein Sohn. Ich ...«

»Bist du nicht!«

Die Worte schlugen mit der Zerstörungskraft von Kanonenkugeln ein und pulverisierten jeden Gedanken an die Chief-Prüfung oder das Musikcamp. Sie übertönten die fragenden Rufe des Captains, das Heulen des auffrischenden Windes und das beruhigende Gefühl von Louisas Hand in meiner, bis nichts weiter übrig war als diese drei Worte.

Bist. Du. Nicht.

»Wie kannst du so etwas sagen?« Kyles bebende Stimme drang wie durch Watte an mein Ohr. »Was habe ich falsch gemacht? Ich habe dich nie enttäuscht. Ich ...«

»Das gehört jetzt nicht hierher. Ich ... Wir reden später darüber, wenn ...« Mein Vater stockte, räusperte sich. »Nach der Prüfung. Nicht jetzt. Ich ...«

Er brach erneut ab und Entsetzen ließ sämtliche Farbe aus Kyles Gesicht weichen, als er die Panik in den Augen unseres Vaters sah.

»Du meintest das ernst?«, fragte er mit tonloser Stimme, die Augen weit aufgerissen. »Du hast das nicht nur so daher gesagt? Das war die Wahrheit? Das ...«

»Das gehört jetzt nicht hierher!«

Kyle griff sich an den Kopf. »Hast du mir deswegen immer wieder Steine in den Weg gelegt? Hast du deswegen meine Leistungen, meine Rekorde, die Auszeichnungen nie anerkannt? Gab es deswegen für dich immer nur Patrick, Patrick, Patrick? Einen bestenfalls zweitklassigen Rettungsschwimmer, der seine Nerven nicht unter Kontrolle hat. Und trotzdem war er immer deine Nummer eins, weil er dein Sohn ...« Ein fast schon animalischer Laut drang aus seiner Kehle und schluckte jedes weitere Wort.

Ich wollte etwas sagen, etwas tun, doch ich wusste nicht, was. Ich stand einfach nur hilflos da und sah die Welt meines Bruders vor meinen Augen zusammenbrechen.

»Ich sagte, wir reden später!« Mein Vater hatte sich erschreckend schnell wieder unter Kontrolle und fokussierte seinen Blick auf mich. »Der Captain wartet nicht ewig, um die Prüfung durchzuführen.«

Bevor ich etwas antworten konnte, schoss Kyles Faust nach vorn und donnerte gegen den Unterkiefer meines Vaters. Grelle Blutstropfen spritzen auf sein weißes Hemd, als seine Unterlippe aufplatzte. Joey und Louisa stießen einen erschrockenen Schrei aus, während ich blitzschnell reagierte und mich zwischen meinen Vater und Kyle stellte, bevor sie weiter aufeinander losgehen konnten.

»Du verdammter ...«, fluchte mein Vater und versuchte, mich zur Seite zu drängen, doch ich verpasste ihm einen Stoß vor die Brust, um ihn auf Abstand zu halten.

»Was ist denn hier los?« Der Captain kam mit hochrotem Kopf und schmalen Lippen auf uns zugeeilt. »Mr. Bradshaw, das war eine schwere Tätlichkeit gegen Ihren Vorgesetzten. Das wird ein Nachspiel haben!«

Kyle stieß ein schrilles Lachen aus. »Schieben Sie sich Ihr verdammtes Nachspiel sonst wohin! Ich bin fertig mit meinem sogenannten *Vorgesetzten*!«, rief er, machte auf dem Absatz kehrt und stürmte davon. Ich wollte ihm hinterher, doch mein Vater griff nach meinem Arm.

»Lass mich los! Kyle braucht jetzt jemanden. Ich kann ihn nicht ...«

Seine Finger schlossen sich fester um mein Handgelenk, bis es schmerzte. »Du wirst diesen Platz nicht verlassen, bis du die Prüfung abgelegt hast, verstanden?«, zischte er, während weiterhin Blut von seinem Kinn auf das weiße Hemd tropfte.

»Aber ...«

»Dann lauf ich ihm nach«, rief Joey und stürmte Kyle hinterher. Ich riss mich los, wollte ihm ebenfalls nachrennen, doch dieses Mal war es der Captain, der mich aufhielt. Mit vor der Brust verschränkten Armen trat er vor mich und meinen Vater hin.

»Die Prüfung wird verschoben«, rief er mit donnernder Stimme. »Harrison, Sie lassen Ihre Lippe versorgen. Mr. Bradshaw, Sie haben bis heute Nachmittag Zeit, mir mitzuteilen, ob Sie weiterhin zur Prüfung antreten wollen. Im Anschluss erklären Sie mir beide, was hier gerade passiert ist!«

»Ich muss nicht überlegen, ob ich zur Prüfung antreten will.«

»Überlege dir, was du sagst!« Mein Vater hob drohend einen Zeigefinger, während er sich mit der anderen Hand das Blut vom Kinn wischte. »Vergiss nicht, dass ich mich immer schützend vor dich gestellt habe, und überleg dir gut, ob du diesen Schutz verlieren willst, wenn du dich falsch entscheidest!«

Seine Drohung traf mich unvorbereitet, obwohl ich sie hätte kommen sehen müssen. Er stand mit dem Rücken zur Wand und die Option des Klein-Beigebens gab es für ihn nicht. Er kannte nur den Angriff, und den konterte man am besten mit einem Gegenangriff.

»Captain?« Ich zog die Schultern zurück und sah noch einmal zu Louisa, in ihre warmen Augen, die mir in den letzten Wochen so viel Kraft und Zuversicht geschenkt hatten, sodass ich nun den Mut fand, diesen letzten Schritt zu gehen. »Ich muss einen Fehler meinerseits anzeigen, den ich Ihnen bisher verschwiegen habe.«

»Patrick!«, rief mein Vater, doch der Captain brachte ihn mit einer barschen Handbewegung zum Schweigen.

»Der da wäre, Mr. Bradshaw?«

»Ich bin alkoholisiert zum Dienst erschienen. Bevor das Unglück auf dem Whale-Watching-Boot passierte, durch das der Rettungsschwimmer Colin Miller und ein Zivilist zu Tode kamen.«

»Wie bitte?«

»Ich bin mir der Tragweite dieses Vergehens vollkommen bewusst, Sir und ich werde jede Konsequenz akzeptieren, die Sie daraus zu ziehen gedenken.«

»Mir fehlen die Worte, Mr. Bradshaw! Wie konnten Sie mir das verschweigen?«

»Es tut mir leid, Sir! Ich weiß, dass es falsch war, doch ich wollte weiter rausfliegen und helfen. Ich bin immer Rettungsschwimmer gewesen. Ich ...« Meine Stimme brach unter dem enttäuschten Blick des Captains.

»Und Sie wussten davon, Harrison, und haben alles vertuscht?«

»Ich habe meinen Sohn geschützt, Sir.«

Ich stieß ein bitteres Lachen aus. »Du hast vor allem dich selbst geschützt. Dich und deinen Ruf. Du wolltest nicht, dass dein Name beschmutzt wird, und weißt du, was?«

Der letzte Rest Wahrheit brach wie ein Tsunami über mich herein. So lange hatte ich sie weggeschoben, die Schuld bei mir gesucht, für mich allein gelitten und all meinen Zorn auf mich selbst projiziert. Doch das musste aufhören. Ich musste mich befreien. Voll und ganz und für immer.

»Ich habe an dem Abend vor dem Unglück wegen dir getrunken! Weil ich den Druck nicht ausgehalten habe. Weil du keine Fehler toleriert hast. Weil du eine tadellose Quote haben wolltest, damit ich so schnell wie möglich unter den Rettungsschwimmern aufsteige. Ich habe mich betrunken und hatte nicht den Mumm, mich arbeitsunfähig zu melden, weil ich eine Scheißangst vor dir hatte!« Ich griff nach Louisas Hand, bevor ich mich noch einmal an den Captain wandte. »Bitte entschuldigen Sie mich, Sir. Ich muss mich jetzt um meine Brüder kümmern. Danach werde ich sofort zu Ihnen ins Büro kommen und die Konsequenzen für mein Verhalten tragen.«

Mit leichterem Herzen und ohne eine Antwort abzuwarten, rannte ich mit Louisa an der Hand hinter meinen Brüdern her.

36. Louisa

»Kyle geht nicht an sein Telefon«, rief Patrick alarmiert, als er mit seinem Smartphone am Ohr aus dem Umkleideraum geeilt kam.

Ich stand am anderen Ende des Flurs, an der gläsernen Eingangstür des Trainingszentrums, und sah raus auf den Parkplatz, rüber zu Kyles Auto, für den Fall, dass er und Joey auf dem Parkplatz auftauchen würden. Doch Fehlanzeige. Vor fünf Minuten hatte es zu allem Überfluss auch noch angefangen zu regnen. Schwere Tropfen prasselten wie Gewehrsalven auf die Autodächer und gegen die Glasscheibe vor mir und ließen das ungute Gefühl in meiner Magengegend nur noch weiter anwachsen.

»Hast du es bei Joey versucht?«

»Noch nicht.« Patricks Finger bebten, als er neben mich trat und auf seinem Display herumtippte, um Joeys Nummer aufzurufen.

»Hey.« Ich legte ihm eine Hand auf den Arm. »Nimm dir einen kurzen Moment. Atme einmal tief durch. Die letzten Minuten haben dich viel Kraft gekostet. Du hast …« Ich unterbrach mich, weil mir die richtigen Worte fehlten, um zu beschreiben, was auf dem Trainingsgelände passiert war.

Patrick schnaubte. »Ich habe dafür gesorgt, dass ich meinen Job verliere, und obendrein auch noch meine Familie, wie ich sie kannte, zerstört?«

»Dafür ist dein Vater verantwortlich und niemand sonst. Du hast nur die Wahrheit gesagt. Du warst ehrlich. Du bist für dich eingestanden und für deine Gesundheit. Du hast dich befreit, Patrick.« Sein gequälter Blick traf meinen, und ich konnte nicht anders, als mich auf die Zehenspitzen zu stellen und ihn in meine Arme zu ziehen. Er stieß die Luft aus, als hätte er die ganze Zeit den Atem angehalten. »Ich bin stolz auf dich, dass du den Schritt gewagt hast. Auch wenn es wehtut.«

Er schloss seine Arme um meinen Körper und vergrub sein Gesicht an meiner Halsbeuge. »Danke, dass du gekommen bist.«

Die Wärme seines Atems streifte mein Ohr und hauchte eine Gänsehaut auf meinen Nacken. »Natürlich. Ich bin da, wenn du mich brauchst.«

Er löste sich von mir und lehnte seine Stirn gegen meine. Mein Herz setzte einen Schlag aus. »Louisa, ich weiß, das ist jetzt nicht der richtige Zeitpunkt, aber ...«

Das Klingeln seines Handys ließ uns auseinanderfahren.

»Das ist Joey.« Hastig hob Patrick das Smartphone zurück an sein Ohr. »Joe, wo seid ihr? Draußen tobt gleich die Hölle los. Seid ihr im Trockenen? Wir ...« Er stockte, als Joey ihn unterbrach. Ich konnte nicht genau verstehen, was er sagt, doch die Panik in der Stimme des Jungen hörte ich sehr wohl. Sämtliche Farbe wich aus Patricks Gesicht, und sein Blick huschte zurück zu dem losbrechenden Unwetter hinter der Glasscheibe.

»Kennst du eure Position? Kannst du sie durchgeben? Nein, das ist kein Problem. Wir können versuchen, euch zu orten.« Er schloss die Augen und atmete tief ein, um die Ruhe zu bewahren. »Gib mir Kyle, okay? Und Joe, alles wird gut. Wir kriegen das hin.«

Ich hörte Joey noch etwas erwidern und dann nur noch das Pfeifen des Windes. Patrick verharrte, starrte wie hypnotisiert in den Regen, bevor Kyles Stimme ertönte. Kurz. Hart. Wild entschlossen.

»Nein, Kyle, warte. Lass uns reden. Kyle!«

Patricks Stimme hallte zwischen den Betonwänden des Flures wider, bevor er mehrere Flüche ausstieß, die das ungute Gefühl in meinem Magen in einen schweren, klebrigen Klumpen verwandelten.

»Was ist passiert?«, fragte ich vorsichtig.

Patrick schüttelte den Kopf und griff sich an die Nasenwurzel, massierte sie, atmete. Als er mich wieder ansah, stand pure Angst in seinen Augen.

»Er hat das Schnellboot genommen, das für die Chief-Prüfung eingeplant gewesen war. Er ist damit rausgefahren, auf den offenen Ozean. Mit Joey. Trotz des aufziehenden Unwetters. Er hat Joeys Handy über Bord geworfen. Ich …« Ein Zittern lief durch seinen Körper, und ich legte ihm beide Hände auf die Schultern, um seine Aufmerksamkeit auf mich zu lenken.

»Das ist ein Notruf, Patrick. Du musst ihn weitergeben.«

Er blinzelte und sein Blick klärte sich. »Du hast recht. Komm mit! Wir müssen rüber zur Air Station!«

Seine Hand schloss sich um meine, und gemeinsam rannten wir raus in den strömenden Regen. Als wir endlich in Patricks Wagen saßen, waren wir bereits bis auf die Knochen durchnässt, aber davon nahm ich kaum Notiz. Ich rammte den Autoschlüssel in das Zündschloss, während Patrick im Büro des diensthabenden Petty Officers anrief und den Notruf meldete. Ich klammerte mich an das Lenkrad und kniff die Augen zusammen, um die

Straße durch die Wassermassen hindurch zu erkennen, die unaufhörlich gegen die Windschutzscheibe prasselten.

»Da vorn musst du rein«, rief Patrick nur eine Minute später und dirigierte mich auf den Parkplatz der Air Station. Doch als ich den Motor ausschaltete, bereit, aus dem Wagen zu springen und in das vor uns liegende Gebäude zu sprinten, griff er mit einer Hand nach meinem Handgelenk.

»Scott und der Rest der Crew werden rausfliegen«, sagte er, seine Stimme kaum laut genug, um das Trommeln des Regens zu übertönen.

»Das ist doch gut, oder? Sie wissen, was zu tun ist. Sie werden Kyle und Joey sicher zurückbringen.«

Er sah mich an und die Zerrissenheit in seinen Augen brachte die Angst zurück, weil ich nun verstand, worauf er hinauswollte. »Du willst mitfliegen.«

»Die beiden sind meine Brüder. Ich kann sie nicht im Stich lassen und trotzdem ...« Er fuhr sich durch das nasse Haar, woraufhin sich ein Regentropfen löste und seine Wangen hinunterrann. »Und trotzdem weiß ich, dass ich nicht rausfliegen sollte. Ich bin noch nicht bereit.«

Ich fing den Tropfen mit meiner Hand auf und seufzte, als Patrick sich in meine Berührung lehnte. Ich sollte froh sein, dass er seine Grenzen akzeptierte, dass er verstanden hatte, dass er noch Zeit brauchte, und trotzdem war da die Frage, ob es diese Grenzen tatsächlich noch gab. Oder ob ich mich nur daran klammerte, um ihn in Sicherheit zu wissen.

»Woher weißt du, dass du nicht bereit bist?«

Er sah mich überrascht an. »Was?«

»Ist das deine eigene Einschätzung oder fühlst du dich verpflichtet, dich an das zu halten, was ich dir gesagt habe? Weil ich dich genauso unter Druck gesetzt habe wie dein Vater?«

»Louisa, wie kommst du darauf?« Dieses Mal beugte er sich vor, um einen Tropfen von meiner Wange zu wischen. Nur war es dieses Mal kein Regen, sondern eine Träne. »Du hast mich nie unter Druck gesetzt.«

»Doch hab ich, weil ich dachte, ich könnte mit dir die Fehler wiedergutmachen, die ich mit meinem Dad gemacht habe. Ich dachte, wenn ich es schaffe, dich zu heilen, dann hätte ich so etwas wie Abbitte geleistet. Dann hätte ich bewiesen, dass ich dazugelernt habe und der Tod meines Vaters nicht umsonst gewesen ist.« Ich presste die Lippen aufeinander, um nicht zu schluchzen. »Ich möchte nur, dass du weißt, dass mir deine Gesundheit am Herzen liegt und dass ich mir nichts mehr wünsche, als dass du gesund wirst. Doch ich entscheide genauso wenig über dich wie dein Vater. Ich vertraue dir und deinen Entscheidungen. Ich kann loslassen. Auch wenn es mir verdammt Angst macht.«

Ein Lächeln ließ Patricks traurige Augen für einen Moment aufleuchten. »Ich habe mich von dir nie unter Druck gesetzt gefühlt, okay? Ich weiß, dass es noch ein langer Weg ist, bis ich wieder ganz der Alte bin und allein da rausfliegen kann. Doch das sind meine Brüder da draußen, und die können nicht warten.« Er strich mir erneut über die Wange und fing weitere Tränen auf. »Aber dank dir weiß ich, dass ich nicht alles allein schaffen muss. Dass ich mir Hilfe suchen kann, wenn ich welche brauche. Und genau das mache ich jetzt.« Er rutschte in seinem Sitz nach vorn, bis sein warmer Atem gegen meine Lippen schlug. »Begleitest du mich auf diesen einen, letzten Einsatz, Louisa?«

»Was?«, flüsterte ich ungläubig.

»Wenn ich dich in meiner Nähe weiß, fühle ich mich ruhig und gelassen. Du gibst mir Sicherheit. Ich …« Ich verschloss seine Lippen mit einem kurzen, intensiven Kuss, der all die Gefühle zurückbrachte, die ich weggeschlossen hatte. Sehnsucht, Schmerz, Liebe. Alles wirbelte in meinem Kopf durcheinander, bis ich nur noch eine Antwort kannte.

»Ich begleite dich«, flüsterte ich gegen Patricks Lippen und küsste ihn erneut, flüchtig nur. »Bist du bereit?«

Patricks Augen leuchteten auf diese zuversichtliche Art, die mir damals als Erstes an ihm aufgefallen war. »Mit dir immer.«

Mit Hoffnung im Herzen stürmten wir Hand in Hand vom Parkplatz zur Air Station. Patrick meldete sich beim Petty Officer, erfragte die geortete Position des Schnellboots und half mir dann in meinen Lifesuit, was dieses Mal viel schneller ging, ohne die Angst vor unangebrachten Berührungen. Als er auch seinen Anzug angezogen hatte, rannten wir raus auf den Abflugplatz. Windböen peitschten uns eisigen Regen ins Gesicht, und ich mochte mir gar nicht vorstellen, wie es draußen auf dem Ozean sein musste. Inmitten der aufgebrachten Wellen.

»Es kann losgehen!«, rief Patrick, kaum dass wir in den bereitstehenden Helikopter gesprungen waren und Scott die Seitentür hinter uns zugezogen hatte. Wie beim letzten Mal zog ich die Sicherheitsgurte über meine Brust, als auch schon das Wummern der Rotoren über unseren Köpfen ertönte.

»Alle bereit?«, fragte Lieutenant Cho, woraufhin Patrick, Scott und ich mit einem klaren »Ja, Sir!« antworteten.

Das ließ Lieutenant Cho sich kein zweites Mal sagen. Das Wummern wurde lauter, und kurz darauf lösten sich die Kufen des Helis vom Erdboden. Ein Kribbeln rauschte durch meinen Körper, das sich wie beim letzten Mal in meinem Magen konzentrierte und Übelkeit in mir aufsteigen ließ.

»Das komische Gefühl im Bauch geht gleich vorbei.« Patrick griff ganz ungeniert nach meiner Hand und drückte sie fest, dabei sollte ich diejenige sein, die ihm Halt gab.

»Wie ist der aktuelle Stand?«, fragte Scott. Er saß direkt neben der Seilwinde, die Lippen fest aufeinandergepresst, den Blick aus dem kleinen Fenster raus in das Unwetter gerichtet.

»Petty Officer Smith ist es gelungen, Funkkontakt zum Cutter Boat 26325 aufzubauen«, berichtete Lieutenant Cho. »Wir haben zwei hilflose Personen an Bord, eine davon minderjährig, die andere mit Anzeichen für eine akute Belastungsreaktion.«

Scotts sorgenvoller Blick traf Patrick. »Ich dachte, Kyle und du hätten für die Chief-Prüfung rausfahren sollen. Warum ist er allein da draußen? Und wieso ist Joey bei ihm?«

»Er ist mit meinem Vater aneinandergeraten. Er ...« Patricks Stimme versagte, und Scott nickte nur.

»Du musst mir nichts erklären.« Er beugte sich vor und legte seinem besten Freund eine Hand aufs Knie. »Wir holen sie da raus. Zusammen.« Scotts Blick blieb an mir hängen und ich nickte mit all der Zuversicht, die ich in mir finden konnte.

Je weiter wir auf den Ozean hinausflogen, desto heftiger drückten die Windböen gegen den Helikopter, desto stärker schlugen die Regentropfen gegen die Windschutzscheibe und desto unruhiger wurde Patrick. Seine Hand zitterte in meiner, sodass ich bald meine zweite Hand auf seine legen musste, um ihn zu beruhigen.

»Versuch, tiefer zu atmen«, sagte ich und strich in einem langsamen, stetigen Rhythmus über seinen Handrücken. »Alles ist in Ordnung. Wir sind auf dem Weg. Du bist nicht allein. Ich bin bei dir. Deine Crew ist bei dir. Wir sind gleich bei deinen Brüdern, und dann werden wir ihnen helfen, okay?«

Sein Kopf ruckte in meine Richtung und die Dankbarkeit in seinen Augen schnürte mir erneut die Kehle zu.

»Cutter Boat 26325 ist in Sichtweite«, rief Lieutenant Cho plötzlich, und sofort ging ein Ruck durch Patrick und Scott. Wie auf Kommando lösten beide ihre Sicherheitsgurte und begannen mit den Vorbereitungen, um Patrick abzuseilen.

Durch die Frontscheibe konnte ich das kleine Boot sehen. Wie ein rot-weißer Spielball tanzte es auf den tosenden Wellen. Mal war nur noch das Führerhäuschen zu sehen, dann drückten die Wassermassen es wieder in die Höhe auf den Scheitelpunkt der Wellen.

»Ich versuche, Funkkontakt aufzubauen«, rief Taya mit ernster Stimme. »Cutter 26325, hier spricht Jayhawk MH-6083. Können Sie uns hören?«

Die darauffolgende Stille war ohrenbetäubend. Patrick drängte sich weiter zur Seitentür, und Scott hängte ihn in die Seilwinde, als das Knacken in der Leitung ertönte.

»Hier Cutter 26325.« Joeys hohe Stimme hallte durch die Lautsprecher unserer Helme und ein kollektives Aufatmen raunte durch den Heli.

»Joe? Hier ist Patrick, kannst du mich hören?«

»Pat?« Die Freude in Joeys Stimme war nicht zu überhören. »Ja, ich höre dich. Mann, bin ich froh. Ich ...« Er unterdrückte ein Schluchzen. »Komm schnell, hörst du?«

»Wie geht es Kyle?«

»Ich weiß nicht. Er ist vollkommen ausgerastet, als wir den Pier verlassen haben, und hat uns unter Vollgas hier rausgelenkt. Dann hat eine Welle das Boot erwischt, und Kyle wurde gegen durch das Führerhaus geschleudert. Er hat eine Platzwunde am Kopf.«

Patrick tauschte einen besorgten Blick mit Scott und mir. »Ist er ansprechbar?«

»Mehr oder weniger. Er ist bei Bewusstsein, aber er starrt nur Löcher in die Luft und ignoriert alle meine Fragen.«

»Klingt tatsächlich nach einer akuten Belastungsreaktion«, sagte ich. »Wahrscheinlich aufgrund des psychischen Stresses wegen …« Ich hielt inne. »Ich kann ihm helfen, wenn er hier oben ist.«

Patrick nickte dankbar und wandte sich dann wieder seinem Bruder zu. »Okay, hör zu, Joey, ich komme jetzt zu euch, verstanden? Ihr seid gleich in Sicherheit.«

»Heli ist in Position!«, rief Lieutenant Cho, und schon riss Scott die Seitentür auf.

Eisiger Wind peitschte Regen und Gischt in das Innere des Helis und verschlug mir für einen Moment den Atem. Angst brandete in mir auf, doch ich kämpfte dagegen an. Ich musste vertrauen – auf Patrick, auf seine Crew, auf das Schicksal. Alles würde gut werden. Wir würden es schaffen. Zusammen.

Patrick schnallte sich eine Tasche mit einer Erste-Hilfe-Ausrüstung über die Brust und drehte sich noch einmal zu mir um. Sein Blick war ernst, konzentriert und wild entschlossen.

»Sprich mit mir, okay? Lass mich deine Stimme hören, wenn ich da rausgehe«, rief er gegen das Heulen des Sturms an.

»Ich werde erst still sein, wenn du wieder bei mir bist.«

Er lächelte ein letztes Mal, dann schwang er sich nach draußen, raus in das Unwetter und mein Herz sprang ihm hinterher. Ich hielt die Luft an, bis seine Stimme einen Sekundenbruchteil später in meinen Ohren knarzte.

»Louisa?«

»Ich bin hier«, antwortete ich atemlos und schluckte gegen die Tränen an, die in meiner Kehle brannten. »Ich bin hier und ich gehe nicht weg.«

»Versprochen?« Seine Stimme war wegen des Rauschens des Windes und der wummernden Rotorblätter kaum zu verstehen.

»Versprochen.«

»Schwimmer auf Cutter abgesetzt«, meldete Scott kurz darauf. »Wie ist die Lage da unten?«

Patricks Antwort ging in Joeys Jubelschrei unter, und ich konnte die Tränen nicht länger zurückhalten. Zu gern hätte die freudige Umarmung gesehen und die Erleichterung in Patricks Gesicht.

»Alles so weit in Ordnung«, meldete Patrick schließlich mit einem leisen Lachen in der Stimme, und ich atmete auf. »Joey ist unverletzt, und Kyles Kopfverletzung ist offenbar nur ein oberflächlicher Cut. Es sollte ausreichen, wenn wir ihn im Heli versorgen.«

»Muss er liegend transportiert werden?«, fragte Scott.

»Ich denke nicht. Schick mir den Korb runter. Ich bleibe auf dem Boot und bringe es zurück zur Air Station.«

»Was? Allein?«, platzte ich dazwischen, mit einer Angst in der Stimme, für die ich mir am liebsten auf die Zunge gebissen hätte.

»Wir können das Boot nicht hier zurücklassen, solange es manövrierfähig ist.«

»Aber hältst du das für eine gute Idee? Was ist mit dem Unwetter? Was ist, wenn du ...?«

»Louisa, das hier ist ein Boot der Coast Guard. Es ist dafür ausgelegt, Wind und Wellen zu trotzen. Außerdem sind es nur wenige Seemeilen, bis wir zurück am Pier der Air Station sind.« Patrick klang ruhig und sicher, wie damals auf dem Flughafen von Anchorage, als mich die Angst um Elliot beinahe um den Verstand gebracht hätte. Wie damals legte sich seine Ruhe wie eine sanfte Hand auf mein trommelndes Herz und ließ die Panik leiser und immer leiser werden. »Und zur Sicherheit könnt ihr mich über die Luft begleiten, und wir halten Funkkontakt.«

Ich sah zu Scott, der mir aufmunternd zunickte. »In Ordnung, aber du passt da unten auf dich auf.«

»Natürlich. Der Ozean und ich, wir sind alte Kumpel.« Sein Lachen vibrierte in meinen Ohren. »Vertraust du mir?«

»Ich vertraue dir.«

Die nächsten Minuten wurde ich Zeuge davon, was für ein eingespieltes Team Scott und Patrick waren. Sie brauchten nur wenige Kommandos und noch weniger Minuten, um den Korb herunterzulassen, Kyle und Joey einsteigen zu lassen und beide sicher zu uns in den Heli zu befördern. Scott zog die Seitentür wieder zu und gab Patrick und Cho das Kommando, sich nun Richtung Küste zu halten. Ich löste meine Sicherheitsgurte und half dem zitternden Joey, aus dem Korb zu klettern und sich auf einen der leeren Sitze zu setzen. Dann wandte ich mich Kyle zu, der mit stoischer Miene zuließ, dass Scott die Platzwunde an seiner Schläfe versorgte.

»Hey, wie fühlst du dich?« Ich wollte ihm eine Hand auf den Arm legen, doch Kyle ruckte zurück und funkelte mich angriffslustig an.

»Fass mich nicht an, du Miststück, oder ich vergesse mich!«

Bevor ich etwas erwidern konnte, ging Scott dazwischen. »Hey, ich hab keine Ahnung, was verdammt noch mal in dich gefahren ist, aber wenn du hier oben Stress machen willst, werde ich nicht zögern, dir eine ordentliche Portion Beruhigungsmittel zu verpassen, verstanden?«

Ein süffisantes Grinsen teilte Kyles Lippen. »Seit wann bist du denn so bissig, Chadwick? Hast du Angst, dass du nicht mehr genug Aufmerksamkeit bekommst, jetzt, wo diese Möchtegern-Therapeuten mit meinem ...« Er erstarrte und das Wort *Bruder* blieb ihm im Hals stecken.

Mein Herz wurde schwer.

»Noch circa fünf Minuten bis zur Küste. Cutter 26325, alles in Ordnung da unten?«, fragte Lieutenant Cho.

Als kurz darauf Patricks Stimme ertönte, lockerte sich die Enge in meiner Brust wieder.

»Habe bereits Sichtkontakt«, erwiderte er mit einem Lachen. »Mal sehen, wer zuerst da ist.«

Wir landeten sechs Minuten später, und ich hielt es kaum aus, bis die Rotoren des Helis zur Ruhe gekommen waren und Scott die Seitentür aufzog. Trotz des Regens und des schwerfälligen Lifesuits stürmte ich nach draußen, quer über den Abflugplatz bis hinüber zum Pier, wo gerade ein kleines rot-weißes Boot festmachte. Patrick sprach mit zwei Coast Guards, als er mich näher kommen sah. Er hob die Hand in Richtung seiner Kollegen, und dann gab es auch für ihn kein Halten mehr.

Es presste mir alle Luft aus der Lunge, als wir einander in die Arme fielen und uns inmitten des strömenden Regens küssten, als hinge unser Leben davon ab. Ich spürte nicht die Kälte und auch nicht die Nässe. Ich vergaß den Heli, den Pier und die anderen Coast Guards. Für mich gab es nur noch Patrick. Die Sicherheit seiner Arme, die

Hitze seiner Küsse und die Gewissheit, dass wir es geschafft hatten.

Wir. Patrick und Louisa. Und nichts weiter.

»Ich lass dich nie wieder los!«, keuchte er, als sich unsere Lippen für einen Moment voneinander lösten.

Ich lachte. »Das will ich dir auch geraten haben«, erwiderte ich, bevor wir in einem weiteren Kuss versanken.

37. Louisa

Die nächsten beide Tage waren eine Berg- und Talfahrt zwischen überschäumendem Bauchkribbeln, Schockstarre nach dem Geständnis des Commanders und lähmender Ungewissheit, wie Patricks und meine Zukunft bei der Coast Guard aussehen würde. Wir hatten Regeln gebrochen und Grenzen überschritten, und trotzdem hoffte ich, dass der Captain zumindest Patrick eine zweite Chance einräumen würde. Er hatte seinen Fehler erkannt und mehr als einmal gezeigt, mit wie viel Herzblut und Opferbereitschaft er seinem Job als Rettungsschwimmer nachging. Er hatte es nicht verdient, seine Berufung begraben zu müssen, weil er eine falsche Entscheidung getroffen hatte.

Ich hielt die Luft an und blieb zum wiederholten Mal vor der Bürotür des Captains stehen, hinter der Patrick vor knapp einer halben Stunde verschwunden war. Noch immer waren gedämpfte Stimmen zu hören, doch ich konnte keine zusammenhängenden Worte ausmachen, die die Anspannung in meiner Brust hätten lindern können.

Himmel, ich werde hier draußen noch verrückt.

Kaum hatte ich den Gedanken zu Ende gedacht, schwang die Tür auf, und Patrick trat zu mir in den Flur. Er sah erschöpft aus, und doch zupfte der Hauch eines Lächelns an seinen Mundwinkeln, als er mich sah.

»Und, was hat er gesagt?«, fragte ich.

»Du sollst kurz warten. Er holt dich zu eurem Gespräch rein, wenn er so weit ist.«

Das hatte ich nicht gemeint. Mein Termin mit dem Captain war eher pro forma. Im Gegensatz zu Patrick waren meine Chancen auf eine Weiterbeschäftigung bei der Coast Guard bestenfalls gering.

»Kannst du deine Stelle behalten?« Ich hielt ihm meine Hand hin, die er ohne Umschweife ergriff. Seine Haut auf meiner zu spüren lockerte meine verkrampften Muskeln und gab mir etwas von der Zuversicht zurück, die ich während des Wartens verloren hatte.

»Der Captain hat eine erneute Untersuchung zu dem Unglück eingeleitet, damit die Umstände von damals restlos aufgeklärt werden können. Bis dahin sind sowohl mein Vater als auch ich beurlaubt.« Patrick legte mir seine andere Hand auf die Wange und lächelte. »Aber so, wie es aussieht, kann ich meinen Job behalten. Der Captain heißt es gut, dass ich die Therapie mit Dr. Ortegas Unterstützung fortsetzen möchte, und hat mir in Aussicht gestellt, vorerst im Büro arbeiten zu können, sobald die Untersuchung abgeschlossen ist. Und wenn ich wieder fit bin und mich bereit fühle, kann ich zu meiner Crew zurückkehren.«

Ein ganzes Gebirge rutschte mir von den Schultern. »Das sind tolle Nachrichten.«

»Und für dich hat er sicherlich ebenso gute.« Patrick zog mich an sich und schlang seine Arme um mich, weil er wie immer genau wusste, was ich brauchte. Kraft und Hoffnung.

»Hat er noch mehr zu deinem Vater gesagt?«

Patrick drückte mir einen Kuss auf die Schläfe, bevor er sich aus unserer Umarmung löste. Doch meine Hand ließ er nicht los.

»Mein Vater hat bereits mehrere hochrangige Unterstützer unterschiedlicher Coast-Guard-Distrikte um sich geschartt. Eine Degradierung steht im Raum, aber dass er aus der Behörde entlassen wird, ist eher unwahrscheinlich.«

»Und wie geht es dir damit?«

Patrick reckte das Kinn vor. »Ehrlich gesagt ist es mir herzlich egal, solange dieser Mann sich aus meinem Leben raushält. Mir ist nur wichtig, dass sie ihn nicht an einen anderen Standort versetzen. Joey soll weiter hier auf Kodiak aufwachsen können. Es reicht, dass mein Vater Kyles Leben zerstört hat.«

Wir hatten seit der Rettungsaktion nichts mehr von ihm gehört. Patrick hatte lediglich von seiner Mutter erfahren, dass sein Bruder ein paar Sachen aus dem Elternhaus geholt hatte und seitdem untergetaucht war. Ich hoffte nur, dass er in dieser mentalen Ausnahmesituation jemanden hatte, der ihm zur Seite stand.

»Muss Kyle irgendwelche Konsequenzen fürchten, weil er seinen Vorgesetzten geohrfeigt hat?«

»Der Captain weiß um die schwierige private Situation. Er wird von einer disziplinarischen Maßnahme absehen. Wahrscheinlich wird er Kyle sogar für die Chief-Position in Betracht ziehen.«

Das überraschte mich dann doch. »Kyle soll der neue Chief werden?«

»Er wollte die Stelle von Anfang an, und er braucht jetzt eine Aufgabe. Ich bin mir sicher, er wird die Rolle gut ausfüllen; er ist ein fantastischer Rettungsschwimmer und er hat die nötige Durchsetzungskraft, um den Rekruten klarzumachen, wo es langgeht.«

Schritte nährten sich, und einen Augenblick später kam Carla um die Ecke. Wie immer trug sie eine akkurat gebügelte Bluse und das schwarzgraue Haar zu einem festen

Knoten in den Nacken gebunden. Ihr Blick fiel auf unsere ineinanderverschränkten Hände. Aus dem Impuls heraus wollte ich Patrick loslassen, doch er hielt meine Hand weiterhin fest in seiner und sah Carla offen entgegen. Die Psychologin begrüßte uns mit einem frostigen Hallo und einem unverbindlichen Kopfnicken.

»Sind Sie so weit, Louisa?«, fragte sie mit undurchdringlicher Miene, die ich noch zu gut von unserem ersten Aufeinandertreffen kannte.

Mein Herz rutschte mir in die Hose, doch ich nickte trotzdem.

Carla klopfte an die Bürotür des Captains, und Patrick drückte noch einmal meine Hand, bevor ich meiner Vorgesetzten mit weichen Knien folgte.

Der Raum war genauso eingerichtet, wie ich es erwartet hatte. Ein wuchtiger Schreibtisch aus dunklem Holz, ein Ledersessel dahinter, eine Wand voller Aktenschränke, eine andere dekoriert mit zahlreichen Auszeichnungen. Der Captain stand mit auf dem Rücken verschränkten Händen am Fenster und sah hinüber zur Air Station. Das helle Sonnenlicht ließ die grauen Strähnen in seinem Haar beinahe weiß erscheinen.

»Ms. Richards, Dr. Ortega, nehmen Sie doch Platz.« Er deutete auf zwei weitere Ledersessel, die vor seinem Schreibtisch standen, und ließ sich dann auf seinem nieder. Tiefe Falten lagen auf seiner Stirn, während er zwischen Carla und mir hin und her sah. »Nun, lassen Sie uns schnell zum Punkt kommen. Ms. Richards, Sie wissen, dass es Ihnen als Psychotherapeutin untersagt ist, eine romantische Beziehung mit Ihren Patienten einzugehen.«

»Ja, Sir. Aber lassen Sie mich …«

Der Captain hob eine Hand, um mich zu unterbrechen. »Sie wissen, dass es Ihnen untersagt ist, und haben dennoch gegen diese Auflage verstoßen.«

Ich senkte den Kopf und sah auf meine ineinander verknoteten Hände. »Ja, Sir.«

»Dann ist Ihnen mit Sicherheit bewusst, dass die Coast Guard Sie unter diesen Umständen nicht länger beschäftigen kann.«

Damit hatte ich gerechnet. Ich hatte dieses Gespräch in meinem Kopf Hunderte Male durchgespielt, sodass mich die Worte des Captains nicht überraschten. Was mich unvorbereitet traf, war die Härte in seiner Stimme, die Missbilligung in seinem Blick. Da war nicht ein Hauch von Verständnis oder auch nur ein Versuch, verstehen zu wollen, was passiert war. Warum ich gehandelt hatte, wie ich gehandelt hatte. Der Captain sah die Regeln und eine Frau, die sie verletzt hatte, und der Fall war für ihn klar. Dabei war es nicht so einfach.

»Sir«, begann ich mit bebender Stimme. »Ich verstehe Ihren Standpunkt und warum Sie diese Entscheidung treffen. Dennoch möchte ich Sie bitten, sich meine Sicht auf die Dinge anzuhören.«

Captain Reynolds schob seinen Stuhl zurück und erhob sich demonstrativ. »Ms. Richards, ich werde mich auf keine Diskussion mit Ihnen einlassen.«

»Das verlange ich auch gar nicht. Bitte, Sir, alles, was ich mir wünsche, ist ein Moment Ihrer Zeit. Lassen Sie mich erklären, was passiert ist. Nur kurz.«

Der Blick des Captains wanderte zu Carla, die wiederum mich ansah – durchdringend wie immer. Als könnte sie direkt in meinen Kopf schauen. Als sie endlich nickte, atmete ich hörbar aus, und der Captain ließ sich mit einem Seufzen zurück in seinen Sessel sinken.

»Sie haben drei Minuten.«

»Danke, Sir.« Ich atmete tief ein und straffte die Schultern. »Zunächst möchte ich mich bei Ihnen und auch bei Carla dafür entschuldigen, dass ich Ihr Vertrauen in mich enttäuscht habe. Ich habe Fehler gemacht. Mehrere. Ich weiß, dass ich die Notbremse in dem Moment hätte ziehen müssen, als ich mir darüber bewusst wurde, dass meine Gefühle für Mr. Bradshaw über eine vertrauensvolle Patienten-Therapeuten-Beziehung hinausgehen. Aber ich hatte Angst.«

»Wovor?«

Hätte ich es nicht besser gewusst, hätte ich gesagt, dass ein verletzter Ausdruck in Carlas Augen lag.

»Ich hätte Sie nicht für Ihre Gefühle verurteilt, sondern Ihnen geholfen, eine Lösung zu finden. Ihre Stelle wäre deswegen nicht in Gefahr gewesen.«

»Das weiß ich, und das war auch nicht der Grund, warum ich nichts gesagt habe. Meine Vergangenheit hat mein Urteilsvermögen getrübt, und ich habe zugelassen, dass eigene verdrängte Ängste das Ruder übernahmen.« Die nächsten Worte ballten sich in meiner Kehle und wuchsen zu einem Knoten heran, der meine Stimme ersticken wollten. Aber damit musste jetzt Schluss sein. Die Wahrheit zu sagen war schmerzhaft, aber auch befreiend und ein so wichtiger Schritt in Richtung Heilung. Das hatte ich von Patrick gelernt. Ich musste die Worte nur endlich rauslassen. »Carla, Sie wissen bereits, dass mein Vater an einer PTBS gelitten und sich das Leben genommen hat. Was ich Ihnen verschwiegen habe, ist, dass ich mir dafür die Schuld gegeben habe. Ich hatte ihm geglaubt, dass es ihm besser ging, und habe locker gelassen. Diesen Fehler wollte und konnte ich kein zweites Mal machen. Also habe ich auf meine Ängste gehört und meine aufkeimenden Gefühle ignoriert. Ich habe weitergemacht, weil ich glaubte, nur so sicher sein zu können, dass es Patrick nicht genauso ergehen würde wie meinem Vater.« Tränen lösten sich aus meinen Augenwinkeln, und ich ließ sie laufen. »Ich möchte mich entschuldigen«, sagte ich erneut. »Nicht für meine Gefühle, sondern dafür, dass ich diesen Beruf angetreten habe, ohne mit mir selbst im Reinen zu sein. Das hat meine Urteilsfähigkeit getrübt, und ich kann voll und ganz verstehen, dass Sie mich deswegen nicht länger beschäftigen wollen.«

Mein letzter Satz verhallte und machte einer Stille Platz, die gefüllt wurde von stummen Blicken zwischen Captain Reynolds und Carla Ortega. Blicke, die einer ganzen Konversation gleichkamen, in deren Verlauf sich die Augenbrauen beider immer weiter zusammenzogen. Schließlich räusperte sich der Captain und sah mich über seine aneinandergelegten Fingerspitzen hinweg an.

»Wir wissen Ihre Aufrichtigkeit sehr zu schätzen, Ms. Richards, und wir bedauern Ihren Verlust sehr.«

»Danke, Sir.«

»Nichtsdestotrotz haben Sie mit Ihrem Verhalten Zweifel an Ihrer Tauglichkeit als Psychologin aufkommen lassen und mit Ihrer heutigen Aussage nur noch unterstrichen, dass Sie den Belastungen dieses Berufs offenbar nicht gewachsen sind.«

»Jeder von uns trägt Wunden mit sich herum, die mehr oder weniger verschorft sind, Sir.« Carlas sprach die Worte mit einer gewissen Schärfe aus, und doch entging mir der warme Unterton in ihrer Stimme nicht. »Die wenigsten sind sich darüber bewusst, wie diese Wunden ihr Leben und ihre Arbeit beeinflussen. Ms. Richards hingegen hat ihre Fehler erkannt und reflektiert. Ich bin mir sicher, dass sie bereit ist, daran zu arbeiten.«

»Das bin ich«, antwortete ich sofort.

Der Captain runzelte die Stirn. »Worauf wollen Sie hinaus, Carla?«

»Darauf, dass Ms. Richards trotz ihrer Fehler in den letzten Wochen sehr gute Arbeit geleistet hat. Nicht nur bei der Behandlung von Mr. Bradshaw, sondern auch bei den Sitzungen mit ihren anderen Patienten. Sie bringt die richtige Einstellung für diesen Beruf mit ... und Empathie.«

»Empathie, die dazu geführt hat, dass sie eine Affäre mit einem Patienten begonnen hat, statt Sie als Ihre Vorgesetzte darüber zu informieren?«

Bevor Carla etwas erwidern konnte, sprang ich auf. »Und dafür werde ich die Konsequenzen tragen. Ich werde mir Hilfe suchen, um den Verlust meines Vaters zu verarbeiten und dann ...« Ich straffte die Schultern und klammerte mich an den kleinen Funken Hoffnung, den Carlas Worte in meiner Brust hatten aufglimmen lassen. »Dann bitte ich Sie darum, mir eine zweite Chance zu geben. Lassen Sie mich noch einmal von vorn anfangen mit meinem praktischen Jahr, damit ich Ihnen beweisen kann, dass ich diesem Beruf gewachsen bin.«

Der Captain stieß ein tiefes Brummen aus, und ich hielt die Luft an.

»Das ist eine große Bitte, Ms. Richards.«

»Und ich werde Sie nicht enttäuschen, Sir.«

Mein Herz schlug mir bis zum Hals, als die Härte in seinen Augen Risse bekam.

»Carla, Sie leiten unser Therapeutenteam. Ich überlasse es Ihrer Verantwortung zu beurteilen, was Sie von Ms. Richards Vorschlag halten.«

Mein Blick huschte zu Carla, die mich noch einmal eingehend musterte, bevor sie nickte und sagte: »Ich bin bereit, Ihnen eine zweite Chance zu geben.«

Beinahe wäre ich vor übersprudelnder Euphorie in Jubelschreie ausgebrochen, doch da hörte ich das Aber, das nur zur deutlich in ihren Worten mitschwang.

»Aber?«

Die erfahrene Therapeutin erhob sich aus ihrem Sessel und legte mir eine Hand auf den Arm. »Versprechen Sie mir, dass Sie das nächste Mal zu mir kommen, wenn Sie Sorgen haben oder einen Rat brauchen.«

»Das werde ich!«, sagte ich und zog sie in eine spontane Umarmung. »Vielen Dank, Carla. Für alles!«

Sie tätschelte mir ein wenig unbeholfen die Schulter und schob mich dann auf Armeslänge von sich, die Lippen zu einem warmen Lächeln verzogen.

»Ich glaube, da draußen wartet noch jemand gespannt darauf, was wir hier drinnen besprochen haben. Sie sollten ihn nicht länger warten lassen.«

Mein Herz tanzte, als ich die Bürotür aufzog und mich in Patricks Arme warf. Sein Lachen vibrierte in meiner Brust, und ich fühlte mich so federleicht wie seit Jahren nicht mehr. Ich hatte mein Glück gefunden – auf einer kleinen Insel im Nordpazifik –, und ich war mir sicher, dass Dad voller Stolz auf mich hinunterlächelte.

Epilog

»Hey, wir sind schon viel zu spät dran!«, rief ich lachend, als Patrick mich in seine Arme zog, kaum dass ich die Wohnungstür hinter mir abgeschlossen hatte.

»Für einen Kuss ist immer Zeit.« Seine Lippen fanden meine, verlangend und viel zu verheißungsvoll.

Ich ließ mich fallen, für einen Moment nur, und versank in den Erinnerungen der vergangenen Nacht. Und der letzten halben Stunde. »Das hast du eben unter der Dusche auch behauptet«, sagte ich, und Patrick stieß ein protestierendes Brummen aus, als ich mich aus seiner Umarmung wand. »Deswegen müssen wir uns ja jetzt so beeilen.«

»Aber es hat sich gelohnt, oder?«

Ein verschmitztes Grinsen brachte seine Augen zum Leuchten, und ich war verloren. Schon wieder. Dieser Mann trieb mich noch in den Wahnsinn. Ich ließ mich zu einem weiteren Kuss hinreißen, bevor ich genügend Willenskraft aufbringen konnte, um mich von Patrick zu lösen.

»Joey und Elliot haben sich ein gemeinsames Frühstück gewünscht und keinen Brunch. Also los jetzt!« Ich zog Patrick zu seinem Wagen und ließ mich leichten Herzens auf den Beifahrersitz fallen.

»Nervös?«, fragte Patrick, als wir meine Wohnung schon einige Minuten hinter uns gelassen hatten.

»Nein. Ja. Ein bisschen vielleicht. Elliot wird mir fehlen.«

»Weil ihr noch nie so lange voneinander getrennt wart.«

Ich nickte und versuchte, das Ziehen in meiner Brust zu ignorieren. Elliot war selbstständig, mutig, und er wusste, dass ein Zuhause auf ihn wartete, wenn er aus dem Musikcamp zurückkam. Bei Mom und unseren Großeltern – und bei mir. Auch wenn wir nun nicht mehr zusammenwohnten.

Patrick legte seine Hand auf meine, als hätte er meine Anspannung genau gespürt. Mit seinem Daumen zeichnete er sanfte Kreise auf meine Haut, beruhigte mich, während er sich auf den Verkehr konzentrierte. »Joey und er werden das Camp genießen. Das wird das Abenteuer ihres Lebens.«

»Und ich bin froh, dass sie zusammen fahren können.«

Patricks Lächeln wich einem bitteren Zug. »Alles andere hätte ich meinen Eltern auch nicht durchgehen lassen. Joey hat wenigstens ein paar unbeschwerte Wochen verdient – nach dem ganzen Schmerz, den mein Vater über unsere Familie gebracht hat. Elliot und die Musik werden ihn ein bisschen ablenken.«

»Aber du machst dir trotzdem Sorgen um ihn.«

»Natürlich.« Patrick entzog mir seine Hand, um einen Gang höher zu schalten. Danach legte er sie nicht zurück in meine Hand, sondern schloss sie so fest um das Lenkrad, dass die Fingerknöchel weiß hervortraten. »Auch wenn Joey so tut, als würde ihm das alles nicht nahegehen, weiß ich genau, dass er nachts weint. Und dass es ihn trifft, dass unsere Eltern heute nicht zu seinem Abschiedsfrühstück kommen. Er hätte sich gewünscht, dass wir alle noch einmal zusammen an einem Tisch sitzen, bevor er fliegt, und er wenigstens für den Moment glauben kann, dass alles noch wie früher ist.«

»Vielleicht kommen sie ja doch noch«, sagte ich leise, weil mir die Bitterkeit in seiner Stimme die Kehle zuschnürte.

Patrick schnaubte. »Sie kommen zum Flughafen, und das ist schon das höchste der Gefühle. Mein Vater erachtet es nicht als wichtig, und meine Mutter schämt sich für ihre Lüge, und das wiegt mehr als Joeys Wünsche. Es ist ihnen egal, dass seine heile Welt auseinandergebrochen ist.« Er schluckte schwer. »Und Kyles auch.«

»Und deine.«

»Meine Welt hatte immer schon Ecken, Kanten und Risse. Ich hab gelernt, damit umzugehen.« Ein sanftes Lächeln verscheuchte die Wut aus seinen Gesichtszügen. »Außerdem hab ich dich.«

Ich erwiderte sein Lächeln. »Und Joey hat dich. Du bist ein wunderbarer großer Bruder.«

»Aber nur einer von zweien. Joey vermisst Kyle, und der weiß das. Trotzdem verkriecht er sich und sperrt uns aus und …« Patrick stockte, als er sein Auto auf die Auffahrt meiner Großeltern lenkte. Neben dem blauen Ford meines Grandpas stand ein schwarzer Jeep, den ich nicht auf Anhieb zuordnen konnte. »Er ist doch gekommen.«

»Ist das Kyles Wagen?«

Patrick nickte, stieg aus und eilte mit ausgreifenden Schritten auf die Veranda zu. Im selben Moment schwang die Haustür auf, und Kyle trat hinaus in die kühle Morgenluft. Er sah aus wie immer. Seine Coast-Guard-Uniform saß wie angegossen, das Haar war perfekt gescheitelt. Auf seiner Brust prangte das Chief-Abzeichen. Als sein Blick auf Patricks traf, zog Kyle die Schultern zurück und reckte das Kinn vor, als wollte er sich für eine Konfrontation mit seinem Bruder wappnen.

»Du willst schon wieder gehen?«, fragte Patrick.

»Ich wollte Joey eine gute Reise wünschen. Mehr nicht.« Er zog den Autoschlüssel aus der Hosentasche seiner Uniform und ging zu seinem Wagen.

»Du könntest zum Frühstück bleiben.«

»Ich habe zu tun. Es gibt nämlich noch Menschen auf dieser Insel, die arbeiten müssen.« Der schneidende Unterton in seiner Stimme klang nicht halb so selbstsicher wie sonst.

»Ein gemeinsamer Kaffee dauert zehn Minuten.«

»Den trinkt bestimmt auch deine Therapeutin mit dir. Ihr teilt doch schon immer alles miteinander, oder nicht?« Ein hämisches Grinsen ließ Kyles Mundwinkel nach oben zucken, und Patrick versteifte sich neben mir.

»Ich wollte nur wissen, wie es dir geht.«

»Und ich habe kein Interesse an deinem Psychogelaber. Ich muss jetzt los. Meine Rekruten erwarten mich.« Er zog die Wagentür auf und schwang sich auf den Fahrersitz.

Bevor er die Tür zuziehen konnte, rief Patrick: »Herzlichen Glückwunsch übrigens. Zur Chief-Position.«

Kyle hielt inne, und für den Bruchteil eines Augenblicks huschten Emotionen über sein Gesicht, die er sonst tunlichst für sich behielt. Schmerz, Wut, Traurigkeit und Stolz. Dann fiel die Autotür ins Schloss, und er startete den Motor. Mit durchdrehenden Reifen fuhr er von der Einfahrt.

»Er braucht noch Zeit«, sagte ich, griff nach Patricks Hand und ließ mich von ihm in eine feste Umarmung ziehen. Er vergrub sein Gesicht an meiner Halsbeuge.

»Ich weiß.«

Ein herrlicher Duft nach frischem Toast und Pancakes schlug uns entgegen, als wir kurz darauf den Flur meiner Großeltern betraten.

»Da seid ihr ja!« Elliot kam mit einem breiten Grinsen aus der Küche geprescht, gefolgt von Joey, der genauso strahlte wie sein bester Freund. »Wir haben schon den Tisch gedeckt, und es sind schon alle da und …« Elliots Stimme überschlug sich beinahe.

»Und du bist verdammt aufgeregt«, sagte ich lachend und wuschelte ihm durch die dunklen Locken. »Hast du auch alles eingepackt, was du brauchst? Dein Insulin, das Glukose-Gel für den Notfall, die Teststreifen und …«

»Mann, Lou«, stöhnte Elliot und verdrehte die Augen. »Das haben Granny und Mom mich schon tausendmal gefragt. Es ist alles gut. Ich hab alles eingepackt, die Leute im Musikcamp wissen über meinen Diabetes Bescheid, und überhaupt bin ich kein Baby mehr. Ich krieg das hin.«

»Und ich passe auf ihn auf!«, fügte Joey hinzu.

»Das weiß ich doch, und ich freu mich für euch, dass ihr so ein tolles Abenteuer vor euch habt.« Ich sah kurz zu Patrick, der mir lächelnd eine Hand auf den Rücken legte, als er das Glitzern in meinen Augen bemerkte. »Ich bin nur ein bisschen sentimental heute.«

»Stopp, stopp, stopp, vor dem Frühstück wird nicht geheult!«, rief Elliot und griff nach meiner Hand, um mich hinter sich her in die Küche zu ziehen, wo Granny und Scott am Herd standen und Pancakes zu einem beachtlichen Turm stapelten.

»Wow, wie viele Leute habt ihr eingeladen? Das reicht ja für eine ganze Kompanie.«

»Warte ab, bis du die Chadwick-Pancakes probiert hast«, erwiderte Scott grinsend. Er trug eine von Grannys

Blümchenschürzen und hatte es geschafft, sein halbes Gesicht mit Mehl zu bestäuben. »Danach wirst du nie wieder etwas anderes essen wollen.«

»Wo er recht hat.« Grinsend griff Patrick nach dem Teller und balancierte die Pfannkuchen geschickt rüber zum Esstisch, der sich gefühlt unter den Lasten von frischem Rührei, Bacon und einem riesigen Obstteller bog. »Und deswegen platziere ich sie am besten dort, wo ich sie genau im Blick habe.« Patricks Lachen klang befreiter, als hätte er die Begegnung mit Kyle vorerst beiseitegeschoben, und so ansteckend, dass wir alle einstimmten. Es war ein wundervolles Gefühl, nach all dem Schmerz der letzten Zeit wieder befreit lachen zu können – zusammen mit all den Menschen, die mir wichtig waren.

»Wie es aussieht, kommen wir genau richtig.«

Taya und Curtis betraten die Küche, gefolgt von Grandpa und meiner Mom. In Moms Gesicht spiegelte sich die gleiche Mischung aus Glück und Sorge, die ich auch in meiner Brust fühlte. Ihr Blick fand meinen, und mir fiel auf, dass sie wieder Dads Shirt trug. Doch dieses Mal fühlte es sich richtig an. Als würde sie damit dafür sorgen, dass Dad wenigstens auf diese Weise bei Elliots wichtigem Tag dabei sein konnte.

Ich schluckte gegen den Kloß in meiner Kehle an und rief alle zu Tisch. Ich blieb als Einzige stehen, während alle anderen Platz nahmen.

»Ich weiß, ich hab dir versprochen, dass ich keine peinliche Rede halten werde, Ell, aber ein paar Worte muss ich trotzdem loswerden.« Ich sah in die große Runde vor mir, in die vielen freundlichen Augen, und ich musste mich räuspern, um meine Stimme wiederzufinden. »Vor ein paar Monaten waren Elliot und ich ein Zweierteam. Wir haben uns in Seattle durchgeschlagen und waren davon überzeugt, dass wir alles allein schaffen konnten, dass wir niemanden brauchten außer uns selbst. Als wir dazu gezwungen worden waren, hierher nach Kodiak zu ziehen, dachte ich, unsere Welt würde auseinanderbrechen. Ich dachte, wir hätten alles verloren, dabei ...« Ich schnappte nach Luft und blinzelte gegen die Tränen an, doch als Patrick, Elliot und meine Mom aufstanden und an meine Seite traten, brachen die Dämme. Ich ließ mich in ihre warmen Arme ziehen, weinte und lachte und fühlte mich so geborgen wie schon lange nicht mehr. »Jetzt hab ich mein Versprechen, nicht vor dem Frühstück zu heulen, leider gebrochen«, sagte ich und wischte mir die letzten Tränen von den Wangen. »Aber eins muss ich noch sagen. Ich bin nach langer Zeit endlich wieder glücklich. Elliot und ich haben unsere Familie wiedergefunden, ich habe Patrick an meiner Seite und eine zweite Chance bekommen, mein praktisches Jahr bei der Coast Guard zu beenden. Ich ...«

»Was Louisa eigentlich sagen will ...«, rief Elliot. »Wir werden hierbleiben, hier in Kodiak, und unser Haus in Seattle verkaufen.«

Granny und Mom stießen einen erstickten Schrei aus, und dann gab es noch mehr Tränen und noch mehr Umarmungen.

»Dad hätte nicht gewollt, dass wir uns nur wegen ihm an das Haus klammern«, murmelte ich in Moms Ohr, während sie mich schluchzend an sich drückte. »Er hätte gewollt, dass wir zusammen sind. Als Familie.«

Und eine Familie waren wir, wenn auch eine mit Ecken und Kanten und vielen Baustellen, an denen wir noch lange würden arbeiten müssen. Aber das war es wert, und für nichts auf der Welt würde ich es wieder hergeben.

Danksagung

Man sagt, das zweite Buch schreibt sich um einiges schwerer als das erste, und das kann ich nur bestätigen. Die Selbstzweifel sind lauter, die Angst, es nicht noch einmal fertigzubringen ein Buch zu beenden, riesig. Aber das Durchhalten hat sich ausgezahlt. Mein Herzensbuch hat das Licht der Welt erblickt – was nicht möglich gewesen wäre ohne die Unterstützung einiger großartiger Menschen.

Mein größter Dank gilt meinem Mann. Gezielt hast du deine Finger immer wieder auf die Schwachstellen des Romans legt, mehr als einmal den Plot umgeworfen und mir mit Geduld und Hingabe geholfen ihn wieder neu zusammenzubauen. Ich kann mir das Schreiben ohne dich an meiner Seite nicht mehr vorstellen.

Danke an meine wunderbare Tochter, für deine unglaubliche Geduld, deine festen Umarmungen und den Stolz in deiner Stimme, wenn du davon erzählst, dass ich Bücher schreibe.

Danke an meine Eltern für eure Unterstützung und das Mitfiebern.

Danke an den großartigen Piper Digital Verlag und vor allem an dich, liebe Caroline, für die wunderbare Chance, *Stronger than the Sea* bei euch zu veröffentlichen.

Danke, liebe Elke, für die Betreuung und das stets offene Ohr.

Danke, liebe Julia, für die tolle Zusammenarbeit im Lektorat.

Und natürlich ein großes Danke an dich, liebe:r Leser:in! Vielen Dank für die Zeit, die du mit Louisa und Patrick in Kodiak verbracht hast. Ich hoffe, ich konnte dir ein paar schöne Lesestunden bescheren.